Stefanie Zinke

Der ICN-Ethikkodex für Pflegende

Wirksames Instrument für die Pflegepraxis oder theoretisches Konstrukt?

disserta
Verlag

Zinke, Stefanie: Der ICN-Ethikkodex für Pflegende: Wirksames Instrument für die Pflegepraxis oder theoretisches Konstrukt?, Hamburg, disserta Verlag, 2018

Buch-ISBN: 978-3-95935-470-7
PDF-eBook-ISBN: 978-3-95935-471-4
Druck/Herstellung: disserta Verlag, Hamburg, 2018

Bibliografische Information der Deutschen Nationalbibliothek:
Die Deutsche Nationalbibliothek verzeichnet diese Publikation in der Deutschen
Nationalbibliografie; detaillierte bibliografische Daten sind im Internet über
http://dnb.d-nb.de abrufbar.

© disserta Verlag, Imprint der Diplomica Verlag GmbH
Hermannstal 119k, 22119 Hamburg
http://www.disserta-verlag.de, Hamburg 2018
Printed in Germany

Zusammenfassung

Jede Pflegehandlung hat ethische Implikationen. Kollidieren ethische Werte oder Prinzipien, bedarf es einer Orientierung hinsichtlich des Entscheidungsprozesses bei verschiedenen Handlungsmöglichkeiten. Der „ICN-Ethikkodex für Pflegende" dient als Orientierungshilfe für ethische Verhaltensnormen und dessen Umsetzung in die Pflegepraxis, um in ethischen Problemsituationen gute Lösungen nach moralisch akzeptablen Kriterien zu finden. Das vorliegende Buch beantwortet die Frage, wie die Wirksamkeit des „ICN-Ethikkodex für Pflegende" in der Pflegepraxis aus der Perspektive professionell Pflegender beurteilt wird. Hierzu wurden Leitfadeninterviews geführt und die erhobenen Daten mit der Grounded Theory ausgewertet. Die Ergebnisse haben gezeigt, dass der Ethikkodex weder in der Berufsausbildung, noch in der Pflegepraxis Anwendung findet. Die Daten lassen den Schluss zu, dass der Stellenwert der Ethik in der Aus- und Fortbildung Pflegender sowie Rahmenbedingungen und Machtverhältnisse die Etablierung des Kodex und die Ausprägung einer Kultur ethischen Verhaltens obstruieren. Die Verfasserin erhofft sich einen Erkenntnisgewinn, der sowohl für Pflegende als auch für Pflegeschüler und Lehrende interessant ist.

Schlagwörter: ICN-Ethikkodex für Pflegende, Pflegepraxis, Ethik

Abstract

Every nursing act has ethical implications. If ethical values or principles collide, there need to be guidelines to aid the process of deciding among the various available options. The ICN Code of Ethics for Nurses serves as a guide to ethical behavioural norms and their implementation in nursing practice. They help nurses find good solutions to ethically problematic situations according to morally acceptable criteria. This book assesses the effectiveness of the ICN Code of Ethics for Nurses in nursing practice from the perspective of nursing professionals. To this end, guided interviews were conducted and the data collected was evaluated using grounded theory. The results show that the code of ethics is not used during the nurses' training nor in their day-to-day practise. The data suggest that the role of ethics in the education and training of nurses, external conditions, and power relations are obstructing the establishment of the code and the shaping of a culture of ethical conduct. The author hopes to have obtained knowledge that is of interest for practising nurses as well as nursing students and teachers.

Keywords: ICN Code of Ethics for Nurses, Nursing Practice, Ethics

Vorbemerkung

Zu Gunsten des ungestörten Leseflusses verzichtet die Autorin im Lauftext weitgehend auf Doppelformen. Ist eine geschlechtsneutrale und gendersensible Formulierung semantisch nicht sinnhaft, wird in dem vorliegenden Buch vornehmlich das traditionelle generische Maskulinum gebraucht. Weibliche und männliche Personenbezeichnungen sind im Sinne der Gleichbehandlung grundsätzlich gleichermaßen miteinbezogen und nicht als geschlechtsspezifisch oder als diskriminierend zu betrachten. Eine Ausnahme bildet die Wahl der geschlechtsspezifischen Form, wenn eine bestimmte Person gemeint ist.

Für die Bezeichnung „ICN-Ethikkodex für Pflegende" werden im Verlauf der Untersuchung zudem die Begriffe „Ethikkodex" oder „Kodex" synonym verwandt. Diese Reduktion erfolgt im Sinne der besseren Lesbarkeit. Gemeint ist stets der „ICN-Ethikkodex für Pflegende".

Inhaltsverzeichnis

Anhangsverzeichnis

Abkürzungs- und Symbolverzeichnis

('...')   Englischer Originalterm (in Klammern und Hochkommata), der jeweils
            hinter der Übersetzung erscheint

AEMR   Allgemeine Erklärung der Menschenrechte

AGG   Allgemeines Gleichbehandlungsgesetz

AltPflAPrV Altenpflege-Ausbildungs- und Prüfungsverordnung

AP   AltenpflegerIn

B   Befragte Person
B1, B2 ... und ihre Kennnummer

DBfK   Deutscher Berufsverband für Pflegeberufe

E 153   Elektrolyt-Infusionslösung, u. a. zur kurzfristigen intravenösen
            Flüssigkeits- und Mineralzufuhr bei entsprechendem Mangel

EBN   Evidence-based Nursing, evidenzbasierte Pflege auf Grundlage
            wissenschaftlicher Erkenntnisse

GT   Grounded Theory

GuK   Gesundheits- und KrankenpflegerIn

GuKK   Gesundheits- und KinderkrankenpflegerIn

I   Interviewende Person

ICN   International Council of Nurses

ICNP   International Classification for Nursing Practice

ITS   Intensivstation (impliziert Intensivpflege)

KH   Krankenhaus

KrPflAPrV   Ausbildungs- und Prüfungsverordnung für die Berufe in der
            Krankenpflege

KS   Krankenschwester (heutige Bezeichnung: Gesundheits- und
            KrankenpflegerIn)

12

L./ LuL	LehrerIn/ Lehrerinnen und Lehrer
ÖGKV	Österreichischer Gesundheits- und Krankenpflegeverband
PC	Palliative Care, Synonym: Palliativpflege, palliative Versorgung
PDL	Pflegedienstleitung
PH	Pflegeheim
PK	Pflegekraft/ Pflegekräfte (synonym: Pflegende)
QDA	Qualitative Data AnalysiS (auch engl. CAQDAS, Computer-Assisted Qualitative Data AnalysiS), z. B. Transkriptionssoftware
S./ SuS	SchülerIn/ Schülerinnen und Schüler
SBK	Schweizer Berufsverband der Pflegefachfrauen und Pflegefachmänner

Abbildungsverzeichnis

Tabellenverzeichnis

Glossar

(professionell)
Pflegende

Pflegekräfte mit einer dreijährigen, abgeschlossenen Berufsausbildung und Erlaubnis zur Berufsausübung in der Gesundheits- und Krankenpflege, Gesundheits- und Kinderkrankenpfleger oder Altenpflege

Behandlungspflege

Krankheitsspezifische Maßnahmen, die an die Diagnose gebunden sind und i.d.R. durch Ärzte an die Pflegenden delegiert wurden

Dekubitus

Eine durch Immobilität entstehende Wunde der Haut und der der darunter liegenden Gewebe infolge einer durch Kompression verursachten Minderdurchblutung (sog. Druckgeschwür)

Dilemma

Eine Situation, in der es mindestens zwei Handlungsmöglichkeiten gibt, die jeweils nicht zu einem gewünschten Ergebnis führen (sog. zwickmühle)

ethisch

Übereinstimmung der Handlungen mit moralischen Maßstäben

ethisches Prinzip

Ein Grundsatz oder eine Grundregel für Verhaltensweisen nach normativen Bedingungen (z. B. die Wahrung der Menschenrechte)

Generalistik

Die geplante generalistische Pflegeausbildung vereint die Altenpflege, Gesundheits- und Krankenpflege und die Gesundheits- und Kinderkrankenpflege zu einem neuen, gemeinsamen Pflegefachberuf mit Schwerpunktbildung

Grundpflege

Allgemeine Pflege, alle Pflegemaßnahmen, die die Grundbedürfnisse betreffen

International Classification for Nursing Practice (ICNP)	Ist ein vom ICN entwickeltes Klassifikationssystem zur Erstellung von Pflegediagnosen.
Klient	(lat. „cliens" für „Schutzbefohlener") Leistungsempfänger der Pflege (früher auch: Patient, Bewohner etc.)
Lebenswelt	Eine individuelle Alltagswelt, die der Sozialisation, der Kultur sowie der subjektiven und selektiven Wahrnehmung, Betrachtung, Alltagsüberzeugung und Bewertung unterliegt, und keinesfalls wissenschaftlich fundiert ist.
nationaler Expertenstandard	Ein Instrument, dass zu bestimmten Themen (z. B. Förderung der Mobilität oder Umgang mit chronischen Wunden) einen Handlungsrahmen festlegt und dem Qualitätsmanagement
Norm	Eine aus den Werten abgeleitete Handlungserwartung (Verhaltensnorm)
North American Nursing Diagnosis Association (NANDA)	Eine pflegewissenschaftliche Organisation, welche unter anderem Klassifikationssystem zur Erstellung von Pflegediagnosen entwickelt.
Patientenedukation	Alle Maßnahmen zur Information, Beratung, Schulung und Anleitung von Klienten zur Verbesserung des Gesundheitszustandes, Vermeidung von Schäden oder im Sinne der Autonomie und Teilhabe
Sunrisemodell	Ein Modell von Madeleine Leininger zur Umsetzung kultursensibler Pflege
Wert	Die Vorstellung was gut, richtig und erstrebenswert ist

„Da, wo Rechte auf dem Spiel stehen,

sollten wir uns im Falle eines Irrtums auf der sicheren Seite befinden.“

Peter Singer

1 Einleitung und Problemstellung

Kaufe ich das Bioprodukt oder das preisgünstigere Lebensmittel aus konventioneller Landwirtschaft? Werfe ich dem Straßenmusiker eine Münze in den Hut oder gehe ich an ihm vorbei? Fahre ich mit dem Auto oder mit dem Fahrrad? Bleibe ich stehen, um jemandem eine Wegbeschreibung zu geben? Und was, wenn ich selbst in Eile bin? Wir alle treffen täglich ethische Entscheidungen, ohne uns dessen bewusst zu sein, dass es sich um ethische Entscheidung handelt und sind nicht selten überrascht, dass diese Entscheidungen als „ethisch" beschrieben werden können, wenn es uns bewusst wird (Tschudin, 1996, S.III). Unsere Vorstellungen von Grundwerten oder Normen sind geprägt von sozialisatorisch und soziokulturell bedingten Erfahrungen und leiten – bewusst oder unbewusst – unsere Handlungen. Jeder Mensch verfügt daher spontan über eine ethische Ahnung, die ihn empfänglich macht für die in die Kategorien „gut" oder „schlecht" geordnete und individuell erfahrene Realität (Arend & Gastmans, 1996, S. 35f.). Folglich beeinflussen Ethik und Moral unsere Handlungen und entscheiden über ein gelingendes gesellschaftliches Zusammenleben (Lay, 2012, S. 16). Dies trifft sowohl auf den allgemeinen und privaten Lebensbereich zu, als auch auf den beruflichen.

Der Pflegeberuf hat sich längst von einem Hilfsberuf zu einer eigenen anerkannten Profession entwickelt, die spezifische Aufgaben und Verantwortungsbereiche mit sich bringt. Durch fortwährenden medizinischen und technischen Fortschritts (z. B. Möglichkeiten lebensverlängernder Maßnahmen), steigender Spezialisierungen der Fachbereiche (z. B. in der Palliativpflege, Geriatrie oder Intensivpflege), Rationalisierungen oder ökonomische Rahmenbedingungen, nehmen diese Aufgaben- und Verantwortungsbereiche in der Pflege stetig zu und stellen Pflegende zunehmend vor ethische Fragen und Handlungsentscheidungen (Fölsch, 2017, S. 30). Dabei sind „ethische Fragen so alt [...] wie die Pflege selbst" (Friesacher, 2008, S. 8 zitiert nach Lay, 2012, S. 111) und nicht allein auf Technik und Fortschritt zurückzuführen, da die Pflege per se auf moralischen Überzeugungen basiert (Fölsch, 2017, S. 30). Die Pflege hat schließlich eine fachliche, eine rechtliche, eine die Organisation betreffende, eine politische, eine gesellschaftliche und eben auch eine ethische Perspektive (Dallmann & Schiff, 2016, S. 11). Nur wenige Berufe – neben z. B. dem des Mediziners – sind dabei moralisch so aufgeladen bzw. weisen so zahlreiche moralische Implikationen auf, wie die Pflegeberufe (Sauer & May, 2011, S. 6).

Die Frage: „Wie soll ich handeln?", steht im Fokus der Disziplin Ethik; es geht um das moralisch Gute und Richtige, um das gute und richtige Handeln sowie um das, was sein soll, nicht um das, was ist (Wiesing et al., 2012, S. 23). Auf die Pflegepraxis übertragen stellt sich folglich die Frage, was gute Pflege ausmacht (Dallmann & Schiff, 2017, S. 8). Die Ethik in der Pflege impliziert eine bestimmte Haltung und damit einhergehende Verhaltensnormen, die für die Pflegenden als wünschenswert gelten und in der Gesamtheit als Berufsethos bezeichnet werden kann (Arndt, 2007, S. 17). Berufskodizes, wie der 1953 erstmals vom ICN (International Council of Nurses) herausgegebene ICN-Ethikkodex für Pflegende ('The ICN Code of Ethics for Nurses'), vermittelt eine Vorstellung davon, wie pflegerisches Handeln hinsichtlich ethischer Fragestellungen im Idealfall aussieht (Arend, 1998, S. 49).

Ethische Fragen sind in der alltäglichen Berufspraxis Pflegender omnipräsent und die „Ethik pflegerischen Handelns beginnt nicht erst mit den großen Problemen im Kontext von Leben und Sterben, sondern identifiziert im beruflichen Alltag die Aspekte, die von ethischer Bedeutung sind" (Dallmann & Schiff, 2017, S. 8). Pflegende in diesem Sinne sind Personen, die einem der drei Pflegeberufe – Altenpflege, Gesundheits- und Krankenpflege sowie Gesundheits- und Kinderkrankenpflege – angehören (ICN & DBfK, 2014, S. 1). Grundsätzlich enthalten alle pflegerischen Handlungen, Zielsetzungen sowie Entscheidungen ethische Komponenten (Lay, 2012, S. 163). Insbesondere im Hinblick auf die Pflegepraxis steht die Frage, ob wir etwas tun oder unterlassen sollen, im Mittelpunkt ethischen Interesses, denn auch „Unterlassungen können, wenn sie bewusst und aus freien Stücken geschehen, in diesem Sinne als Handlungen bezeichnet werden" (Lutz-Bachmann, Matthias, 2013, S. 14). Der Kommunikationswissenschaftler Paul Watzlawick konstatierte einst: „Man kann nicht nicht kommunizieren" (Watzlawick, Beavin & Jackson, 2011, S. 60). Ex aequo verhält es sich augenscheinlich mit der

22

Ethik des Berufsalltags Pflegender: Man kann nicht nicht handeln. Der Buchdeckel eines Werkes von Dieter Birnbacher „Tun und Unterlassen" (Birnbacher, 2015, o. S.), macht dies auf eine eindrucksvoll einfache Weise deutlich. Dieser zeigt einen klassischen Drehschalter, der auf „0" oder „1" gestellt werden kann, Alternativen gibt es nicht. Sowohl das „Tun" als auch das „Unterlassen" ist in der Pflege eine – mehr oder weniger folgenreiche – ethisch relevante Entscheidung und darauf basierende Handlung, die sich aus ethischer Sicht dichotom verhält. Folglich ist es Pflegendenden nicht möglich sich – sobald sich eine ethische Frage stellt – wertneutral zu verhalten (Lindner, 1999, S. 55 zitiert nach Lay, 2012, S. 163). Der Pflegende, der dem Klienten aus zeitlichen Gründen wesentliche Aufgaben bei der Körperpflege abnimmt, obwohl er diese – wenn auch langsam – selbstständig verrichten könnte, trifft eine ethische Entscheidung. Der, der es nicht tut, ebenso. Der Pflegende, der dem Wunsch des Klienten nach aktiver Sterbehilfe nachkommt, trifft eine ethische Entscheidung. Der, der es nicht tut, ebenso. Der Pflegende, der dem nach der Mutter rufenden demenziell erkrankten Klienten erklärt, dass seine Mutter bereits vor vielen Jahren verstorben sei, trifft eine ethische Entscheidung. Der, der es nicht tut, ebenso. Jede Interaktion und jede Pflegehandlung ist potentiell von ethischer Relevanz (Wille, 2016, S. 406 zitiert nach Dallmann & Schiff, 2017, S. 8). Sobald Pflegende mit einem Klienten – oder auch Angehörigen oder Kollegen – in Kontakt treten, haben sie nur zwei Möglichkeiten: sie reagieren auf die Situation oder sie reagieren nicht darauf. Im ersten Fall stellt sich zudem die Frage, ob sie unter ethischen Gesichtspunkten angemessen reagiert haben.

Es gibt im Berufsalltag Pflegender immer wieder Situationen, in denen sie sich für die eine oder andere Alternative entscheiden müssen, was ihnen zumeist leicht fällt, wenn die Entscheidung spontan und unproblematisch zu fällen ist (Dallmann & Schiff, 2016, S. 11). Zum Beispiel, wenn zwei Klienten zeitgleich die Klingel gedrückt haben und der Pflegende entscheiden muss, zu welchem Klienten er zuerst geht. Diese Entscheidungen werden üblicherweise ohne vorherige Reflexion und anhand naheliegender Kriterien (Nähe zum Zimmer etc.) getroffen. Der Berufsalltag ist für gewöhnlich durch „Zweckmäßigkeitserwägungen und das Übliche" (Böhm, 1997, S. 16 zitiert nach Dallmann & Schiff, 2017, S. 7) hinreichend geregelt und Pflegende sind hinsichtlich eines Entscheidungsprozesses orientiert, da sie über eine ausreichende Menge an Begründungen verfügen, die ihr Handeln rechtfertigen (Dallmann & Schiff, 2017, S. 7). Doch treten in der Berufspraxis immer wieder Situationen auf, in denen Pflegenden nicht klar ist, was die richtige Entscheidung ist und stehen folglich vor der Herausforderung, sich orientieren zu müssen, d. h. einen eigenen Standpunkt und ein Ziel zu bestimmen, alternative Möglichkeiten abzuwägen, sich zu beraten und Prioritäten zu setzen (Dallmann & Schiff, 2016, S. 11). Was schließlich die richtige Entscheidung ist, „lässt sich aus zwei Perspektiven betrachten, der der Betroffenen und der der Pflegenden und ihrer Wissenschaft. Diese Perspektiven können übereinstimmen, müssen es aber nicht" (Dallmann & Schiff, 2017, S. 8f.). Der Pflegende und der Klient stehen sich dabei in einem asymmetrischen Verhältnis – Experten und Laie – gegenüber (Rabe & Borgwart, 2010, S. 47, Dallmann & Schiff, 2016, S. 74). Daher und insbesondere, weil ethische Entscheidungen weitgehend folgenreich für das Wohl der Klienten sein können, „müssen die Entscheidungen das Resultat von rationalen Abwägungsprozessen sein und nicht ausschließlich Folge einer persönlichen Vorliebe oder Abneigung aufgrund von individuellen Intuitionen, Emotionen und Erfahrungen" (Arend & Gastmans, 1996, S. 35f.).

Situationen, in denen es verschiedene Handlungsoptionen gibt, können als krisenhaft empfunden werden und das Bedürfnis nach Orientierung hervorrufen (Dallmann & Schiff, 2017, S.7). Ebenso können Situationen, in denen Wünsche und Bedürfnisse der Klienten mit den Pflegestandards kollidieren, zu einer Orientierungskrise führen, die schließlich einen Aushandlungsprozess oder Kompromiss – im Sinne einer Suche nach der besten Lösung – notwendig macht (Dallmann & Schiff, 2016, S. 69f.). Zwar gibt der ICN-Ethikkodex keine eindeutigen Antworten auf ethische Fragen, doch kann er als Hilfestellung dienen, reflektierte und begründete Entscheidungen zu treffen und setzt die Grundlagen für ein pflegerisches „Handeln nach sozialen Werten und Bedürfnissen" (ICN & DBfK, 2014, S. 4). Ethische Prinzipien und Verhaltensnormen, wie sie der ICN-Ethikkodex für Pflegende bereit hält, können Pflegenden eine Orientierung bieten hinsichtlich der Fragen, warum eine bestimmte Handlung moralisch richtig, gut, gerecht und

24

geboten ist bzw. warum jemand in dieser oder jener Weise handeln sollte, wenn „moralische Alltagsüberzeugungen unsicher oder widersprüchlich sind" (Wiesing et al., 2012, S. 23).

Der Ethikkodex des ICN, welcher international von Bedeutung ist, gilt als wichtigster Ethikkodex für die Pflegeberufe und dient der aktuellen und systematischen Aufbereitung des berufsethischen Hintergrunds der Pflegepraxis (Sauer & May, 2011, S. 34). Pflegende haben vier grundlegende Aufgaben: „Gesundheit zu fördern, Krankheit zu verhüten, Gesundheit wiederherzustellen, Leiden zu lindern" (ICN & DBfK, 2014, S. 1). Der Kodex formuliert weiterhin ethische Prinzipien wie „die Achtung der Menschenrechte, einschließlich kultureller Rechte, des Rechts auf Leben und Entscheidungsfreiheit auf Würde und auf respektvolle Behandlung" (ICN & DBfK, 2014, S. 1). Darüber hinaus umfasst der Ethikkodex vier Elemente, „die den Standard ethischer Verhaltensweise bestimmen" (ICN & DBfK, 2014, S. 2). Pflegende sollen durch den Standard hinsichtlich der an sie gerichteten Erwartungshaltung sowie für das richtige Handeln aus ethischer Sicht sensibilisiert werden. Zudem dient er als Orientierungshilfe in ethischen Problemsituationen bzw. Entscheidungs- und Abwägungsprozessen, sowie als Instrument zur Reflexion des eigenen Verhaltens und des Verhaltens der Menschen in dem Umfeld der Pflegenden. Dabei erhebt weder die Ethik als Disziplin, noch der ICN-Ethikkodex für Pflegende den Anspruch, für alle möglichen Situationen und Fragestellungen möglichst konkrete Verhaltensregeln bereitzustellen. Der Kodex soll vielmehr eine Beschäftigung und ein Nachdenken über ethische Fragen sowie, ob bestimmte Realitäten und Meinungen gut oder nicht gut sind, bewirken (Arend & Gastmans, 1996, S. 35).

Schließlich gibt es keine allgemeingültige und allumfassende Ethik, nicht zuletzt, weil die sich in der Pflegepraxis ergebenen ethischen Probleme, so unvorhersagbar und vielfältig sind, wie der pflegerische Berufsalltag selbst (Großklaus-Seidel, 2002, S.141). Zudem können sich ethische Prinzipien widersprechen. Ein Beispiel für ein ethisches Prinzip ist die Fürsorgepflicht zum Wohl der Klienten, ein anderes ist der Respekt vor der Autonomie der Klienten. Beide Aspekte für sich betrachtet – und jeweils aus dem ICN-Ethikkodex abzuleiten –, stellen kein ethisches Problem dar.

Allerdings stehen sich nicht selten verschiedene ethische Prinzipien in einem Konfliktverhältnis gegenüber, z. B.: wenn ein mündiger Patient eine notwendige Pflegemaßnahme ablehnt; wenn ein sturzgefährdeter Bewohner einen riskanten Tagesausflug plant; wenn ein orientierter Bewohner eine intime Liebesbeziehung mit einer demenziell erkrankten Bewohnerin eingeht und die Frage nach dem Schutzstatus und der Fähigkeit der Selbstbestimmung aufkommt; wenn Pflegende aus betriebsökonomischen Gründen Auszubildenden verantwortungsvolle Aufgaben übertragen, die sie in mit ihrem Ausbildungsstand noch nicht übernehmen dürften oder Pflegende im Nachtdienst allein für sechzig Pflegebedürftige zuständig sind; oder die Frage nach dem richtigen Umgang mit herausforderndem Verhalten, wie motorischer Unruhe (medikamentöse oder mechanische Fixierung). In diesen Fällen gilt es, eine ethisch vertretbare Entscheidung zu treffen, die schließlich gegenüber allen beteiligten Akteuren nachvollziehbar und argumentativ gerechtfertigt werden kann und muss. Was zunächst trivial und evident klingt, stellt die Beteiligten nicht selten vor eine große Herausforderung und erfordert zahlreiche ethische Kompetenzen, wie „die Fähigkeit zur Reflexion, Formulierung und Begründung der eigenen moralischen Orientierungen, weiter die Fähigkeit zum Erkennen moralischer Probleme in der eigenen Praxis, Urteilsfähigkeit, Diskursfähigkeit und schließlich Wachheit und Mut, auch tatsächlich moralisch zu handeln" (Rabe, 2010, S. 131). Wie jede berufliche Tätigkeit, bei der es um das Wohl anderer oder um hilfsbedürftige Menschen geht, impliziert die Pflege moralisches Handeln und bedarf einer wissenschaftlichen Auseinandersetzung und bewussten Reflexion (Fölsch, 2017, S. 17). Darüber hinaus ist die Reflexion und ethische Orientierung hinsichtlich der Professionalisierung sowie der Verpflichtung nach hohen Standards zu arbeiten, eine notwendige Bedingung (Dallmann & Schiff, 2016, S. 9). Eine begründete Reflexion des beruflichen Handelns ist jedoch nur möglich, wenn die Pflegenden zentrale Werte und normative Regulationen innerberuflicher Beziehungen ihrer Berufsausübung – beispielsweise zwischen Klient und Pflegenden, Pflegenden und Pflegenden etc. – sowie die Bedeutung integren beruflichen Handelns unter Berücksichtigung der Bedürfnisse und der Autonomie der Klienten, verinnerlicht haben (Großklaus-Seidel, 2002, S. 160). Der ICN betrachtet den Ethikkodes als Leitfaden und lebendes Dokument, dass seinem Ziel nur gerecht werden kann, wenn er den Pflegenden bekannt ist, von ihnen verstanden und verinnerlicht wurde, ihnen während der gesamten Zeit der Ausbildung und Berufspraxis bewusst ist und in allen Aspekten der Berufsausübung angewandt wird (ICN & DBfK, 2014, S. 4).

1.1 Forschungsinteresse und Relevanz der Themenstellung

Eine Pflegeschülerin im ersten Ausbildungsjahr absolvierte ihren ersten praktischen Pflegeeinsatz in einer Altenpflegeeinrichtung. Ihre Aufgabe war es, einer pflegebedürftigen Klientin das – wegen einer Schluckstörung pürierte – Mittagessen zu reichen. Eine Pflegende gab der Schülerin den „gut gemeinten" Tipp, dass es mit einer Blasenspritze (100ml) schneller ginge als mit dem Löffel und führte ihr ihre Technik vor, woraufhin sich die Klientin – zum Entsetzen der Schülerin – verschluckte. Die Schülerin, welche dem Negativbeispiel nicht folgte, ist die Verfasserin dieses Buches. In diesem Moment wurde ihr wirklich bewusst, wie eng Pflege und Ethik beieinander liegen. Es erfolge eine tiefe Reflexion der Erlebnisse und gesammelten Erfahrungen auf die Frage hin, ob sie diesen Beruf wirklich ausüben möchte. Die Antwort war schließlich ja, sie könne es ja besser machen. Vermutlich war dieser Moment der Beginn eines sich entwickelnden beruflichen Selbstverständnisses, das sich im Laufe der Zeit zu einem beruflichen Ethos ausprägte. Die Verfasserin war viele Jahre als Gesundheits- und Krankenpflegerin tätig und dementsprechend mit Fragen und Herausforderungen der Pflege und der Ethik konfrontiert. Darüber hinaus arbeitet diese gegenwärtig im Rahmen ihrer Lehrtätigkeit mit Pflegeschülern (SuS) zusammen. Ebenso wie die Pflege, bringt der Lehrerberuf ein gewisses Ethos und einen Idealismus mit sich. Als Lehrende hat die Verfasserin die Verantwortung dafür, durch – einfach formuliert – guten und praxisnahen Unterricht einen Teil zur Verbesserung der Pflegequalität beizutragen.

Wenn der ICN-Ethikkodex als wichtigstes Instrument zur Orientierung im Hinblick auf die Umsetzung ethischer Verhaltensnormen gilt, muss es ein Bestreben der Berufsausbildung – und damit der Verfasserin – sein, die SuS und zukünftigen

Pflegenden bestmöglich dabei zu unterstützen, diesen – und allgemein die Theorie der Ethik – in die Praxis umzusetzen. Schließlich weisen die Pflegehandlungen der SuS ebenso moralische Implikationen auf, wie die der ausgebildeten Pflegenden. Gleiches gilt für ethische Problem- und Fragestellungen in der Pflege mit denen – möglicherweise insbesondere – die SuS konfrontiert sind, aufgrund der noch intensiven Nähe zur Theorie (sozusagen zum Lehrbuch), was jedoch eine spekulative Annahme ist und in dieser Studie nicht empirisch untersucht werden soll. Das Interesse besteht zudem darin, mit dieser Untersuchung die Notwendigkeit des ICN-Ethikkodex als Orientierungshilfe für ethische Fragestellungen sowie eines Instruments zur Qualitätssicherung hinsichtlich ethisch relevanter Pflegehandlungen zu hinterfragen und deutlich zu machen. Da Lehrkräfte wichtige Wegbegleiter in der Berufsausbildung Pflegender sind, ist es maßgeblich von Bedeutung, dass diese den Umgang mit dem Kodex vermitteln und üben. Schließlich postuliert der ICN selbst, den Ethikkodex während der gesamten Ausbildungszeit und Berufsausübung anzuwenden. Dafür muss er den SuS sowie Pflegenden bekannt sein, verstanden und verinnerlicht werden, wofür die theoretisch und praktisch Lehrenden in der Ausbildung der SuS und die Pflegenden nach der Ausbildung selbst verantwortlich sind. Wenn den Pflegenden der Kodex jedoch nicht innerhalb der Ausbildung bekannt gemacht wird, kann von den ausgebildeten Pflegenden nicht erwartet werden, dass sie mit diesem Instrument ohne jegliche Schwierigkeiten oder Berührungsängsten umgehen können. Darüber hinaus stellt die praktische Arbeit mit dem ICN-Ethikkodex einen wichtigen Schritt im Zuge der Professionalisierung der Pflege dar, wobei eine Profession per se einer bestimmten ethischen Grund-haltung bedarf.

Hierfür muss zunächst untersucht werden, ob der ICN-Ethikkodex selbst wirksam ist in der Pflegepraxis, d. h. ob dieser bekannt ist sowie ob und inwiefern er Anwendung findet und welche Erfahrungen Pflegende mit ihm gemacht haben. Es gilt herauszufinden, ob der Ethikkodex seine Ziele erreicht hat. Ist er in seinem selbst formulierten Sinne nicht wirksam, d. h. nicht bekannt, nicht verstanden und verinnerlicht sowie nicht angewandt in der Berufspraxis, besteht folglich das

Interesse daran herauszufinden, wo die Schwächen und Schwierigkeiten in dessen Anwendung und Verbreitung liegen.

1.2 Fragestellung und Ziele der Untersuchung

Der Titel des Buches deutet bereits auf die untersuchungsleitende Forschungsfrage hin, wie die Wirksamkeit des „ICN-Ethikkodex für Pflegende" in der Pflegepraxis aus der Perspektive professionell Pflegende beurteilt wird.

Die Wirksamkeit setzt notwendigerweise – so ergibt es sich aus dem ICN-Ethikkodex – die Präsenz des ICN-Ethikkodex in der Pflegepraxis voraus. Dies impliziert, dass der Kodex bekannt ist, verstanden und verinnerlicht wurde, den Pflegenden während der Ausbildung sowie der gesamten Berufspraxis bewusst ist und in allen Aspekten der Berufsausübung angewandt wird (ICN & DBfK, 2014, S. 4, S. 9).

Mittels Leitfadeninterview soll gezeigt werden, ob und inwieweit der ICN-Ethikkodex den Pflegenden bekannt ist. Hierbei gibt es ergo zwei Möglichkeiten: der Kodex ist den Pflegenden bekannt oder er ist ihnen nicht bekannt. Ist ersteres der Fall, stellt sich folglich die Frage, ob und in welcher Art und Weise der ICN-Ethikkodex in dem Berufsalltag der Pflegenden Anwendung findet. Ist letzteres der Fall, stellt sich die Frage, welche Gründe hierfür möglicherweise verantwortlich sein könnten und ob den Pflegenden stattdessen andere Ethikkodizes bekannt sind, die ggf. angewandt werden. Von großem Interesse ist die Frage, ob der Kodex den Pflegenden als Orientierungshilfe dient, wenn Sie eine Lösung für eine ethische Problemsituation finden müssen oder woran sich Pflegende stattdessen orientieren. Dementsprechend sollen in der vorliegenden Untersuchung Orientierungs-möglichkeiten der Pflegenden aufgezeigt werden.

Es soll zudem ermittelt werden, welche Faktoren die Präsenz und damit die Wirksamkeit des ICN-Ethikkodex beeinflussen und wovon es nach Meinung der Pflegenden abhängt, ob und wieweit der Kodex sich in der Pflegepraxis als anwendbarer Leitfaden etabliert?

Aus der untersuchungsleitenden Forschungsfrage ergeben sich ergebnisrelevante Teilfragen, die fokussiert werden sollen, um die primäre Forschungsfrage substanziell beantworten zu können. Diese lassen sich wie folgt formulieren:

- Wie stellt sich die Präsenz des ICN-Ethikkodex in der Pflegepraxis hinsichtlich des Bekanntheitsgrades bei Pflegenden und der praktischen Anwendung dar?
- Woran orientieren sich Pflegende im Rahmen der Lösung ethischer Problemsituationen und welche Bedeutung kommt dabei dem ICN-Ethikkodex zu?
- Welche beeinflussenden Faktoren lassen sich, hinsichtlich der Etablierung des ICN-Ethikkodex, als praktischer und anwendbarer Leitfaden in der Pflegepraxis identifizieren?

Aufgrund der Omnipräsenz ethischer Fragen und Problemsituationen in der Pflegepraxis sowie der Tatsache, dass der ICN-Ethikkodex – wie die Ethik im Allgemeinen – ein bestimmtes Ethos fundiert, geht die Beantwortung der Forschungsfrage folgerichtig mit der Rekonstruktion des beruflichen Selbstverständnisses bzw. der beruflichen Identität einher. Es soll ermittelt werden, ob die Motivation für die Berufswahl (z. B. „Menschen helfen" vs. „sicherer Arbeitsplatz" o. ä.), in einem Zusammenhang steht mit der Wirksamkeit des ICN-Ethikkodex. Schließlich impliziert und postuliert der ICN eine gewisse ethische Grundhaltung als notwendige Bedingung für die Anwendung und Verbreitung des Kodex, welche es zu hinterfragen gilt. Daher soll die Befragung zeigen, welche Grundhaltung die Pflegenden für Ihr Berufsbild für notwendig halten und ob sie diesen in Ihrer Berufspraxis gerecht werden. Hieraus lassen sich Schlüsse auf die moralische Sensibilität schließen.

Bezüglich der Zielsetzung des Ethikkodex für Pflegende – des Wirksamseins – postuliert der ICN ferner, dass Informationsquellen wie etwa Fachzeitschriften regelmäßig genutzt werden, ethische Problemsituationen mit Kollegen und innerhalb der Pflegeteams diskutiert werden, mithilfe von Gruppen reflektierte und ethisch vertretbare Lösungen für das jeweilige Dilemma gefunden werden und sich eine Kultur ethischer Verhaltensnormen entwickelt, die fortwährend gepflegt und

30

verbreitet wird (ICN & DBfK, 2014, S. 4ff.). Ergo ist es von Bedeutung, die von den Pflegenden genutzten Informationsquellen und die Informationsweitergabe zu untersuchen.

Folglich werden – zusätzlich zu den bereits genannten Forschungsfragen – die folgenden Aspekte geklärt:

- Welche ethische Grundhaltung nehmen die Pflegenden ein?
- Wie bewerten Pflegende genutzte Informationsquellen hinsichtlich des Informationsgehalts über ethische Themen und der eigenen Kompetenzerweiterung in der Pflegepraxis?

Mit dieser Studie wird das Hauptziel verfolgt aufzuzeigen, inwieweit der ICN sein Ziel hinsichtlich der Wirksamkeit des Ethikkodex in der Pflegepraxis aus Sicht der Pflegenden erreicht hat, d. h. es soll dargestellt werden, inwieweit der Kodex bekannt ist und im Pflegealltag bewusst und systematisiert angewandt wird. Es geht ebenso um die Identifikation einer „Kultur ethischen Verhaltens" (ICN & DBfK, 2014, S. 3) in der Pflegepraxis und um Orientierungsmöglichkeiten der Pflegenden. Die Erklärung relevanter Phänomene erfolgt mithilfe der Auswertungsmethode Grounded Theory. Sämtliche der hier erwähnten Fragen und erhobene Daten sollen der Theoriegenerierung dienen. Hieraus sollen schließlich mögliche Lücken der pflegepraktischen Strukturen sowie der jeweiligen Forschungsbereiche aufgedeckt und neue Forschungsfelder aufgezeigt werden.

Die vorliegende Untersuchung soll ausdrücklich keine ethisch-philosophische Auseinandersetzung mit ausgewählten Problemsituationen und deren Lösungsmöglichkeiten leisten; es sollen weder die Sinnhaftigkeit noch der ethische Gehalt bestimmter Werte, Normen oder ethisch relevanter Gesetzeslagen analysiert oder infrage gestellt werden; es sollen keine konkreten Handlungsempfehlungen für bestimmte ethische Problemsituationen bereitgestellt oder über ebensolche moralisch geurteilt werden.

1.3 Aufbau des Buches

Dieses, das erste Kapitel, gibt eine Einleitung in die Thematik und zeigt die grundlegende Problemstellung auf. Es wird erläutert, aus welchen Hintergründen das allgemeine und persönliche Forschungsinteresse besteht und welche Relevanz die Auseinandersetzung mit der Themenstellung für die Pflegepraxis mit sich bringt. Weiterhin werden die hieraus abgeleiteten Forschungsfragen und Untersuchungs-ziele erläutert und ein Ausblick auf die nachfolgenden Kapitel gegeben.

Das zweite Kapitel enthält den theoretischen Hintergrund. Da die Ethik in der Pflege eine komplexe Disziplin und der ICN-Ethikkodex für Pflegende ein ebenso komplexes Instrument darstellt, werden zunächst grundlegende Aspekte wie das Wesen der Ethik und ihre Bedeutung für die Pflegepraxis sowie Begrifflichkeiten wie Moral, Werte und Normen vorgestellt und differenziert. Die Darstellung der ethischen und pflegeethischen Grundlagen ist rudimentär und inkomplett gehalten, da diese lediglich dem besseren Verständnis im weiteren Verlauf dienen soll und nicht im Mittelpunkt der Betrachtung steht. Im Fokus des Kapitels liegt der ICN-Ethikkodex für Pflegende, der inhaltlich in allen für die Forschungsfrage wesentlichen Aspekten vorgestellt wird. Folglich werden die dem ICN-Ethikkodex zugrundeliegenden Aufgaben von Pflegenden und ethischen Prinzipien, die vier Elemente und ihre Bedeutung für die Pflegepraxis als ethische Verhaltensnormen sowie Anwendungsempfehlungen und Hinweise zur Verbreitung beschrieben. Die verschiedenen inhaltlichen Aspekte werden anhand diverser exemplarischer – mehr oder weniger umfangreicher – Beispiele aus der Pflegepraxis verdeutlicht. Nachfolgend werden ausgewählte Möglichkeiten zur Orientierung in als krisenhaft erlebte Situationen anhand exemplarischer Beispiele aus der Pflegepraxis vorgestellt. Diese sollen schließlich die Notwendigkeit einer ethischen Orientierung für die berufliche Identität und ein professionelles Berufsverständnis in der Pflegepraxis verdeutlichen. Abschließend werden notwendige ethische Kompe-tenzen und dessen Vermittlung in der Pflegeausbildung hinsichtlich der Bedeutung für die Anwendung des ICN-Ethikkodex beleuchtet. Der Status quo aktueller gesetzlicher Ausbildungsrahmen und -richtlinien ist nicht Teil dieser Untersuchung, da diese für die Fragestellung nicht von Bedeutung sind.

Das methodische Vorgehen der Verfasserin wird in dem dritten Kapitel beschrieben. Auf eine Begründung der Entscheidung für eine qualitative Herangehensweise folgt eine Darstellung der Gütekriterien qualitativer Forschungsarbeiten, welche – über die Deskription hinaus – als Qualitätsmaßstab für den gesamten Forschungsprozess dienen. Ebenso wie das zu beforschende Themenfeld, weist auch der Forschungsprozess selbst moralische Implikationen auf. Folglich stellt die Verfasserin ihre Vorüberlegungen zur Forschungsarbeit unter ethischen Gesichtspunkten dar, denen sie sich selbst verpflichtet. Weiterhin wird aufgeführt, was die Recherchen hinsichtlich der empirischen Zugänglichkeit des Forschungsbereichs ergaben. Die Essenz dieses Kapitels bildet die Beschreibung der komplexen Methodologie Grounded Theorie, welche die folgenden Forschungsschritte umfasst: die Beschreibung der Forschungsmethode; die theoretische Sensibilität des Forschenden; das Auswahlverfahren für die Datenerhebung (Theoretical Sampling); die Begründung der Wahl des Datenerhebungsinstruments (Leitfadeninterview) und dessen Entwicklung; der Prozess der Datenerhebung (Befragung der Interviewpartner) sowie die jeweilige Interviewsituation; die quantifizierte Übersicht des ermittelten Datenmaterials (z. B. Anzahl und Dauer der Interviews); das Transkriptionsverfahren und -vorgehen (einschließlich dessen Konventionen); die Beschreibung und Charakterisierung des Kodier-Prozesses sowie Memos aus dem Forschungstagebuch. Die einzelnen Schritte greifen innerhalb des Forschungsprozesses zwar ineinander über und bedingen sich gegenseitig, werden in diesem Buch der besseren Übersicht wegen jedoch separiert betrachtet und innerhalb der einzelnen Unterkapitel in Verbindung gesetzt.

Die Befragungen werden in transkribierter Form ediert. Aus den drei vorliegenden Transkripten gehen die entsprechenden Konzepte hervor, welche schließlich in übersichtlicher – tabellarischer – Form zusammengefasst dargestellt werden. Abschließend wird dargestellt, wie diese Konzepte zu Kategogien weiterentwickelt werden und als Kategorientafel das Zwischenergebnis und den Abschluss dieses Kapitels darstellen.

Die Ergebnisse der Untersuchung, d. h. der Befragung der Interviewpartner und des damit verbundenen Kodier-Prozesses, werden in subjektiv nachvollziehbarer Weise im vierten Kapitel beschrieben. Zusammenhänge, wie ursächliche Bedingungen für Verhaltensweisen und dessen Konsequenzen hinsichtlich eines Phänomens, werden in diesem Teil der Forschungsarbeit dargestellt. Den Abschluss des vierten Kapitels bilden eine Zusammenfassung der Ergebnisse sowie eine Diskussion, welche die Aussagekraft der Ergebnisse und abschließende Erkenntnisse sowie den Forschungsprozess und das methodische Vorgehen der Verfasserin, auf seine Qualität und Schwächen hinterfragt. Schließlich gibt das Unterkapitel „Ausblick auf Forschungsdesiderate" einen Ausblick sowie Anregungen für zukünftige Forschungsarbeiten.

2. Theoretischer Hintergrund

2.1 Grundlegende Überlegungen zur Ethik

Das Wort „Ethik" ruft bei den Menschen verschiedene Assoziationen hervor, etwa Begriffe wie Moral, Werte und Normen, Gut und Böse oder Freiheit und Verantwortlichkeit, welche allesamt Kernbegriffe einer ethischen Auseinandersetzung sind und dem menschlichen Handeln eine positive Richtung geben sollen (Arend & Gastmans, 1996, S. 17).

Moral beispielsweise kann als gesellschaftliche Einrichtung betrachtet werden, die der „kontinuierlichen Gewährleistung eines gelingenden Zusammenlebens" (Lay, 2012, S. 16) dient und maßgeblich durch Tradition und Sozialisation vorgegeben ist. Daher verfügt jeder Mensch spontan über eine ethische Ahnung, die ihn empfänglich macht für die in die Kategorien gut oder schlecht geordnete individuell erfahrene Realität (Arend & Gastmans, 1996, S. 35f.). Die ethische Bewertung der Auswirkungen des Fortschritts medizinischer Technologien soll – als exemplarisches Beispiel – die spontane Reaktion von Menschen deutlich machen: „Die Reaktion kann sowohl positiv sein (Technik als Fortschritt, die Beherrschung einer feindlichen Natur, Äußerung von Kreativität, Dienst an der Menschheit), als neutral (Technik als wertfrei, objektiv) oder sogar negativ (Technik als etwas Künstliches, als bedrohlich, als entfremdend)" (Arend & Gastmans, 1996, S. 35f.).

Doch auch autoritäre Vorschriften und Bevormundungen, welche die eigenen Ideale einengen, sogenannte Besserwisserei und Haarspalterei, Aussagen wie „das muss man" oder „das ist verboten", werden mit dem Begriff „Ethik" in Verbindung gebracht (Arend & Gastmans, 1996, S. 17). Dies ist nicht zuletzt damit begründbar, dass einerseits die Kirchen über sehr lange Zeit die Beurteilung menschlichen Verhaltens prägten und andererseits ethische mit juristischen Entscheidungen (ethisch ist, was Recht ist und zwangsläufig unethisch ist, was Unrecht ist) vermischt werden (Arend & Gastmans, 1996, S. 17). Zunächst scheint es demnach erforderlich, die Ethik als Disziplin und Handlungswissenschaft sowie die Ethik in der Pflegepraxis (die Pflegeethik) näher zu betrachten, bevor sich die Verfasserin dem Fokus dieser Untersuchung, dem ICN-Ethikkodex für Pflegende, widmet.

2.1.1 Ethik als Disziplin und Handlungswissenschaft

In der individuellen Lebenswelt und Umgangssprache werden die Begriffe „Ethik" und „Moral" oft synonym verwandt. Doch „Ethik und Moral sind nicht identisch" (Schreiner, 2001, S. 4 zitiert nach Lay, 2012, S. 16). Es scheint daher sinnhaft, diese Begriffe vorab zu definieren. Dem Begriff „Ethik", aus dem griechischen „ta ēthika", geht das griechische Wort „ēthos" voraus, welches „Charakter" und „Sitte" bedeutet. Die Ethik ist demnach zu verstehen als Bereich, der die Sittlichkeit und die Gesinnung betrifft, welcher somit notwendigerweise einen Anspruch an die Moralität erhebt (Kirchner et al., 2013, S. 204ff.; Lutz-Bachmann 2013, S. 18). Der Begriff „Moral", welcher mit „Sittlichkeit" und „sittliches Verhalten" übersetzt wird, leitet sich aus dem lateinischen Wort „moralis" (kurz „mos") her und gilt als notwendige Voraussetzung für ethisches (griech. ēthikós) Handeln (Kirchner et al., 2013, S. 204f., 429f.). „Unter Moral versteht man die in einer bestimmten Gemeinschaft verbreiteten sittlichen Phänomene, wie moralische Überzeugungen, Regeln, Normen, Wertmaßstäbe und Haltungen. Ethik bezeichnet demgegenüber die philosophische Reflexion über Moral" (Wiesing et al., 2012, S. 23). In der realen Alltagswelt führt das Maß der Übereinstimmung der jeweiligen Handlungen mit den gebräuchlichen Sitten und vorherrschenden Rechten, zu einer auf die innere Haltung und Gesinnung bezogene ethische Wertung (Kirchner et al., 2013, S. 429; Schaefer, 1986, S. 14).

Im Fokus der Disziplin Ethik steht die Frage: „Wie soll ich handeln? Sie fragt nicht nach dem, was ist, sondern nach dem, was sein soll. [...] Während die Moral angibt, was moralisch richtig oder falsch ist, versucht die Ethik zu begründen, warum etwas als moralisch richtig oder falsch zu gelten hat" (Wiesing et al., 2012, S. 23).

Mit anderen Worten: Aus der Auffassung darüber, was gut, richtig und erstrebenswert ist – der Wert –, folgt eine hieraus ableitbare Handlungsrichtlinie – die Norm –, welche sich in der gesellschaftlichen Realität als existierende

36

Gesamtheit aus moralischen Prinzipien, Werten und Normen darstellt – die Moral – und im Kontext menschlichen Verhaltens untersucht und reflektiert wird – die Ethik (Arend & Gastmans, 1996, S. 193ff.). „Ethik ist zunächst also einfach die wissenschaftliche Betrachtung moralischer Probleme, die im Zusammenleben von Menschen auftreten und die sich aus unterschiedlicher Beurteilung von Werten ergeben. Im Unterschied zu Moral oder moralisch bedeutet Ethik die Gesamtheit moralischer Lebensgrundsätze, bezeichnet somit die theoretischen Aspekte moralischen Handelns" (Arndt, 2007, S. 16)

Die angewandte Ethik (auch: Moralphilosophie) ist ein Teilbereich der praktischen Philosophie, „die sich insgesamt mit der Praxis von uns Menschen, also mit unseren Handlungen, mit unserem tatsächlichen Handeln, aber auch mit dem möglichen, dem gebotenen oder erlaubten Handeln sowie mit seinem Gegenteil, also verbotenem Handeln, beschäftigt, ebenso wie mit Handlungsabsichten, -zielen und -methoden, mit den zu diesen gehörigen Handlungsregeln und mit den aus den Handlungen hervorgegangenen, intersubjektiv verfassten Institutionen des Handelns" (Lutz-Bachmann 2013, S. 13). Entsprechend unterliegen den „Ingredienzen des Handels" (Schaefer, 1986, S. 16) – auf den Prädikaten richtig/falsch, gut/schlecht, geboten/verboten, gerecht/ungerecht oder angemessen/unangemessen basierende – moralische Urteile (Wiesing et al., 2012, S. 23; Lutz-Bachmann 2013, S. 15). In einem Rückkopplungsprozess kann die Wertung der Handlung das künftige Handeln bestimmen (van Melsen, o. J., S. 10 zitiert nach Schaefer, 1986, S. 16).

Anzumerken ist, dass die Dimensionen menschlichen Handelns „nicht nur äußere Aktivitäten in Raum und Zeit, sondern auch die persönlichen Überlegungen, mentale Willensprozesse, Absichten und Entscheidungen von Menschen, die oft aber nicht immer zu äußeren Handlungen führen" (Lutz-Bachmann, Matthias, 2013, S. 13f.), implizieren. Dabei betrachtet die Ethik keineswegs jede beliebige Handlung, sondern nur jene, die Verhältnisse zwischen den Akteuren (Handelnder und seine Mitmenschen) potentiell verändern können (Schaefer, 1986, S. 16).

Wenn jedoch klar definierte und eindeutige Handlungsrichtlinien hinsichtlich ethischer Verhaltensregeln von der Ethik erwartet werden, da diese mit juristischen Verhaltensregeln in einer Gesellschaft vermischt werden, handelt es sich schließlich um ein Missverständnis hinsichtlich der Wirkungsweise von Ethik (Arend & Gastmans, 1996, S. 17f.). Die Ethik schließt beispielsweise Handlungen aus, die durch sogenannte Sachzwänge bestimmt sind, da der Handelnde moralisch nicht zur Verantwortung gezogen werden kann (Schaefer, 1986, S. 16). Ein Beispiel wäre die Reanimation eines Klienten bei Herzstillstand durch einen Pflegenden, der zwar eine Patientenverfügung besitzt, welche die Reanimation ausdrücklich untersagt, diese dem Reanimateur jedoch nicht vorliegt und zu keiner Zeit vorlag. In diesem Fall ist der Pflegende dazu verpflichtet, lebenserhaltende Sofortmaßnahmen einzuleiten und ist moralisch nicht verantwortlich zu machen für den Verstoß gegen das Recht des Klienten auf Autonomie. Peter Singer schrieb einst – in einem anderen Zusammenhang, aber durchaus auf dieses oder weitere Beispiele übertragbar –: „... da, wo Rechte auf dem Spiel stehen, sollten wir uns im Falle eines Irrtums auf der sicheren Seite befinden" (2013, S. 276). Auf das eben dargelegte Beispiel bezogen bedeutet dies, dass das Recht des Klienten auf Leben in dieser Situation mehr wiegt und aus Sicht des Reanimateurs auch mutmaßlich im Interesse des Klienten liegt.

Ethik – als geisteswissenschaftliche Disziplin – besitzt sowohl theoretische als auch praktische Anteile und Untersuchungsgegenstände, die sich naturwissenschaftlichen, empirisch-analytischen Zugängen entziehen, verschiedene Perspektiven implizieren und daher eine gewisse Uneinheitlichkeit, Uneinigkeit, Diskussionspotenzial und Kontroversen mit sich bringen (Lay, 2012, S. 82). Theoretische Anteile, die beschreibende (deskriptive) Ethik bzw. Philosophie, beschäftigt sich unter anderem mit „Aktivitäten und Ideen, die mit der Art und Weise zusammenhängen, wie wir die Welt auffassen und auf sie reagieren – mit dem fühlen, dem Denken, dem Argumentieren und dem Erklären, [...] unseren Ideen von der Natur, vom Geist und vom sozialen Bereich [...] was angemessenes Fühlen, Denken, Argumentieren oder Erklären ist" (Lutz-Bachmann, 2013, S. 7). Die praktischen, d. h. die wertenden (normativen) Anteile, beschäftigen sich hingegen vornehmlich „mit Aktivitäten und Ideen, die mit der Art und Weise zusammenhängen, wie sie die Welt verändern und verbessern wollen – mit moralischem oder politischem Handeln, [...] mit unseren Ideen vom guten Leben, von Freiheit und Verantwortung, vom besten Staat oder vom moralischen Standpunkt" (Lutz-Bachmann, 2013, S. 7f.). Im Hinblick auf die Realität besteht der Unterschied letztlich in dem „Meinen und dem Wünschen" (ebd.) zur Ausrichtung auf die Welt.

Allgemeine ethische Prinzipien und Kriterien für das moralisch Richtige, Gute und Gerechte bieten den Menschen Orientierung hinsichtlich der Fragen, warum eine bestimmte Handlung moralisch geboten ist und warum jemand in dieser oder jener Weise handeln sollte, wenn „moralische Alltagsüberzeugungen unsicher oder widersprüchlich sind" (Wiesing et al., 2012, S. 23). Doch auch ethische Prinzipien widersprechen sich nicht selten – beispielsweise die Fürsorgepflicht der Pflegenden und das Recht des Klienten auf Selbstbestimmung –, was schließlich zu ethischen Konfliktsituationen führt und die Pflegenden vor berufspraktische Herausforderung stellt, die komplexe ethische Kompetenzen abverlangt, wie etwa die Fähigkeit zur Rationalität.

Schließlich ist Ethik zudem als rationale und kognitive Tätigkeit zu betrachten, wobei „Rational" in diesem Kontext nicht etwa „gründend auf Fakten und/oder wissenschaftlichen Daten" (Arend & Gastmans, 1996, S. 36) meint, sondern „gemäß (den Regeln) der Vernunft" (ebd.), welche ein Grundverständnis für die Gesetze der Logik sowie Fähigkeiten des Argumentierens abverlangt. Auf beide Aspekte soll in dieser Untersuchung nicht näher eingegangen werden.

Im Rahmen dieser Studie beziehen sich Begriffe wie moralisch/unmoralisch oder ethisch/unethisch ausschließlich auf das berufliche Handeln von professionell Pflegenden.

2.1.2 Ethik in der Pflegepraxis: Die Pflegeethik

Die Pflege ist – im Gegensatz zur Ethik – keine geisteswissenschaftliche, sondern eine zum Teil naturwissenschaftliche und tendenziell sozialwissenschaftlich orientierte Disziplin (Brandenburg, Dorschner, 2008, o. S. Zitiert nach Lay, 2012, S. 82). Pflege baut auf Basis der Erkenntnisse aus den etablierten Nachbardisziplinen,

z. B. „Medizin, Soziale Arbeit, Psychologie, Soziologie, Ethnologie, Pädagogik, Organisations- und Führungswissenschaften, Ökonomie, Recht, Philosophie, Anthropologie, Theologie, Geschichtswissenschaft, Gesundheitswissenschaft u. a. [...] einen originär pflegerischen, forschungsgestützten Wissenskorpus auf" (Lay, 2012, S. 82). Dabei weist jeder Bereich eigene ethische Implikationen auf, die jeweiligen Bereichsethiken, welche zahlreiche und mannigfaltige Schnittstellen zur Disziplin Pflege aufweisen, auf die sie sich schließlich bezieht.

Die Disziplin Pflege gliedert sich in die folgenden vier Handlungsfelder: die Pflegepraxis, das Pflegemanagement, die Pflegepädagogik und die Pflege-wissenschaft (Lay, 2012, S. 82; Fölsch, 2017, S. 17). Obschon alle vier Bereiche von ethischer Relevanz sind, bildet die Pflegepraxis – das zentrale Element der „Pflegewissenschaft als Handlungs- und Praxiswissenschaft" (Mayer, 2002, S. 62 zitiert nach Lay, 2012, S. 83) – den Kern der Pflege (Lay, 2012, S. 83). Weder die Pflegewissenschaft noch das Pflegemanagement oder die Pflegepädagogik haben eine Daseinsberechtigung ohne die Pflegepraxis (Hunink, 1997, S. 15 zitiert nach Lay, 2012, S. 83), da alle drei Elemente schließlich keinem Selbstzweck, sondern einzig der „Ermöglichung einer hochwertigen Pflegepraxis" (Lay, 2012, S. 83) dienen.

Bezugnehmend auf die vier Handlungsfelder der Pflege, lassen sich folglich die vier Teilbereiche der Ethik in der Pflege ableiten: Ethik in der Pflegepraxis (Pflegeethik), Ethik im Pflegemanagement, Ethik in der Pflegepädagogik und Ethik in der Pflegewissenschaft (Lay, 2012, S. 85). Ethik in der Pflege bedeutet demnach eine „Reflexion moralischer Aspekte in den Handlungsfeldern der Disziplin Pflege" (ebd.). Wobei innerhalb der vier Teilbereiche – vergleichbar mit den Handlungsfeldern – die Ethik in der Pflegepraxis das zentrale Element bildet (Abb. 1).

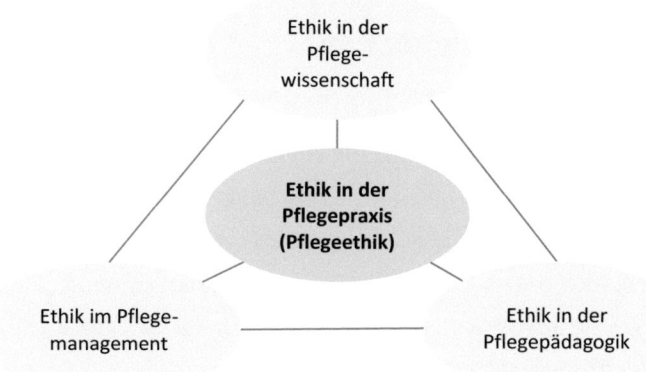

Ethik in der
Pflege-
wissenschaft

**Ethik in der
Pflegepraxis
(Pflegeethik)**

Ethik im Pflege-
management

Ethik in der
Pflegepädagogik

Abb. 1: Vier Teilbereiche der Ethik in der Pflege (modifiziert nach Lay, 2012, S. 85)

Auch die vier Teilbereiche der Ethik nehmen bestehende Wissensbestände der Nachbardisziplinen mit in den Diskurs auf und überschneiden sich nach Lay Schwerpunktmäßig (2012, S. 85). So ist beispielsweise eine enge Verbindung und zahlreiche Überschneidungen der Pflegeethik zur Medizinethik, der sozialen Arbeit und zu allen anderen Teilbereichen der Ethik zu verzeichnen; die Ethik im Pflegemanagement weist Überschneidungen zur Pflegeethik, Wirtschafts-, Sozial- und Politikethik auf; die Ethik in der Pflegepädagogik fokussiert Fragen der Vermittlung von (Pflege-)Ethik sowie der pädagogischen Ethik; die Ethik in der Pflegewissenschaft befasst sich mit der Wissenschafts- und Forschungsethik sowie der Pflegeethik, der pädagogischen Ethik sowie der politischen Ethik (ebd.). Es wird deutlich, wie mannigfaltig die Ethik in der Pflege ist, dennoch weist der Berufsalltag professionell Pflegender zudem Probleme und ethische Fragestellungen auf, die die Medizinethik oder andere Bereiche nicht oder nur unzureichend thematisieren. Hierzu gehören beispielsweise „Fragen der Professionalisierung, des beruflichen Selbstverständnisses, des Berufsbildes [...] des Umgehens miteinander und der kollegialen Beziehungen zwischen den Angehörigen verschiedener Berufe im Gesundheitswesen [...] die konkrete Rolle, die beruflich qualifizierte Pflegende einnehmen, [...] die Position nichtqualifizierter Kräfte, [...] Verantwortung und Verantwortlichkeiten [...], Rechenschaft [...] aber auch Einzelheiten im Hinblick auf

Pflegeleitbilder oder Pflegephilosophien eines bestimmten Pflegebereiches oder einer konkreten Einrichtung" (Arndt, 2007, S. 17f.).

Die Pflegepraxis fordert daher eine „spezifische Pflegeethik, [...] in der es um die Reflexion des pflegerischen Berufsethos, um professionelles Handeln in ethisch relevanten Situationen sowie um die Vorbereitung einer systematischen Entscheidungsfindung geht. Letzteres erweist sich als besonders dringlich" (Großklaus-Seidel, 2002, S. 112f.). Der Begriff „Pflegeethik" weist im Prinzip „auf ein Teilgebiet der gesamten Probleme und Fragen, die sich aus der Pflege [...] für Pflegende ergeben" (Arndt, 2007, S. 17).

Obgleich „ethische Fragen so alt sind wie die Pflege selbst" (Friesacher, 2008, S. 8 zitiert nach Lay, 2012, S. 111), ist die Pflegeethik ein noch junges Fachgebiet zeitgemäßer Pflege, die sich erst „im Laufe des 20. Jahrhunderts verberuflichte und säkularisierte [...] zugunsten der philosophischen Ethik" (Lay, 2012, S. 108). Ethisches Verhalten in der Pflege bedeutete im frühen 20. Jahrhundert die Einhaltung der Etikette und die Ausführung vorgeschriebener Pflichten und Aufgaben, wozu beispielsweise die Höflichkeit, Ordentlichkeit, Pünktlichkeit, Achtung gegenüber Autoritätspersonen (Pflegedienstleitung und Arzt), eine selbstaufopfernde Haltung, Gehorsam und die Fähigkeit sich nicht in Angelegenheiten einzumischen gehörten (Robb, 1921, o. S. Zitiert nach Lay, 2012, S. 108). Bis in die 50er Jahre hinein wurde ethisches Verhalten mit der Loyalität – gegenüber des Arbeitgebers und des Arztes –, respektvollem Verhalten, Klugheit und vortrefflicher Persönlichkeit gleichgesetzt (Morison, 1957, o. S. Zitiert nach Lay, 2012, S. 109). In den 60er Jahren erschienen die ersten eigenen Ethikkapitel in britischen Pflegelehrbüchern, erste Beiträge in Fachzeitschriften mit spezifischen Ethikthemen und seit den 70er Jahren ist Ethik schließlich zum festen Lehr- und Lerngegenstand in der britischen Pflegeaus-, Fort- und Weiterbildung (Arndt, 2003b, S. 66 zitiert nach Lay, 2012, S. 109). Fortan entwickelte sich die Pflegeethik zu einem „eigenen Wissens- und Handlungsbereich" (Arndt, Bondolfi, 1996, S. 27 zitiert nach Lay, 2012, S. 109), nach dem die unabhängige und qualifizierte Pflegekraft für ihr Handeln zur Rechenschaft gezogen werden kann (Lay, 2012, S. 109). Somit impliziert die Pflegeethik eine bestimmte Haltung, die für die Berufsgruppen der Pflegenden als wünschenswert sowie – im Idealfall – als typisch betrachtet wird und als Berufsethos bezeichnet werden kann (Arndt, 2007, S. 17). Seit den siebziger Jahren wurde die Pflegeethik insbesondere in den USA, in Großbritannien und den skandinavischen Ländern entwickelt und vorangetrieben (Lay, 2012, S. 109). In Deutschland konstituiert die Pflege derzeit eine eigene Bereichsethik (Lay, 2012, S. 85, S. 110), dessen Notwendigkeit jedoch – trotz zunehmender Professionalisierung – kontrovers diskutiert wird (Großklaus-Seidel, 2002, S. 111). Es wird innerhalb interdisziplinären Diskursen häufig betont, dass die Pflege ein eigenständiger Beruf mit einer eigenständigen Berufsethik sei (Sauer & May, 2011, S. 34). Wobei Ersteres unumstritten nicht zur Debatte steht, stimmt letzteres insofern, dass „die Berufsethik der Pflegenden eine Spezifizierung für das besondere Arbeitsfeld der Pflege ist, welches eben nicht mit dem Arbeitsfeld der Medizin identisch ist. Tatsächlich ist die pflegerische Ethik nicht „eigenständig", sondern (wie auch die ärztliche) eingebettet in die allgemeine Ethik" (ebd.).

Zur Frage, wie die professionelle Pflege heute konkret zu kennzeichnen sei, gibt es keinen Konsens, da die verschiedenen Einflüsse – Tradition, Erfahrungen und Positionen einflussreicher Experten, Interessen der Gewerkschaften, Berufsverbände, Kirchen, Hochschulen, Aus-, Fort- und Weiterbildungsinstitute sowie die zahlreichen (ca. 30-50) konkurrierenden Pflegemodelle und –theorien, auf die hier nicht im Detail eingegangen werden soll – sich zu sehr unterscheiden (Lay, 2012, S. 84). Zugleich gibt es nicht die Eine, allgemeingültige und allumfassende (Pflege-)Ethik, da diese, sowie die sich in der Pflegepraxis ergebenen ethischen Probleme, so unvorhersagbar und vielfältig sind, wie der pflegerische Berufsalltag selbst (Großklaus-Seidel, 2002, S.141).

Letztlich enthalten alle pflegerischen Handlungen, Zielsetzungen sowie Entscheidungen ethische Komponenten (Lay, 2012, S. 163), dessen nähere Betrachtung Aufgabe der Pflegeethik ist. „Pflegeethik wird [...] als philosophisch begründete Reflexion des Handlungsfelds beruflicher Pflege verstanden, die mit Hilfe philosophischer Begriffe, Methoden und Theorien sowie analytischer und hermeneutischer Kompetenzen unter Einbeziehung pflegerischen Fach- und Praxiswissens erfolgt" (Bobbert, 2002, S. 15). Arend definiert Pflegeethik als ein „Nachdenken über verantwortliches Handeln im Rahmen der Berufsausübung von Pflegenden" (1998, S. 24).

Eine begründete Reflexion über berufliches Handeln ist jedoch nur dann möglich, wenn professionell Pflegende zentrale Werte ihrer Berufsausübung, normative Regulationen innerberuflicher Beziehungen sowie die Bedeutung integren beruflichen Handelns unter Berücksichtigung der Bedürfnisse und der Autonomie der Klienten, verinnerlicht haben (Großklaus-Seidel, 2002, S. 160). Eine entsprechende Orientierungshilfe sollen Ethikkodizes, wie der ICN-Ethikkodex für Pflegende, bieten.

2.2   Der ICN-Ethikkodex für Pflegende

Über 130 nationale Berufsverbände der Pflege schlossen sich 1899 zu einem Weltbund, dem ICN (International Council of Nurses), zusammen (ICN & DBfK, 2014, S. 9). Dieser hat seinen Hauptsitz in Genf und gilt als älteste internationale Berufsorganisation von Pflegenden (Wied et al., 2007, S. 392). Mit dem Ziel „Pflege von hoher Qualität für alle sicherzustellen und sich für eine vernünftige Gesundheitspolitik weltweit einzusetzen" (ICN & DBfK, 2014, S. 9), trifft sich der Rat der Ländervertreter (je Mitgliedsland ein Vertreter und ein Stellvertreter) in einem zweijährigen Rhythmus (Wied et al., 2007, S. 392). Die Aufgaben und Ziele des ICN sind unter anderem die „1. Verabschiedung von Resolutionen, Entwicklung von Strategien der Berufspolitik; 2. Entwicklung einer internationalen Klassifikation von Pflegebegriffen (ICNP); 3. Ausrichtung internationaler Kongresse zu gesundheitlich relevanten Themen". Die Arbeit des ICN ist unter anderem für die Qualitäts-sicherung und die Professionalisierung in der Pflege maßgeblich von Bedeutung und richtungsweisend. Ein exemplarisches Beispiel für den Arbeitsbereich und die Resultate des ICN ist der in diesem Buch thematisierte internationale Ethikkodex für Pflegende, genauer gesagt der ICN-Ethikkodex für Pflegende ('The ICN Code of Ethics for Nurses').

Der ICN-Ethikkodex wurde erstmals 1953 verabschiedet. Nach seither mehrfacher Überarbeitung, wurde die derzeit aktuelle Fassung im Jahr 2012 abgeschlossen (ICN & DBfK, 2014, S. 1) und im Jahr 2014 im deutschsprachigen Raum veröffentlicht. Die Rechte sowie die Verantwortung für die deutsche Übersetzung liegen „beim Österreichischen Gesundheits- und Krankenpflegeverband (ÖGKV), Schweizer Berufsverband der Pflegefachfrauen und Pflegefachmänner (SBK) und dem Deutschen Berufsverband für Pflegeberufe (DBfK), vertreten durch den DBfK [...] Berlin" (ICN & DBfK, 2014, S. 1). Der DBfK vertritt als Mitglied des ICN nicht nur die Ziele und Obliegenheiten des ICN bei den Pflegekräften in Deutschland, sondern – wechselseitig – ebenso die Interessen der Pflegekräfte beim ICN. Dass das englische Wort „Nurse" mit dem deutschen Begriff „Krankenschwester" übersetzt wird und es in der englischen Originalfassung keine entsprechende Differenzierung der Berufsgruppen gibt, hat nicht etwa damit zu tun, dass ausschließlich die Gesundheits- und Krankenpflege mit dem Ethikkodex angesprochen wird. Grundsätzlich gibt es den Beruf der Altenpflege lediglich in Deutschland. Daher wird in der deutschen Fassung explizit darauf hingewiesen, wer mit der Bezeichnung „Pflegende" gemeint ist. Dies sind alle Pflegekräfte mit einer abgeschlossenen dreijährigen Berufsausbildung sowie einer gültigen Erlaubnis zur Ausübung des jeweiligen Pflegeberufs in der Altenpflege (AP), der Gesundheits- und Krankenpflege (GuK) und der Gesundheits- und Kinderkrankenpflege (GuKK).

Der Ethikkodex des ICN gilt in Fachkreisen – nicht zuletzt, weil er international von Bedeutung ist – als wichtigster Ethikkodex für die Pflegeberufe. Zwar gibt es weitere Ethikkodizes auf nationaler Ebene – wie etwa der katholischen Pflegeorganisationen, des evangelischen Fachverbandes für Kranken- und Sozialpflege, des Deutschen Roten Kreuzes, der Arbeitsgemeinschaft Deutscher Schwesternverbände und Pflegeorganisation (ADS) oder Ethikkodizes für die Altenpflege –, welche sich jedoch alle mehr oder weniger explizit auf den Ethikkodex des ICN beziehen (Sauer & May, 2011, S. 36). Der ICN-Ethikkodex ist somit grundsätzlich als Ausgangspunkt zu betrachten und dient folglich als Basis für nationale Ethikkodizes, die ihn beispielsweise um bestimmte – wie etwa christliche oder Fachbereichsspezifische (Psychiatrie, Palliative Pflege, ITS) – Werte erweitern. Folglich sollte der ICN-

Ethikkodex allen Pflegenden bekannt sein, unabhängig davon, an welchen Ethikkodex sich die arbeitgebende Institution in ihrem Profil orientiert.

Der ICN-Ethikkodex für Pflegende bereitet den „berufsethischen Hintergrund in systematischer und aktueller Form" (Sauer & May, 2011, S. 34) auf. Er besteht aus einer Präambel, die grundlegende Aufgaben von Pflegenden formuliert, aus vier Elementen des Kodex, die Standards ethischer Verhaltensweisen bestimmen sowie aus Hinweisen zur Verbreitung und Anwendung des ICN Ethikkodex und seiner einzelnen Elemente.

2.2.1 Aufgaben von Pflegenden und ethische Grundsätze gemäß ICN

Die Aufgaben- und Verantwortungsbereiche der Pflegenden sowie die dazugehörigen erforderlichen Kompetenzen sind komplex und weitreichend. In der folgenden Ausführung werden ausschließlich die Aufgaben und ethischen Grundsätze berücksichtigt, die der ICN in seinem Ethikkodex für Pflegende anführt. Wenngleich weitere – hier unerwähnte – Aufgaben und ethische Grundsätze nicht minder bedeutsam für die Pflegepraxis sind, so ist eine gewisse Limitierung in der vorliegenden Studie erforderlich, um das Punctum saliens der Forschungsarbeit nicht aus dem Fokus zu verlieren.

Der ICN formuliert in seiner Präambel für Pflegende in ihrer Berufsausübung die folgenden vier grundlegenden Aufgaben: „Gesundheit zu fördern, Krankheit zu verhüten, Gesundheit wiederherzustellen, Leiden zu lindern" (ICN & DBfK, 2014, S. 1). Grundsätzlich lassen sich alle spezifischen (Teil)Aufgaben der Grund- und Behandlungspflege sowie der Assistenz auf die vom ICN genannten grundlegenden Aufgabenbereiche zurückführen bzw. ihnen zuordnen. In den nächsten Abschnitten sollen diese vier Aufgabenbereiche konkretisiert und anhand von ausgewählten Beispielen aus der Pflegepraxis expliziert werden. Es ist darauf hinzuweisen, dass diese Ausführung lediglich dem besseren Grundverständnis dienen soll und nicht detailliert auf die einzelnen Differenzierungen innerhalb der jeweiligen Aufgabenbereiche eingeht (beispielsweise Primär-, Sekundär-, Tertiär- und Quartärprävention), da dies den Rahmen dieser Untersuchung bei Weitem überschreiten würde.

Vier grundlegende Aufgaben von Pflegenden

Die Aufgabe der Gesundheitsförderung wird beispielsweise deutlich durch die 2004 in Kraft tretende Reform des Krankenpflegegesetzes, mit Änderung der Berufsbezeichnung von Krankenschwester/Krankenpfleger zu Gesundheits- und Krankenpfleger/in. So steht nicht mehr lediglich die Krankheit im Fokus pflegerischer Versorgung, sondern gleichermaßen die Gesundheit, d. h. der Erhalt und die Förderung der individuellen Ressourcen und Schutzfunktionen der Klienten, welche dazu beitragen, ein größtmögliches Maß an Gesundheit zu erhalten und zu fördern. Mit dieser Aufgabe gehen zahlreiche Pflegemaßnahmen einher, wie etwa Bewegungsangebote zur Förderung der Mobilität und Selbstständigkeit sowie – ganz allgemein – die Steigerung des individuellen physischen, psychischen und sozialen Wohlbefindens der Klienten. Auch eine gesunde Ernährung in Pflegeeinrichtungen, das Ausschalten von Stressoren oder die Förderung der Selbstbestimmung durch die Aufklärung und Beratung der Klienten über ihre Situation, gehören zur Gesundheitsförderung. Ein möglicher Ansatz ist das in der Pflege etablierte Modell der Salutogenese des Soziologen Aaron Antonovsky (1923 - 1994). Ziel dieses Modells ist es zu ermitteln, welche Bedingungen vorliegen müssen, damit Menschen trotz gesundheitsgefährdende Einflüsse gesund bleiben (Schewior-Popp et. al., 2012, S. 161). Ziel der Pflege ist es schließlich, Bedingungen zu schaffen, die den Klienten auf einem Gesundheits-Krankheits-Kontinuum in Richtung Gesundheit bewegen.

Die Gesundheitsförderung ist eng verbunden mit der Aufgabe Krankheiten zu verhüten (Krankheitsprävention). So sind die Maßnahmen und Herangehensweisen mitunter identisch, die Ziele und deren Intentionen jedoch verschieden. So kann die Förderung der Mobilität einerseits der Gesundheitsförderung dienen, im Sinne einer körperlichen Flexibilität und Förderung des allgemeinen Wohlbefindens, sie kann aber auch als Prophylaxe dienen und unmittelbar notwendig sein, wenn der Klient aufgrund seiner Mobilitätseinschränkung dekubitusgefährdet ist. Ähnlich verhält es sich mit der Auswahl der Ernährung, welche aufgrund ihrer Bestandteile (z. B. Vitamine) nicht nur die Gesundheit fördern soll, sondern auch einen präventiven Hintergrund hat, z. B. bei Diabetes mellitus, Mangelernährung oder im Falle von Unverträglichkeiten. Die Suchtprävention, Früherkennung von Erkrankungen, Impfungen, Maßnahmen der Rehabilitation aber auch die antiseptische Wundreinigung oder das Einhalten von Hygienevorschriften (z. B. Händedesinfektion) dienen diesem Zweck.

In der Aufgabe die Gesundheit wiederherzustellen, spiegelt sich die Ausübung aller professionellen Pflegemaßnahmen wider, die kurative Ziele bezwecken. Dies sind oft ärztlich angeordnete und an die Pflegenden delegierte therapeutische Maßnahmen, wie etwa Medikamentengaben oder Wundversorgungen. Doch ebenso das Anwenden der Aromatherapie durch eine hierfür ausgebildete Pflegekraft – beispielsweise wirken bestimmte (ätherische) Öle bei bestimmten Symptomen und Zuständen: Lavendel wirkt beruhigend, Pfefferminze anregend und gegen Kopfschmerzen oder Zitrone gegen Übelkeit – ist ein typisches Beispiel für die Herstellung der Gesundheit sowie des individuellen und allgemeinen Wohlbefindens. Da die Gesundheit von der WHO als „Zustand völligen körperlichen, geistigen, seelischen und sozialen Wohlbefindens" (Wied et al., 2007, S. 314) definiert wird, können letztlich ebenso Gruppen- oder Einzelgespräche zwischen Klienten und Pflegenden dieser Aufgabe dienen, wenn sie dem benannten Ziel und Zweck gerecht werden.

Schließlich ist die Linderung der Leiden eine wesentliche Aufgabe. Der Begriff „Leiden" ist dabei sehr unspezifisch und kann verschiedenste Beschwerden inkludieren. Beispielsweise wird dieses Prinzip bedeutsam im Rahmen der Behandlung chronisch Kranker oder sterbender Klienten. Der palliative Ansatz in der Pflege zielt u. a. darauf ab, den Klienten die finale Phase (synonym: Sterbephase) so angenehm wie möglich, d. h. so leidensfrei wie möglich, zu gestalten. Die individuellen Bedürfnisse und – sich im rechtlich erlaubten Rahmen befindenden – Wünsche des Betroffenen stehen hier im Vordergrund der pflegerischen Versorgung und die sogenannte Symptomenkontrolle soll die Begleiterscheinungen einer Erkrankung für den Klienten auf ein erträgliches Maß reduzieren. So werden z. B. Leiden durch Schmerzen durch eine – oft medikamentöse – Schmerztherapie oder psychische Leiden durch Beruhigungsmittel oder Seelsorger gelindert. Doch auch das Recht eines Klienten auf eine Operation unter Narkose oder der Respekt der Privat- und Intimsphäre gehören zu diesem Aufgabenkomplex.

Das Erfüllen dieser Aufgaben ist per se ein ethischer Grundsatz und somit von ethisch-normativer Relevanz.

Von der Pflege untrennbare ethische Grundsätze

Neben den grundlegenden Aufgaben formuliert der ICN in seiner Präambel die folgenden ethischen Grundsätze, die von der professionellen Pflege untrennbar, d. h. notwendigerweise mit ihr zusammengehörig sind: „[…] die Achtung der Menschenrechte, einschließlich kultureller Rechte, des Rechts auf Leben und Entscheidungsfreiheit auf Würde und auf respektvolle Behandlung" (ICN & DBfK, 2014, S. 1). Hervorgehoben wird beispielsweise das Diskriminierungsverbot. Demnach soll jeder Klient den gleichen Respekt durch die Pflegenden erfahren, „ohne Wertung des Alters, der Hautfarbe, des Glaubens, der Kultur, einer Behinderung oder Krankheit, des Geschlechts, der sexuellen Orientierung, der Nationalität, der politischen Einstellung, der ethnischen Zugehörigkeit oder des sozialen Status" (ebd.). Die benannten Grundsätze sind zum einen besonders unter ethischer Betrachtung von Bedeutung, sie sind es zum anderen ebenso unter juristischer. So sind die von den Vereinten Nationen beschlossenen 30 Artikel der allgemeinen Erklärung der Menschenrechte (AEMR) hierzulande grundsätzlich für alle Menschen verbindlich (Anhang B). Dies erfordert hingegen die Kenntnis über die Inhalte und ein Bewusstsein für die Bedeutung und Notwendigkeit dessen.

Zudem besagt der Artikel 1 des Grundgesetzes für die Bundesrepublik Deutschland: „Die Würde des Menschen ist unantastbar. Sie zu achten und zu schützen ist Verpflichtung aller staatlichen Gewalt." (§1 Abs. 1 GG). Es ist anzunehmen, dass diesem gesetzlich verankerten Grundsatz per se niemand etwas entgegenzusetzen hat. Würde man jedoch verschiedene Menschen fragen, was sie unter Würde im

Allgemeinen und im spezifischen Sinne verstehen, gäbe es vermutlich verschiedenste und mitunter gegensätzliche Antworten zu verzeichnen. Es wird an dieser Stelle keine semantische Analyse folgen, dennoch soll darauf hingewiesen werden, dass der Begriff „Würde" mit unterschiedlichen Implikationen einhergeht und der Wortsinn nicht klar definiert werden kann. Dabei steht dieser Begriff lediglich als exemplarisches Beispiel für eine Vielzahl von Begriffen, die unterschiedlich interpretiert werden können. Grundsätzlich geht Würde einher mit der Möglichkeit zur Selbstbestimmung und kennzeichnet die seinem Menschsein zukommende innere Ehrbarkeit (Kirchner et al., 2013, S. 742), doch genau hier unterscheiden sich die den Inhalt und die individuelle Situation betreffenden Überzeugungen. Ein Beispiel soll die damit verbundene Schwierigkeit verdeutlichen: Für einige Menschen bedeutet die aktive Sterbehilfe vollkommene Selbstbestimmung und die Möglichkeit auf einen würdevollen Tod; andere Menschen sehen darin Mord oder unethisches Verhalten, weil das Leben für sie als höchstes Gut und unter allen Umständen als schützenswert gilt; wieder anderen geht es darum Menschen vor dem Missbrauch zu schützen und das Selbstbestimmungsrecht derer zu stärken, die die aktive Sterbehilfe nicht freiwillig in Anspruch nehmen würden, aber bei entsprechender Legalisierung von ihren Angehörigen dazu überzeugt werden könnten. So ist sie in manchen Ländern erlaubt, in anderen verboten, bei manchen Menschen verpönt und wiederum andere nehmen lange Reisen und Risiken auf sich, um diese Möglichkeit in Anspruch nehmen zu können. Ob und welche Form der Sterbehilfe erlaubt ist, ist ebenso klar definiert wie die Sanktionsmöglichkeiten bei Verstößen gegen das Gesetz. Juristische Rahmenbedingungen und gesetzliche Entscheidungen gehen nicht zwangsläufig konform mit ethischen Überzeugungen. Das gewählte Beispiel sollte darstellen, dass es keine einheitlichen ethischen Betrachtungsweisen geben kann, doch sind Gesetze i.d.R. klar formuliert und ihre Verhaltensregeln liegen nicht im Ermessen der Pflegenden.

Die Achtung und Einhaltung der Menschenrechte sowie des Grundgesetzes sind als übergeordnete Werte zu betrachten, die eine notwendige Bedingung für die Pflege darstellen.

Das Wohl des Einzelnen, der Familie und der sozialen Gemeinschaft

Der ICN betont, dass Pflegende „ihre berufliche Tätigkeit zum Wohle des Einzelnen, der Familie und der sozialen Gemeinschaft" (ICN & DBfK, 2014, S. 3) ausüben sollen. In diesem Abschnitt wird die Klientenorientierung deutlich, welche die individuellen Interessen und Bedürfnisse wahrnimmt und berücksichtigt (Wied et al., 2007, S. 568).

Das Wohl der Familie impliziert u. a. die Familiengesundheitspflege. Beispielsweise sind pflegende Angehörige häufig überfordert, wenn die Leistungen der ambulanten Pflege nicht bedarfsdeckend in Anspruch genommen werden können. Zur Unterstützung im häuslichen Umfeld gehört folglich nicht lediglich die Versorgung des Klienten, sondern auch die Beachtung der Angehörigen. Dazu gehört einerseits, dass diese nicht als Belastung, sondern als Ressource wahrgenommen und wertgeschätzt werden – Angehörige spielen im Rahmen des Heilungs- und Pflegeprozesses häufig eine bedeutende Rolle und haben für den Pflegebedürftigen einen hohen emotionalen Stellenwert –; andererseits sind pflegende Angehörige unter Umständen potentielle Patienten und müssen in ihrem häuslichen Umfeld selbst unterstützt werden, z. B. durch die Anleitung für eine rückenschonende Körperhaltung bei Pflegemaßnahmen, oder Hinweise für weitere mögliche Hilfsangebote oder Beratungsstellen, zum Erhalt dessen Gesundheit (Wied et al., 2007, S. 260).

Die soziale Gemeinschaft schließt alle Menschen ein, sowohl die kranken als auch die gesunden. Ein exemplarisches Beispiel stellen Gruppenangebote zur Beschäftigung der Klienten in Einrichtung der Altenpflege und -hilfe dar, die ein soziales Gemeinschaftsgefühl auf individueller Ebene fördern sollen. Darüber hinaus hat Pflege immer auch einen gesellschaftlichen Auftrag, welcher sämtliche Pflegemaßnahmen wie Prophylaxen, Hygienemaßnahmen, Qualifikationen der Pflegenden oder die Qualitätssicherung mit einschließt (Wied et al., 2007, S. 613). Dieser Aspekt macht die Nähe zum gesundheitswissenschaftlichen und interdisziplinären Fachbereich Public Health deutlich (ebd.).

Der Ansatz der interdisziplinären Zusammenarbeit geht aus der Forderung des ICN hervor, dass Pflegende ihre Dienstleistungen mit denen anderer beteiligter Berufsgruppen koordinieren sollen. Dieser Grundsatz soll u. a. eine zielgerichtete, bedarfs- und klientenorientierte Versorgung ermöglichen sowie Versorgungslücken, eine Über- oder Unterversorgung vermeiden.

Auf Basis dieser Aufgabenformulierungen und ethischen Prinzipien des ICN, kann schließlich jede Handlung in der Pflege, entweder empirisch oder logisch-hermeneutisch begründet und gerechtfertigt werden.

2.2.2 Die vier Elemente des Kodex und ihre Bedeutung für die Pflegepraxis

Pflegende tragen durch ihre Funktion und ihr vielfältiges Aufgabenspektrum gegenüber vielen Personen und Institutionen Verantwortung, z. B. gegenüber den Klienten, Kollegen, Ärzten und anderen beteiligten Berufsgruppen, Institutionen und Einrichtungen, Vorgesetzten, der Gesellschaft und schließlich gegenüber sich selbst (Arend, van der & Gastmans, 1996, S. 130). Jeder dieser Verantwortungsbereiche bringt ethisch-normative Erwartungshaltungen an das Verhalten der Pflegenden mit sich. „Der ICN-Ethikkodex für Pflegende umfasst vier Grundelemente, die den Standard ethischer Verhaltensweise bestimmen" (ICN & DBfK, 2014, S. 2). Dieser Standard soll Pflegenden dabei helfen, eine gewisse Sensibilität für die Erwartungshaltungen sowie für das richtige Handeln aus ethischer Sicht im Sinne des ICN zu entwickeln, sich in ethischen Problemsituationen zu orientieren, das eigene Verhalten hinsichtlich dieser Aspekte zu reflektieren sowie das Verhalten der Menschen in ihrem Umfeld zu hinterfragen. Folglich impliziert der Kodex eine bestimmte Haltung, die für die Berufsgruppen der Pflegenden als wünschenswert sowie – im Idealfall – als typisch betrachtet wird und als Berufsethos bezeichnet werden kann (Arndt, 2007, S. 17).

Die verschiedenen Verhaltensnormen sind selbst als Prinzipien zu verstehen, wobei sich diese zudem auf verschiedenste übergeordnete ethische Prinzipien und Modelle zurückführen lassen. Ein Prinzip ist dabei als Grundsatz bzw. als Grundregel oder Ausgangspunkt zu verstehen (Arend & Gastmans, 1996, S. 196).

Ein Modell, das sowohl in der Medizinethik als auch in der Pflegeethik häufig angeführt wird, ist das Modell von Beauchamp und Childress, nach dem sich moralische Gesichtspunkte in die folgenden vier Dimensionen (Prinzipien) bündeln lassen (Stoecker, 2011, S. 178). Um deutlich zu machen, wie sich die Verhaltens-normen in ein solches Modell ordnen lassen, werden die vier Prinzipien nach Beauchamp und Childress an je einer Verhaltensnorm aus dem ersten Element des ICN-Ethikkodex vorgestellt:

1. Die Achtung der Patientenautonomie bzw. Autonomie-Prinzip (autonomy), im ICN-Ethikkodex z. B. der Respekt und die Achtung vor den Wertvor-stellungen der Klienten.
2. Das Gebot, nicht zu schaden bzw. Nichtschadens-Prinzip (nonmaleficence), im ICN-Ethikkodex z. B. die Gewährleistung pflegerische Handlungen begrün-den zu können und Daten vertraulich zu behandeln.
3. Die Verpflichtung zur Hilfe und positiven Fürsorge oder Wohltuens-Prinzip (beneficence), im ICN-Ethikkodex z. B. die Verantwortung zugunsten der gesundheitlichen und sozialen Bedürfnisse.
4. Das Prinzip der Gerechtigkeit (justice), im ICN-Ethikkodex z. B. die Verant-wortung der Pflegenden benachteiligte Gruppen zu unterstützen und Ressourcen gerecht zu verteilen.

Diese klassischen Prinzipien werden auch als Prinzipien mittlerer Reichweite bezeichnet, da sie im Unterschied zu anderen Moralprinzipien keinen Universal-anspruch erheben (Rabe, 2009, S. 123). Treten mehrere Prinzipien in einer Handlungssituation auf, die folglich eine Vielfalt von Handlungsoptionen mit sich bringen, verlaufen diese niemals ohne Widersprüche oder Spannungen unter-einander (Lutz-Bachmann, 2013, S. 203).

Es ist auffällig, dass der ICN-Ethikkodex seine Normen und Hinweise nur sehr knapp fasst und allgemein formuliert, was wohl, wie Rabe vermutet, an der über-regionalen Geltung liegen mag (2009, S. 33). Darüber hinaus wird stets von dem Patienten gesprochen. Diese Bezeichnung suggeriert das Kranksein desjenigen und gilt aufgrund der weiten Aufgabendimensionen, welche auch den Aspekt Gesund-

heit und Gesundheitsförderung einbeziehen, nicht mehr als Zeitgemäß und angemessen. Es sollte folglich die Formulierung Klient bevorzugt werden, welche auch
eher den Dienstleistungscharakter und das Mitbestimmungsrecht des Klienten
betont.

Die nächsten Abschnitte sollen einen Überblick über ausgewählte Inhalte der vier
Elemente geben und die grundsätzlichen Hintergründe deutlich machen.
Exemplarische Beispiele sollen die Bedeutung für die Berufspraxis der Pflegenden
darlegen. Abschließend fasst eine Abbildung die Inhalte der vier Grundelemente
übersichtlich zusammenfasst.

Pflegende und Ihre Mitmenschen

Der einleitende Satz: „Die grundlegende professionelle Verantwortung der
Pflegenden gilt dem pflegebedürftigen Menschen" (ICN & DBfK, 2014, S. 2), macht
deutlich, dass stets die Klienten im Fokus der Betrachtung professionell Pflegender
steht. Anders formuliert könnte man sagen: Der Klient steht im Mittelpunkt jeder
pflegerischen Handlung oder Pflege soll klientenorientiert sein. Es gilt dem
Einzelnen, der Familie sowie der sozialen Gemeinschaft ein Umfeld zu schaffen, in
dem die Interessen und Bedürfnisse dieser, sowie die Menschenrechte, Werte,
Sitten, Gewohnheiten oder der Glaube, geachtet und respektiert werden (ebd.). Die
Aufklärungspflicht der Pflegenden basiert auf dem Recht der Klienten Infor-
mationen zu pflegerischen Maßnahmen zu erhalten, die darüber hinaus dessen
Zustimmung bedürfen (ebd.). Die Schweigepflicht sowie die Wahrung des
Datenschutzes sind weitere Prinzipien des ersten Elements. Hinsichtlich der
Verteilung von Ressourcen setzt sich der Pflegende für die Gleichheit und die soziale
Gerechtigkeit ein, sodass nicht etwa bestimmte Klienten oder benachteiligte
Gruppen vernachlässigt werden. Wesentlich ist auch die vom ICN beschriebene
Grundhaltung, die professionell Pflegende mitbringen sollen. Zu den professionellen
Werten gehört der Respekt, die Aufmerksamkeit, das Eingehen auf Bedürfnisse und
Ansprüche, das Mitgefühl, die Vertrauenswürdigkeit sowie die Integrität gegenüber
den Klienten und ihren Angehörigen (ebd.). Diese Werte sind wesentliche
Bestandteile des gewünschten Habitus eines Pflegenden. Es muss beachtet werden,

54

dass der ICN-Ethikkodex die Angehörigen – die nicht zwangsläufig auch unter die Kategorie Familie fallen – nicht explizit erwähnt, diese in der Berufspraxis der Pflegenden jedoch einen hohen Stellenwert einnehmen und eine enge Verbindung zu den Klienten haben, welche nicht außer Acht gelassen werden sollte.

Die vorangehend erwähnte knappe und allgemeine Formulierung wird an dem Beispiel deutlich, dass „die pflegebedürftige Person zeitgerecht die richtige und ausreichende Information auf eine kulturell angemessene Weise erhält" (ICN & DBfK, 2014, S. 2). So stellen sich dem Pflegenden die folgenden Fragen: Was ist zeitgerecht? Welcher Umfang an Information ist richtig und ausreichend? Was ist die jeweilige kulturell angemessene Weise? Einzelne Aspekte müssen – um die wirkliche Bedeutung der jeweiligen normativen Bedingungen zu begreifen und die Möglichkeiten ihrer Anwendung zu verinnerlichen – mittels weiterführender Literatur vertieft werden. Bezüglich des gerade genannten Beispiels sollte der Pflegende, um die Fragen beantworten zu können und dem Anspruch dieser Norm gerecht zu werden, u. a. Wissen zu den folgenden Bereichen mitbringen:

- Der rechtliche Rahmen muss in Grundzügen bekannt sein, um die Verpflichtung als solche wirklich wahrzunehmen und einen angemessenen Zeitpunkt zu bestimmen (z. B. die im Bürgerlichen Gesetzbuch (BGB) verankerte Charta der Patientenrechte).
- Sozio-kulturelle oder biografische Aspekte des Pflegebedürftigen sowie hierarchische, berufsspezifische oder institutionelle Bedingungen spielen eine Rolle bei der Wahl der richtigen Informationen. Beispielsweise darf der Pflegende keine Diagnosen des Arztes übermitteln, einem Kind oder demenziell Erkrankten muss nicht unbedingt jeder einzelne Operations-schritt bis ins Detail zugemutet werden, ebenso ist die Angemessenheit der Inhalte und der Informationsgehalt ethisch zu hinterfragen, wenn ein palliativer Patient fragt, wie das Sterben sei oder ein demenziell erkrankter Mensch wissen möchte, wann seine – bereits verstorbene – Mutter ihn von der Schule abholen käme. Folglich ist es eine Frage der Abwägung, welche

Information dem Klienten in der jeweiligen Situation nutzt und welche ihm schaden könnte.

- Für die Pflegenden gilt es zudem die Information (z. B. der Grund einer Pflegemaßnahme) von der Beratung (z. B. zu Verhaltensweisen, die Komplikationen und Spätfolgen vermeiden) und Schulung (z. B. Übungen zur richtigen Anwendung von Insulinpens) zu unterscheiden. Die drei Maßnahmen bringen unterschiedliche Ziele, Bedeutungen, Strategien und Evaluationsmöglichkeiten mit sich, für die Hintergrundwissen im Bereich Patientenedukation, Kommunikationskompetenzen oder pädagogische Fähigkeiten entscheidend sind.

- Was die jeweilige kulturell angemessene Weise darstellt, ist ebenfalls nicht pauschal zu beantworten und erfordert eine fachliche Auseinandersetzung, z. B. mit dem Bereich der kultursensiblen Pflege. Hierzu gehören etwa Kenntnisse über die Bevölkerungsentwicklung, Besonderheiten in der Kommunikation (auch nonverbal), Geschlechter- und Familienrollen, mögliche Erklärungsmodelle für das Vorhandensein von Gesundheit und Krankheit (Mikroorganismen, Prüfung Gottes, Strafe etc.) oder Modelle zur praktischen Umsetzung kultureller Pflege (z. B. Sunrisemodell nach M. Leininger), um eine klientengerechte Versorgung bei kulturellen Unterschieden überhaupt zu ermöglichen. Ein wesentlicher Aspekt ist dabei das Hinterfragen des eigenen Menschenbildes sowie das Hinzuziehen entsprechender Unterstützungsmöglichkeiten (z. B. Dolmetscher oder Berater), wenn Pflegende an ihre Grenzen stoßen.

Die Verfasserin erhebt keinen Anspruch auf Vollständigkeit der für das Beispiel notwendigen Kompetenzen und Wissensbasis. Jede Situation ist grundsätzlich individuell und bringt eigene Fragen und Herausforderungen mit sich. Es sollte lediglich verdeutlicht werden, dass das möglicherweise erforderliche Wissensspektrum weitreichender ist, als es die Formulierung nach dem ersten Anschein nach vermuten lässt.

Die Bedeutung der Inhalte dieses ersten Elements wird besonders deutlich, wenn man sich einmal die von London formulierten folgenden Szenen vorstellt:

- „Eine Krankenschwester tritt an das Bett ihres Patienten und verpasst ihm ohne jegliche Erklärung eine Spritze.
- Ein Patient ruft aus: «Das würde ich zu Hause niemals hinkriegen!», und der Pfleger entgegnet: «Wird schon schief gehen!»
- Eine junge Mutter fragt: «Was mache ich, wenn das noch mal passiert?», und die Pflegeperson antwortet: «Dann bringen Sie den Kleinen einfach wieder her.»"
- Ein Angehöriger fragt: «Woher kommt das?», und die Krankenschwester erwidert knapp: «Wer weiß das schon?»" (2010, S. 27).

Pflegende und die Berufsausübung

Aus dem zweiten Element des ICN-Ethikkodex geht hervor, dass Pflegende die persönliche Verantwortung für die Ausübung ihrer beruflichen Tätigkeit tragen sowie zur Rechenschaft verpflichtet sind. Dies gilt auch für Aufgaben, die sie delegieren, z. B. an Pflegehelfer oder -schüler. Es ist die Pflicht der Pflegenden zu überprüfen, ob der jeweilige Mitarbeiter die für die Aufgabe nötigen Kompetenzen besitzt. Dies setzt fachliche Kompetenzen voraus, die durch kontinuierliche Fortbildung gesichert werden sollen. Bei dem Einsatz von Technologien oder der Anwendung wissenschaftlicher Erkenntnisse, gilt es zu prüfen, ob die damit verbundenen Tätigkeiten mit den Menschenrechten, der Menschenwürde sowie dessen Sicherheit vereinbar sind (ICN & DBfK, 2014, S. 2f.). Soll ein Klient beispielsweise reanimiert oder beatmet werden, obwohl dieser nachweislich eine gültige Patientenverfügung besitzt, die dies ausdrücklich untersagt, verstieße die Anwendung dieser Technologien (Defibrillation und künstliche Beatmung) gegen den Willen und somit die Würde des Betroffenen. In diesem Fall wäre der Pflegende moralisch verpflichtet, den ethischen Konflikt – im Sinne des Klienten – anzusprechen. Schließlich, so beschreibt es der Kodex, sollen Pflegende bestrebt sein, „eine Kultur ethischen Verhaltens und offenen Dialogs zu fördern und zu bewahren" (ICN & DBfK, 2014, S. 3). Der offene und interne Austausch unter Kollegen sowie Mitarbeitern anderer Berufsgruppen, bringen die Chance mit sich, für den Klienten die bestmögliche Entscheidung zu treffen, ethische Fragen zu klären, gemeinsam Lösungen für ethische Probleme zu finden, insgesamt mehr Sicherheit im Zuge der Problemlösungen zu erlangen, sich als Einzelperson und im Team moralisch zu verorten sowie Entscheidungen für andere nachvollziehbar zu machen. Ethische Fallbesprechungen innerhalb der Pflegeteams oder Ethikberatungen, könnten diesem Ziel dienen. Eine wesentliche Bedingung für eine Kultur ethischen Verhaltens ist eine bestimmte professionelle Grundhaltung, die in der Bevölkerung stets ein positives Bild der Pflege vermittelt und dessen Ansehen und Vertrauen in den Pflegeberuf stärkt (ebd.). Folglich haben die Pflegenden auch eine gewisse Vorbildfunktion, die sich u. a. in dem Umgang mit der eigenen Gesundheit äußert.

Pflegende und die Profession

In dem zweiten Abschnitt wurde bereits betont, dass das Vertrauen der Klienten in den Pflegeberuf gestärkt werden soll. Dieses Vertrauen bezieht sich nicht etwa auf den verständnisvollen Ausdruck in den Augen der Pflegenden oder dessen warme tröstende Hände, sondern vielmehr auf die Pflegeprofession und darauf, dass Pflegende ihre Klienten nicht gefährlicher Pflege oder unnötiger Qualen aussetzen sowie spezielle berufliche Kenntnisse und Fähigkeiten mitbringen (Behrens & Langer, 2010, S. 29). Folglich übernehmen Pflegende „die Hauptrolle bei der Festlegung und Umsetzung von Standards für die Pflegepraxis, das Pflege-management, die Pflegeforschung und Pflegebildung" (ICN & DBfK, 2014, S. 3). Ein Pflegestandard ist als Leitlinie zu verstehen und stellt ein Hilfsmittel bzw. Basisinstrument dar „zur Erfassung der zu erreichenden Pflegeziele und deren Qualität; beinhaltet allgemein gültige und akzeptierte Normen innerhalb der beruflich ausgeübten Pflege, die zunehmend auch wissenschaftlich gesichert ist" (Wied et al., 2007, S. 588). Die wissenschaftliche Sicherung betrifft den Bereich Pflegeforschung, die Möglichkeit der Umsetzung solcher Instrumente und wissenschaftlicher Erkenntnisse das Pflegemanagement, im Sinne des lebenslangen

Lernens ist die Aneignung beruflicher Kenntnisse dem Bereich Pflegebildung zuzuordnen. All diese Bereiche verbindet der Pflegende in einer evidenzbasierten Berufsausübung, welche forschungsbasierten beruflichen Kenntnissen zu Grunde liegt und dazu beiträgt, zentrale professionelle Werte zu entwickeln und aufrecht zu erhalten (ICN & DBfK, 2014, S. 3). Die Bedeutung für die Berufspraxis soll durch die folgenden zwei von Hanna Mayer angeführten Beispiele deutlich werden:

Das Beispiel der häufig angewandten Methode des „Eisens und Föhnens" als Dekubitusprophylaxe zeigt, dass Pflegehandlungen, die allein auf Erfahrungen beruhen, nicht notwendigerweise dem Wohle des Klienten dienen. Wissenschaftliche Untersuchungen wiesen nach, dass diese Technik unwirksam und darüber hinaus auch schädlich ist (Mayer, 2011, S. 18). Folgerichtig wird diese Maßnahme, aufgrund der wissenschaftlichen Erkenntnisse, nicht mehr angewandt.

Kinder als Besucher auf einer Intensivstation galten lange Zeit als Tabu. „Dieses Besuchsverbot wurde lange Zeit aufrechterhalten – es wurde tradiert weitergegeben, denn rationale oder wissenschaftlich gestützte Gründe standen nicht dahinter. Vielmehr zeigen neuere Forschungen, dass aus der Perspektive der familiären Krankheitsbewältigung Besuche von Kindern auf Intensivstationen durchaus sinnvoll sind und keineswegs Schäden psychologischer Art oder „hygienische" Probleme hervorrufen. Trotzdem hält sich mancherorts dieses Besuchsverbot" (Mayer, 2011, S. 18). Dieses zweite Beispiel zeigt, dass sich Traditionen und Autoritäten und die evidenzbasierte Berufsausübung konträr gegenüberstehen.

Es liegt daher in der Verantwortung jedes einzelnen Pflegenden, zu einem ethisch verantwortlichen Arbeitsumfeld beizutragen, sich gegen unethisches Handeln sowie sich gegen unethische Rahmenbedingungen zu engagieren (ICN & DBfK, 2014, S. 3).

Der ICN-Ethikkodex beschreibt zudem das notwendige berufspolitische Engagement der Pflegenden über ihren Berufsverband. Dieses setzt jedoch die Mitgliedschaft in einem Berufsverband voraus. Etwa 78.000 Mitglieder waren 2015 (letzter bekannter Stand), verteilt auf 34 Berufsverbände der Pflege – der DBfK hat als größter Berufsverband ca. 27.000 Mitglieder –, zu verzeichnen (Voshage, 2015, o. S.). Daher dürfte sich von dieser Norm nur ein kleiner Teil der Pflegenden insgesamt angesprochen fühlen.

Pflegende und ihre Kolleginnen

Wie innerhalb der ersten drei Elemente, spielt auch in diesem Element der Dialog eine wesentliche Rolle, zur Förderung ethischen Verhaltens. Jeder Pflegende soll sich – lt. ICN-Ethikkodex – nicht nur dem eigenen ethischen Verhalten verpflichtet sehen, sondern auch die Mitarbeiter bei der Umsetzung ihres ethischen Verhaltens fördern und unterstützen (ICN & DBfK, 2014, S. 4). Hierbei spielt die respektvolle und als gut empfundene Zusammenarbeit mit den Kolleginnen sowie Mitarbeitern anderer Bereiche eine wesentliche Rolle. Ist das Wohl Einzelner, der Familie oder der sozialen Gemeinschaft durch andere Pflegende bzw. andere Personen gefährdet, greift der Pflegende zum Schutz ein (ebd.). Ein aktuelles Beispiel stellt der medial präsente Fall Niels H. dar. Der Pfleger wird beschuldigt zwischen 2002 und 2005 zahlteiche Morde an Klienten verschuldet zu haben, wegen sechs dieser Morde wurde er bereits zu lebenslanger Haft verurteilt (ZEIT ONLINE, AFP, kg, 2017, o. S.). Im Hinblick auf das vierte Element des Kodex ist bedeutsam, dass zahlreiche Mitarbeiter (Kollegen und Vorgesetzte) Misstrauen gegenüber Nils H. äußerten und zum Teil vermuteten, dass der Pfleger für die auffallend hohe Sterbestatistik während seiner Dienstzeit verantwortlich war, was, wie bekannt wurde, eine Einrichtung dazu veranlasste, den Pfleger mit einem guten Entlassungszeugnis zu kündigen und die Vorfälle zu ignorieren. Den Medien war auch zu entnehmen, dass die Ermittler in diesem Fall davon überzeugt sind, dass ein großer Teil der Menschen nicht hätte sterben müssen, hätten die entsprechenden Mitarbeiter ihren Verdacht geäußert. Zum Schutz der Klienten hätten sie aus ethischer Sicht schließlich so handeln müssen. Nicht nur moralisch ist diese Fehlentscheidung als verwerflich zu beurteilen, auch juristisch blieb diese für einige Mitarbeiter nicht ohne Konsequenz, da diese wegen Totschlags durch Unterlassen verurteilt wurden (ZEIT ONLINE, AFP, kg, 2017, o. S.).

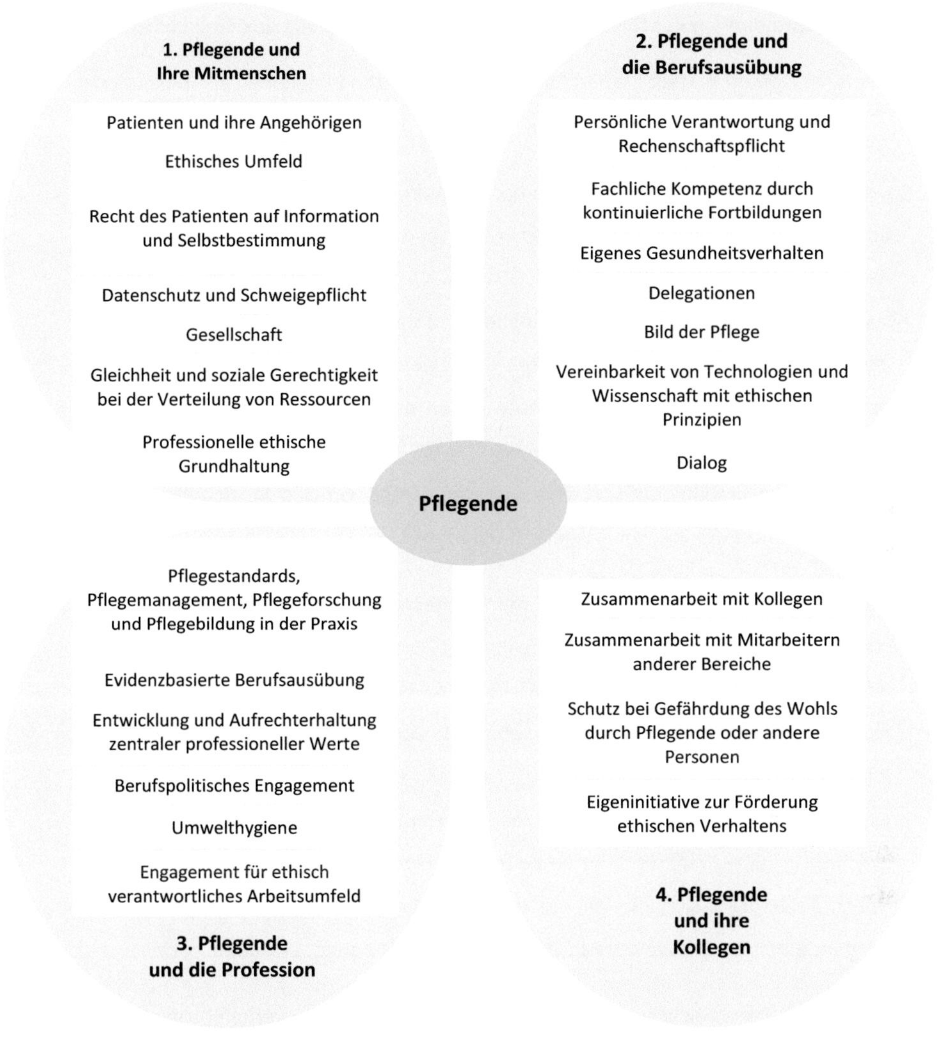

1. Pflegende und
Ihre Mitmenschen

Patienten und ihre Angehörigen

Ethisches Umfeld

Recht des Patienten auf Information
und Selbstbestimmung

Datenschutz und Schweigepflicht

Gesellschaft

Gleichheit und soziale Gerechtigkeit
bei der Verteilung von Ressourcen

Professionelle ethische
Grundhaltung

2. Pflegende und
die Berufsausübung

Persönliche Verantwortung und
Rechenschaftspflicht

Fachliche Kompetenz durch
kontinuierliche Fortbildungen

Eigenes Gesundheitsverhalten

Delegationen

Bild der Pflege

Vereinbarkeit von Technologien und
Wissenschaft mit ethischen
Prinzipien

Dialog

Pflegende

Pflegestandards,
Pflegemanagement, Pflegeforschung
und Pflegebildung in der Praxis

Evidenzbasierte Berufsausübung

Entwicklung und Aufrechterhaltung
zentraler professioneller Werte

Berufspolitisches Engagement

Umwelthygiene

Engagement für ethisch
verantwortliches Arbeitsumfeld

3. Pflegende
und die Profession

Zusammenarbeit mit Kollegen

Zusammenarbeit mit Mitarbeitern
anderer Bereiche

Schutz bei Gefährdung des Wohls
durch Pflegende oder andere
Personen

Eigeninitiative zur Förderung
ethischen Verhaltens

4. Pflegende
und ihre
Kollegen

Abb. 2: Elemente des ICN-Ethikkodex und seine Inhalte (eigene Darstellung nach ICN)

2.2.3 Empfehlungen des ICN zur Verbreitung und Anwendung des Ethikkodex

Der ICN-Ethikkodex stellt Empfehlungen bereit, die den Pflegenden als Hilfestellung zur Anwendung sowie zur Verbreitung desselben dienen sollen.

Der Kodex stellt als Leitfaden ein praktisches Instrument dar, nach dem das Handeln unter besonderer Beachtung professioneller und sozialer Werte und Bedürfnisse Anwendung finden soll (ICN & DBfK, 2014, S. 4). Werte, Normen und Bedürfnisse lassen sich aus den vier Elementen ableiten und sind unter fachlicher Vertiefung des jeweiligen Themas und in Abhängigkeit der jeweiligen Situation, grundsätzlich und beliebig erweiterbar. Die vier Elemente geben den Pflegenden eine Orientierung hinsichtlich ethischer Verhaltensweisen und stellen zugleich ein mögliches Reflexionsinstrument bereit, sodass sich demgemäß ein Bild idealer Pflegepraxis bzw. ein Habitus der idealen Pflegekraft entwickelt.

Die Anwendung des Ethikkodex in der Pflegepraxis und Gesundheitsversorgung stellt dabei eine notwendige Bedingung dar, um ihm in seiner „Bedeutung als lebendiges Dokument" (ICN & DBfK, 2014, S. 4) gerecht werden zu können. Es handelt sich um ein sogenanntes lebendes Dokument, weil dieses durch die Pflegenden in der Pflegepraxis stets situativ und individuell angewandt und weiterentwickelt werden soll. In der Anwendung der Werte werden diese gleichzeitig hinterfragt und im Sinne einer klientengerechten Versorgung modifiziert. Es handelt sich hierbei um einen Prozess, der ebenso dazu führt, dass Pflegende sich die Inhalte des Ethikkodex regelmäßig bewusst machen.

„Soll dieses Ziel erreicht werden, muss der Kodex verstanden, verinnerlicht und von den Pflegenden in allen Aspekten ihrer Arbeit angewandt werden. Er muss den Pflegenden während ihrer gesamten Ausbildungszeit und ihres Arbeitslebens immer bewusst sein" (ICN & DBfK, 2014, S. 4).

Als Rahmen für ethische Verhaltensnormen dienen schließlich die vier Elemente. Der ICN formuliert zudem sechs Punkte, die den Pflegenden entsprechende Hinweise geben, wie sie diese in die Praxis umsetzen können und offenbart gleichermaßen, welcher Wirkungsgrad in der Pflegepraxis erwartet werden kann.

Pflegende (einschließlich Auszubildende) können mit Hilfe des ICN-Ethikkodex:

- „Die verschiedenen Normen des Kodex studieren.
- Über die Bedeutung der einzelnen Normen nachdenken und überlegen, wie diese in ihrem Pflegebereich anzuwenden sind: in der Praxis, Ausbildung, Forschung oder im Management.
- Mit Kolleginnen und anderen Personen über ethische Fragen diskutieren.
- Anhand eines konkreten Beispiels aus der Berufspraxis ethische Problem-situationen identifizieren und die entsprechende Verhaltensnorm aus dem Kodex herausfinden; entscheiden, wie das Dilemma zu lösen ist.
- In Gruppen zusammenarbeiten, um herauszufinden, wie ethisch begründete Entscheidungen getroffen werden und um einen Konsens über ethische Verhaltensnormen zu finden.
- Mit dem Berufsverband, mit Kolleginnen und anderen Personen zusammen-arbeiten, um die Ethiknormen in der Pflegepraxis, Ausbildung, Forschung und im Management kontinuierlich anzuwenden" (ICN & DBfK, 2014, S. 4).

Der Kodex enthält darüber hinaus – als weitere Orientierungshilfe – eine Tabelle, welche die vier Elemente mit den spezifischen Bereichen Pflegepraxis und Management, Bildung und Forschung sowie nationale Berufsverbände in ein Verhältnis setzt, konkrete Anwendungshinweise sowie für den Bereich spezifische Aufgaben in operationalisierter Form bereitstellt. Die Tabelle kann dem ICN-Ethikkodex entnommen werden (https://deutscher-pflegerat.de/Downloads/DPR%20Dokumente/ICN-Ethik-E04kl-web.pdf). Ein exemplarisches Beispiel aus der Tabelle stellt der folgende Hinweis dar: Pflegende „Integrieren die Konzepte professioneller Werte in die Ausbildung" (ICN & DBfK, 2014, S. 5); 1. Element: Pflegende und ihre Mitmenschen: Pflegende in Bildung und Forschung (zweite Spalte, vierte Zeile). Die Ausbildung betrifft erstens die Unterrichtenden an den jeweiligen Pflegeschulen, welche die SuS auf den Beruf der Pflege und dessen selbstständige Berufsausübungen vorbereiten sollen. Zweitens sind ebenso die praktisch Lehrenden, wie Praxisanleiter oder Mentoren, in der Pflicht, ethische Fälle zu besprechen und Verhaltensweisen zu reflektieren. Doch drittens ist auf einer

Ausbildungsstation jeder einzelne Mitarbeiter, sobald er mit einem Auszubildenden in die Interaktion geht oder zusammenarbeitet, in der Rolle des Lehrenden, da dieser als berufserfahrener Pfleger stets eine Vorbildfunktion hat. Der Schüler wird registrieren, wie ein Pflegender mit einer ethischen Konfliktsituation umgeht, was zwangsläufig – ob bewusst oder unbewusst – einen Lernprozess oder einen Erkenntnisgewinn mit sich bringt. Ob diese Erkenntnis wert- und klientenorientiert ist, darauf hat der Pflegende mit seinem Verhalten einen Einfluss. Daher sollte sich jeder Pflegende in der Zusammenarbeit mit SuS als Vorbild und Lehrender betrachten, zu dessen Aufgaben es auch gehört, Konzepte professionelle Werte (wie etwa Prinzipien auf denen Handlungen basieren) in den Pflegealltag der Lernenden zu integrieren.

„Wenn der ICN-Kodex wirksam sein soll, muss er den Pflegenden vertraut sein. Wir fordern Sie auf, in Ausbildungsstätten für Pflegende, bei beruflich tätigen Pflegenden, in der Fachpresse und über die Massenmedien zu seiner Verbreitung beizutragen. Der Kodex sollte auch anderen Berufsgruppen im Gesundheitsbereich sowie der Allgemeinheit, den Verbraucherorganisationen und anderen politischen Gruppen, Menschenrechtsorganisationen und Arbeitgebern, die Pflegende beschäftigen, bekannt gemacht werden" (ICN & DBfK, 2014, S. 9).

2.3 Ethische Orientierung in der Pflegepraxis

Nicht nur die Technik und der Fortschritt, z. B. in der Intensivpflege oder Transplantationsmedizin, Themen wie Abtreibung, künstliche Ernährung, lebensverlängernde Maßnahmen, Sterbehilfe, Rationalisierungen oder ökonomische Rahmenbedingungen stellen Pflegende vor ethische Fragen und Handlungsentscheidungen, sondern die Pflege an sich basiert auf moralischen Überzeugungen (Fölsch, 2017, S. 30). „In jeder Handlungssituation schlummert ein ethisches Potenzial: die Patientin reagiert auf meine Intervention, sie erweitert damit den Handlungskontext und ich muss die Reaktion in mein Verständnis der Situation integrieren und dieses unter Umständen verändern. Gegenüber diesen Veränderungen kann ich offen oder verschlossen sein; ist letzteres der Fall, stellt sich die – auch ethische – Frage, ob ich

der Patientin in ihrer Situation mit meinem Handeln gerecht geworden bin"
(Dallmann & Schiff, 2017, S. 8). Sieht ein Klient einen Pflegenden beispielsweise
durchdringend an, als wollte dieser etwas fragen, kann der Pflegende entweder das
Gespräch mit dem Klienten suchen und herausfinden, ob dieser tatsächlich ein
Anliegen hat oder er kann dem Blick des Klienten ausweichen (Arend, 1998, S. 3).
Folglich ist jede Handlungssituation mit einer moralischen Haltung und potentiell
mit einer ethisch relevanten Entscheidung verbunden. Unsere Erfahrungen und
unsere Vorstellungen von den Grundwerten und Normen leiten uns – bewusst oder
unbewusst – und prägen jede unserer Handlungen, sodass es kein wertneutrales
Handeln geben kann (Lindner, 1999, S. 55 zitiert nach Lay, 2012, S. 163).

„Moral hat zwei Seiten: eine individuelle und eine soziale" (Lay, 2012, S. 15). Die
individuelle Seite ist eine persönliche Angelegenheit, welche „… Vorstellungen,
Beziehungen und Verhaltensweisen zu sich selbst, zu anderen Menschen sowie zur
Umwelt" (Hoppe et al., 1995, S. 10 zitiert nach Lay, 2012, S. 15) betrifft. Die soziale
Seite erscheint als gesellschaftlich-historisches Phänomen, welches sich durch die
gemeinsame Anerkennung als verbindlich betrachteter Normen und Werte
erscheint und – als eine Art Regelkanon – der Gruppenmoral im Sinne von: „Du
sollst", „du sollst nicht" oder „es ist deine Pflicht", nicht über die individuelle Seite,
d. h. die Mitglieder der Gruppe hinaus ausgedehnt werden kann (Pieper, 2000, S.
32). „Es ist für eine Person entscheidend, sich im moralischen Raum verorten zu
können; dieser Ort wird bestimmt durch die Fragen, die für sie von Bedeutung sind"
(Dallmann & Schiff, 2017, S. 7).

Diese moralische Verortung stellt einerseits eine notwendige Bedingung für die
Orientierung und schließlich das Handeln dar, doch erzeugt diese andererseits
zunächst lediglich eine spontane Bewertung im Sinne einer positiven oder negativen
Reaktion, die nicht zwangsläufig mit einer Handlung einhergeht. Spontane ethische
Bewertungen müssen jedoch, sollen sie sich zu einer echten ethischen
Grundhaltung, einem Ethos entwickeln, näher betrachtet werden (Arend &
Gastmans, 1996, S. 36). Diese Betrachtung setzt ethische Kompetenzen voraus,
welche „die Fähigkeit zur Reflexion, Formulierung und Begründung der eigenen

moralischen Orientierungen, weiter die Fähigkeit zum Erkennen moralischer Probleme in der eigenen Praxis, Urteilsfähigkeit, Diskursfähigkeit und schließlich Wachheit und Mut, auch tatsächlich moralisch zu handeln" (Rabe, 2010, S. 131) beinhalten. Dabei macht die ethische Reflexion spontanes ethisches Reagieren keinesfalls überflüssig, da eine authentische und glaubwürdige Ethik von den Erfahrungen, die Menschen durchlebt haben und deren wahrgemachten Verant-wortlichkeiten ausgeht sowie hinter jeder ethischen Handlung bestimmte Auffassungen, Annahmen oder Gefühle stehen, die die Verantwortlichkeit in der Handlung beeinflusst haben (Arend & Gastmans, 1996, S. 36).

Der Berufsalltag in der Pflege ist für gewöhnlich durch „Zweckmäßigkeits-erwägungen und das Übliche" (Dallmann & Schiff, 2017, S. 7 zitiert nach Böhm, 1997, S. 16) hinreichend geregelt, sodass wir in den meisten Fällen orientiert sind und über ein Set an Gründen für unsere Handlungen verfügen (ebd.). Manchmal ist jedoch nicht klar, was in der jeweiligen Situation die richtige Entscheidung ist (Dallmann & Schiff, 2016, S. 11). Doch insbesondere dort, „wo ethische Entscheidungen weitgehende Folgen für das Wohl von Menschen (wie im Gesundheitswesen) haben kann, müssen die Entscheidungen das Resultat von rationalen Abwägungsprozessen sein und nicht ausschließlich Folge einer persönlichen Vorliebe oder Abneigung aufgrund von individuellen Intuitionen, Emotionen und Erfahrungen" (Arend & Gastmans, 1996, S. 35f.). Dann stehen Pflegende vor der Herausforderung, sich orientieren zu müssen, d. h. „den eigenen Standpunkt zu bestimmen, ein Ziel zu finden, Alternativen abzuwägen, Rat einzuholen, Prioritäten zu setzen" (Dallmann & Schiff, 2016, S. 11).

Nur auf diese Weise umgehen Pflegende der Willkür und verschaffen der ethischen Entscheidung eine fundierte Basis, die es vermag „den persönlichen emotionalen Schleier, der häufig ethische Probleme verdeckt, zu lichten, danach die eine Rolle spielenden Werte und Normen auszumachen und sie schließlich in einen logischen Zusammenhang zu stellen, um letztlich ethisch verantwortete Entscheidungen vorzustellen" (Arend & Gastmans, 1996, S. 36).

2.3.1 Notwendigkeit einer ethischen Orientierung für die berufliche Identität und ein professionelles Berufsverständnis

Die Grundstruktur in der Pflege ist grundsätzlich von Asymmetrie gekennzeichnet: „auf der einen Seite der Wissende und Helfende – auf der anderen Seite der Unwissende und Hilfsbedürftige" (Rabe & Borgwart, 2010, S. 47). Menschen sind als soziale Wesen selbstständig, aber nicht autark; sie sind aufeinander angewiesen und in bestimmten Situationen voneinander abhängig wie etwa im Kindesalter, bei Gebrechlichkeit im höheren Alter, bei Krankheit oder Pflegebedürftigkeit sowie bei Einschränkungen in der Bewältigung der selbstständigen Lebensführung oder der sozialen Teilhabe (Dallmann & Schiff, 2016, S. 69f.). Wenn Klienten den Pflegenden gegenüber Vertrauen aufbringen, dann vertrauen sie auf die beständige Nachprüfung und Nachprüfbarkeit ihres Wissens, nicht etwa auf ihre guten Absichten (Behrens & Langer, 2. A10, S. 29). Notwendiges Fachwissen sowie für die Berufsausübung erforderliche Fähigkeiten werden – davon ist auszugehen – von beiden Seiten wertgeschätzt (Dallmann & Schiff, 2017, S. 9 zitiert nach Schaffert-Witvliet, 2015, o. S.).

Ergeben sich Situationen im beruflichen Alltag, in denen sich professionell Pflegende ihrer Orientierung nicht mehr gewiss sind und die bisherige Orientierung nicht mehr genügt, kommt es zu einer Orientierungskrise, welche nach Dallmann und Schiff einer Identitätskrise gleichkommt (2017, S. 7). Die Identitätstheorie des kanadischen Sozialphilosophen Charles Taylor besagt, dass das Set an ethischen Wertungen und die biografische Erzählung einer Person untrennbar zusammengehören und ihre besondere Identität ausmachen (Dallmann & Schiff, 2017, S. 7). Demnach wird Identität definiert „durch die Bindungen und Identifikationen, die den Rahmen oder Horizont abgeben, innerhalb dessen ich von Fall zu Fall zu bestimmen versuchen kann, was gut oder wertvoll ist oder was getan werden sollte bzw. was ich billige oder ablehne. Mit anderen Worten, dies ist der Horizont, vor dem ich Stellung zu beziehen vermag" (Dallmann & Schiff, 2017, S. 7 zitiert nach Taylor, 1994, S. 55). Hinsichtlich der biografischen Erzählung ist die Sozialisation, insbesondere die berufliche Sozialisation, von Bedeutung. Indem beispielsweise Schülern der Pflege oder anderen Pflegenden eine „Kultur ethischen

Verhaltens" (ICN & DBfK, 2014, S. 3) vorgelebt wird, wird auch dessen Verhalten bzw. dessen Set an Werten beeinflusst.

„Für die Pflegepraxis stellt sich [...] die Frage, was gute Pflege ausmacht. Dies lässt sich aus zwei Perspektiven betrachten, der der Betroffenen und der der Pflegenden und ihrer Wissenschaft. Diese Perspektiven können übereinstimmen, müssen es aber nicht" (Dallmann & Schiff, 2017, S. 8f.). Um Unterschiede deutlich zu machen: die Pflegenden messen beispielsweise der Dokumentation, dem geregelten Stationsablauf oder ökonomisch orientierten Vorschriften einen größeren Stellenwert bei als die Klienten; für die Klienten hingegen spielen individuelle und ausgedehnte Gespräche, d. h. die Kommunikation allgemein, oder die fürsorgliche Achtsamkeit eine bedeutendere Rolle als den Pflegenden (Dallmann & Schiff, 2017, S. 9 zitiert nach Schaffert-Witvliet, 2015, o. S.). Aushandlungsprozesse und Kompromisse – im Sinne einer Suche nach der besten Lösung – sind in Situationen notwendig, in denen die Wünsche und Bedürfnisse der Klienten mit den Pflegestandards kollidieren (Dallmann & Schiff, 2016, S. 69f.).

„Es ist nicht so, dass es z. B. in der Pflegepraxis „fachlich relevante Situationen" gibt und dazu oder darüber hinaus noch „ethisch relevante Situationen", die einen ganz eigenen Charakter haben. Vielmehr kann jede Handlungssituation „moralisch valent" sein" (Dallmann & Schiff, 2017, S. 8 zitiert nach Wille, 2016, S. 406). „Im Berufsalltag der Pflege fallen häufig Entscheidungen mit ethischem Hintergrund an. Problemsituationen lassen sich oft intuitiv bewältigen, können aber zu Unsicher-heiten und Schuldgefühlen führen. Kenntnisse der systematischen Entscheidungs-findung sind deshalb für die Pflege als Profession unabdingbar, denn über einen methodisch gesicherten Weg vom Problem bis zur Lösung werden die eigenen Denkschritte reflektiert und für andere an der Situation beteiligten nachvollziehbar" (Großklaus-Seidel, 2002, S. 113). Mit Situation ist nicht allein die direkte Pflegesituation gemeint, sondern kann alle die Lebenswelt des Klienten betreffenden Bereiche betreffen, die der Pflege ebenso wie die psycho-sozialen. Andere an der Situation beteiligte sind zunächst die Klienten selbst, denen Pflegende zur Rechenschaft bzw. Information und Aufklärung verpflichtet sind, es können ebenso dessen Angehörige, die Kollegen der Pflegenden, andere beteiligte Berufsgruppen wie Therapeuten, Ärzte oder die Einrichtung sein, denen eine Pflegekraft eine Handlung nachvollziehbar begründen muss. Auf ethische Fragen soll der ICN-Ethikkodex zwar keine eindeutige Antwort geben, aber zumindest als Hilfestellung dienen, damit eine reflektierte und begründete Antwort gefunden werden kann, die zu einer systematischen Entscheidungsfindung führt. „Ethische Orientierung ist eine Notwendigkeit für eine Profession, die sich hohen fachlichen Standards verpflichtet weiß. Eine Profession muss nicht von anderen orientiert werden, sie will, kann und muss sich selbst orientieren" (Dallmann & Schiff, 2016, S. 9). Dabei gibt es zahlreiche methodisch gesicherte Wege, die vom Problem bis zur Lösung führen. Für den Einzelnen bedeutet ein gesicherter Lösungsweg u. U. lediglich ein Bewusst- und Plausibelmachen der Grundlage einer Entscheidung oder die gemeinsame Abwägung der Prinzipien mit einem Kollegen. Dies auf Basis ethischer Prinzipien, z. B. aus dem ICN-Ethikkodex. Für andere Fragestellungen wiederum, in die ganze Gruppen involviert sind, ist mitunter eine entsprechende Unterstützung zur Lösungsfindung erforderlich. Welcher Weg auch gewählt wird, er ist mit ethischen Kompetenzen verbunden, die ein Pflegender für seinen Entscheidungsprozess benötigt. Unterstützung in der gemeinsamen Zusammen-arbeit hinsichtlich ethischer Problem- und Fragestellungen finden Pflegende beispielsweise durch die folgenden drei Möglichkeiten: In sog. Ethik-Cafés (auch Ethik-Forum) von Pflegeeinrichtungen können Pflegende in einem geschützten Raum über ethische Fragen sprechen und sich – ohne bestimmte Ziele oder Systematiken – über moralische Belastungen austauschen mit dem Zweck, gemeinsam Strategien zu entwickeln, um mit diesen beruflichen Herausforderungen besser umgehen zu können (Sauer & May, 2011, S. 141). Eine ethische Fallbesprechung – zum Beispiel innerhalb eines multiprofessionellen Teams – soll erreichen, dass alle ethisch relevanten Aspekte wie ethische Fragen identifiziert werden, Möglichkeiten des weiteren Vorgehens in Anlehnung an ethisch akzeptable Kriterien und Prinzipien (z. B. dem ICN-Ethikkodex) erarbeitet und Entscheidungs-prozesse transparent gestaltet werden (Sauer & May, 2011, S. 141). Eine Ethikberatung hat den positiven Nebeneffekt, dass die ethischen Kompetenzen der beteiligten Mitarbeiter vor Ort gestärkt werden, erfordert hingegen eine strukturierte Moderation, was bedeutet das eine entsprechend geschulte Person mit ethischer Expertise und Moderationskompetenz die Ethik-Fall Beratung durchführen muss (ebd.). Sollten Pflegende keine Lösung für ein Problem finden können, kann eine Ethikberatung eine mögliche Hilfe darstellen. Das Hinzuziehen einer Ethikberatung – durchgeführt von entsprechend geschultem Personal (Ethikberater) – kann Pflegende dabei unterstützen, alle für den Entscheidungs-prozess ethisch relevanten Aspekte transparent zu machen und hinsichtlich moralisch akzeptabler Kriterien gute Entscheidungsprozesse zu ermöglichen sowie die Qualitätssicherung hinsichtlich der Klientenversorgung und darüber hinaus die ethischen Kompetenzen innerhalb des Teams zu stärken (Sauer & May, 2011, S. 141).

Die Pflege impliziert, wie jede berufliche Tätigkeit, bei der es um das Wohl anderer oder um hilfsbedürftige Menschen geht, moralisches Handeln und bedarf einer wissenschaftlichen Auseinandersetzung und bewussten Reflexion (Fölsch, 2017, S. 17). Dies betrifft sowohl fachliche als auch ethische Aspekte, die – wie bereits betont wurde – häufig untrennbar voneinander sind. „Das Hervorbringen eines eigenen Ethikkodex ist für die Pflegeberufe eng mit dem Thema Professionalisierung und mit der Emanzipation gegenüber dem ärztlichen Beruf verbunden" (Sauer & May, 2011, S. 34). Die Professionalisierung gilt als Mittel zur Verselbstständigung und zur Weiterentwicklung des Pflegeberufes mit macht- und berufspolitischen Zielen bezüglich einer Abgrenzung von der Medizin hin zu einer eigenständigen Profession der Pflege (Rabe, 2009, S. 47). Die Pflegenden tragen eine hohe Verantwortung für die Klienten im Allgemeinen oder konkret für die Durchführung von Pflegemaßnahmen, d. h. ihres Professionshandelns (Behrens & Langer, 2010, S. 35). Diese Pflegemaßnahmen werden nicht selten durch Standards zur Qualitätssicherung reglementiert und mit einem Handlungsrahmen versehen, z. B. in Form der Nationalen Expertenstandards – auf die nicht ausführlich eingegangen werden soll –, zu dessen Einhaltung Pflegende verpflichtet sind. Qualitäts-sicherungsinstrumente sind zum Beispiel zurückzuführen auf das Prinzip der evidenzbasierten Pflege (EBN), welche in der alltäglichen professionellen Pflege in

Verantwortung für das eigene Handeln (Verantwortungsethik) zunehmend als Ethos der Pflegepraxis an Bedeutung gewinnt (Behrens & Langer, 2010, S. 25). Die evidenzbasierte Praxis in der Pflege „ist eine Problemlösungsstrategie und eine Methode, die in konkreten Arbeitsschritten und Techniken umgesetzt wird. Evidenzbasierte Praxis reflektiert zudem eine anspruchsvolle professionell-ethische Grundhaltung gegenüber der eigenen Berufsausübung" (Scherfer & Bossmann, 2011, S. 17).

Da jede Pflegehandlung zudem auch moralische Implikationen aufweist, muss stets auch Bezug zu ethischen Aspekten genommen werden. Wie bereits konstatiert, erhebt weder die Ethik als Disziplin, noch der ICN-Ethikkodex für Pflegende den Anspruch, möglichst konkrete Verhaltensregeln aufzustellen, sondern bezweckt vielmehr eine Beschäftigung und ein Nachdenken über ethische Fragen sowie ob bestimmte Realitäten und Meinungen gut oder nicht gut sind (Arend & Gastmans, 1996, S. 35). Schließlich gibt es richtige und es gibt falsche Wege in der Betreuung und Versorgung von Menschen; der richtige Weg ist, das Richtige zu tun (Taylor, 2011, S. 12).

Ethische Fragen sind folglich unabweisbar und können sich „nur um den Preis der Ignoranz, des Selbstbetrugs oder der Kälte gegenüber den legitimen Erwartungen anderer entziehen" (Dallmann & Schiff, 2017, S. 8).

Zusammenfassend können die folgenden Hauptgründe für eine Ethik der Pflege-praxis im Sinne des ICN-Ethikkodex formuliert werden:

- Jede Pflegehandlung weist moralische Implikationen auf und ist potentiell eine ethische Entscheidung.
- Professionell Pflegende sind mit ethischen Problem- und Fragestellungen konfrontiert, die Orientierungs- und Identitätskrisen mit sich bringen können und eines reflektierten Entscheidungsprozesses bedürfen.
- Im Sinne der Professionalisierung müssen Pflegehandlungen – z. B. gegenüber Klienten und deren Angehörige sowie anderen Mitarbeitern –

reflektiert entschieden wurden sein und argumentativ begründet und gerechtfertigt werden können.

- Die Professionalisierung per se beansprucht eine ethische Grundhaltung.
- Die Arbeit mit dem ICN-Ethikkodex (als Leitlinie) dient Pflegenden als Orientierungshilfe und Qualitätssicherung hinsichtlich einer klienten-orientierten Versorgung nach ethischen Maßstäben.

2.3.2 Ethische Krisensituationen und Dilemmata an ausgewählten Beispielen

„Das Bedürfnis nach Orientierung entsteht in einer als krisenhaft erlebten Situation. Krise verstehen wir als eine Situation, in der unterschiedliche Optionen bestehen, wie ich handeln kann" (Dallmann & Schiff, 2017, S. 7). Die Handlungssicherheit ist in solchen Situationen nicht gegeben und es stellen sich fragen wie: „Was soll ich tun?" oder „Was ist das moralisch Richtige?".

In der ethischen Auseinandersetzung geht es einerseits um Wertungen und Orientierungen, andererseits um Kritik – im Sinne einer Analyse der Zusammen-hänge von Handlungen und dessen Gründe, nicht im Sinne einer Missbilligung – an die eigene Person, die Gemeinschaft, einer Gruppe, einzelner Werte, Normen und Prinzipien sowie Routinen (Das haben wir schon immer so gemacht), dessen Begründungen und Argumentationen (Dallmann & Schiff, 2016, S. 21). Dies erfordert, dass der Kontext, der sich als Orientierungsproblem darstellt, verstanden werden muss sowie, dass Moralvorstellungen – die eigenen und die der anderen Beteiligten –, soziale Strukturen, organisatorische oder gesellschaftliche Rahmen-bedingungen bewusst gemacht werden (Dallmann & Schiff, 2016, S. 21).

Die folgenden Beispiele sollten keine Best-Practice-Beispiele sein im Sinne von: „Das ist der richtige Lösungsweg". Die Verfasserin erhebt zudem keinen Anspruch auf die Vollständigkeit möglicher Lösungswege. Darüber hinaus soll keine tiefgreifende ethisch-philosophische Auseinandersetzung mit den einzelnen Fällen folgen, da eine solche Herangehensweise im Pflegealltag nicht üblich wäre. Vielmehr geht es in den folgenden Beispielen darum aufzuzeigen, welche Situationen ethisch relevant sein können und welche Prinzipien und Überlegungen sich möglicherweise gegenüberstehen sowie, dass (pflege)ethische Fragestellungen immer auch juristische, gesellschaftliche und psychosoziale Fragestellungen sein können, dessen mögliche Konsequenzen sorgfältig zu bedenken sind. Die Auswahl der Themen ist willkürlich gewählt gibt nicht im Ansatz die Fülle möglicher ethisch relevanter Themen in der Pflegepraxis wieder, denen Pflegende innerhalb ihrer Berufsausübung begegnen können.

Der autonome Klient

Ein Klient ist sturzgefährdet und bekommt als Gehhilfe einen Rollator verschrieben. Der Klient lehnt dieses Hilfsmittel mit der Begründung ab, dass er sich damit älter fühle als er tatsächlich sei. Die Pflegenden haben ein begründetes Interesse daran, die Sturzprophylaxe erfolgreich durchzuführen. In diesem Fall kollidieren folglich zwei Prinzipien: Das Recht des Klienten auf Autonomie und die Fürsorgepflicht.

Die Fürsorgepflicht beinhaltet, „dem kranken, pflege- und hilfsbedürftigen Menschen Heilung, Linderung und Wohlbefinden zu verschaffen bzw. dieses wiederherzustellen" (Sauer & May, 2011, 6). Ein Sturz des Klienten, den die Pflegenden hätten verhindern können, ist mit diesem Prinzip nicht vereinbar. Den Klienten zu zwingen den Rollator zu benutzen oder gar damit zu drohen, ihm nicht mehr aus dem Bett zu helfen, es sei denn er hält sich an die Maßnahme, wäre aus ethischer Sicht nicht nur der falsche Weg, sondern bereits Gewalt in der Pflege (Drohung, Erpressung, Freiheitsberaubung). Autonomie bedeutet Selbstbestimmung und Patientenautonomie umfasst – auf Basis des Informed Consent, der informierten Zustimmung – das Recht auf Zustimmung oder Ablehnung einer Maßnahme, das Recht auf Informationen, das Recht auf die selbstbestimmte Festlegung des Eigenwohls, das Recht auf Wahl zwischen möglichen alternativen Maßnahmen sowie das Recht auf eine möglichst geringe Einschränkung des Handlungsspielraums durch die Institutionen (Dallmann & Schiff, 2016, S. 71). Der Klient hat folglich ein Recht darauf, die Maßnahme abzulehnen und die Verantwortung für die Konsequenzen zu tragen. Das Recht des Klienten auf Information bringt die Pflicht der Pflegenden mit sich, den Patienten zu informieren, was er ebenfalls ablehnen kann. Ein Recht auf die Wahl alternativer Maßnahmen würde sich in dem Angebot äußern, statt eines Rollators einen Gehstock zu benutzen, was organisationslogisch und institutionell dann auch ermöglicht werden muss, sollte das Angebot angenommen werden. Die Dokumentation des Sachverhalts schützt die Pflegenden vor Konsequenzen, das Beseitigen von Sturzgefahren (z. B. Teppiche) schützt den Klienten zumindest teilweise.

Im Sinne des Autonomieprinzips sollen Klienten ihr Eigenwohl selbst festlegen. Dahinter steckt der Grundgedanke, dass die Klienten selbst am besten wissen, was gut für sie ist. Doch die eigenen „Vorstellungen, was gut für sie ist, können in einem mehr oder minder großen Widerspruch zu dem stehen, was Pflegende für gut und sinnvoll halten" (Dallmann & Schiff, 2016, S. 73). Der Klient isst mehr Kuchen als es mit seinem Diabetes mellitus empfehlenswert wäre; er bewegt sich weniger als er es könnte und mit seiner Thrombosegefahr sollte; er verweigert die Einnahme der angeordneten Medikamente oder trinkt Alkohol dazu, obwohl sich dies biochemisch nicht verträgt oder ein Klient mit einer Lungenerkrankung möchte rauchen. Das Prinzip der Autonomie kollidiert mit dem Prinzip der Fürsorge, sowie dem Prinzip des Nichtschadens. Die Pflegenden informieren und beraten den Klienten, geben Empfehlungen und Verhaltensregeln vor, und sie erwarten, dass der Klient seine Rolle und die Asymmetrie in der Experten-Laien-Beziehung annimmt (Dallmann & Schiff, 2016, S. 74). Schließlich sind die Pflegenden die Wissenden und der Klient der Unwissende. Der Begriff Compliance (Therapietreue) beschreibt in der Pflege und Medizin die Akzeptanz und Befolgung der Expertenempfehlungen. Handelt ein Klient entgegen der Empfehlungen gilt er als non-compliant. Der Experte fühlt sich in seiner Expertise nicht gewürdigt, der Klient fühlt sich bevormundet und hat aus Sicht des Experten ein Problem, welches er nicht als Problem wahrnimmt („Wenn Sie dies nicht tun, dann folgt jenes...") (Dallmann & Schiff, 2016, S. 74). Was sollte den Klienten folglich motivieren die Maßnahme zu befolgen, ohne Problem und ohne Leidensdruck? Mehr Informationen, mehr Beratung und alternative Angebote könnten Anreize schaffen, den Empfehlungen zu folgen und die Artikulation der unterschiedlichen Perspektiven führt u. U. zu einem größeren Verständnis (Dallmann & Schiff, 2016, S. 74.). Doch niemand kann „gezwungen werden, etwas zu tun oder zu unterlassen, weil es für ihn besser wäre, so zu handeln, weil es ihn glücklicher machen würde, weil so zu handeln nach der Meinung anderer klug oder sogar richtig wäre" (Dallmann & Schiff, 2016, S. 87 zitiert nach Mill, 1969, S. 16).

Die Grenzen der Autonomie

Die Autonomie hat hingegen Grenzen, wenn z. B. das Wohl des Klienten – dies ist eine Frage der Abwägung und die Grenzziehung nicht immer einfach – direkt gefährdet ist oder andere Personen gefährdet sind.

Ein Beispiel ist der Versuch eines Suizids. In diesem Fall würden üblicherweise Zwangsmaßnahmen folgen, die z. B. dem Prinzip der Würde vor dem Leben oder des Nichtschadens unterliegen. Es ist davon auszugehen, dass jeder Mensch prinzipiell ein Interesse an dem Überleben hat, lediglich eine – mehr oder minder schwere Krise – diese Entscheidung veranlasste, mit entsprechender professioneller Hilfe diese Krise überwunden werden kann und ein Suizid nicht mehr im Interesse des Betroffenen ist.

Ein weiteres Beispiel ist ein Klient mit sog. herausforderndem Verhalten. Der Klient ist motorisch unruhig, möchte stets aufstehen und sich dabei die Infusionen entfernen, die für ihn lebensnotwendig sind. Der Pflegende hat schließlich die Handlungsoptionen sich zu den Klienten zu setzen und ihn zu beruhigen oder ihn zu fixieren, entweder mechanisch mit entsprechenden Gurten – was eine freiheits-entziehende Maßnahme darstellt und einer richterlichen Genehmigung bedarf (ggf. unverzüglich nachzuholen) oder medikamentös mit entsprechenden Beruhigungs-mitteln, was einer ärztlichen Anordnung bedarf.

Ein anderes Beispiel ist, wenn ein demenziell erkrankter Klient nackt über den Stationsflur läuft. In diesem Fall ist der Klient nicht in vollem Maße handlungsfähig und orientiert. Die Pflegenden tragen folglich die Verantwortung dafür, die Würde des Klienten zu schützen. Schließlich begibt sich der Klient in einer entwürdigenden Situation und es ist davon auszugehen, dass er – wäre er orientiert und handlungs-fähig – sich nicht freiwillig dieser Situation aussetzen würde.

Dallmann & Schiff betonen: „Eine Information kommt erst dann zustande, wenn der Empfänger sie verstanden hat" (2016, S. 71). Die Kommunikation mit demenziell erkrankten Klienten erfordert besondere Kompetenzen. In der Pflegepraxis kommt es vor, dass diese Klienten medikamentös beruhigt werden, um die Konfrontation der Pflegenden mit herausforderndem Verhalten zu vermeiden. Diese Entscheidung zur – umgangssprachlich – Ruhigstellung ist eine ethische Entscheidung. Doch spielen hierfür häufig die Rahmenbedingungen, z. B. Personalmangel, eine größere Rolle als der Wunsch und das Wohl der Klienten.

Es stellt sich die herausfordernde Frage: „Woher kann ich wirklich wissen, was das Beste für den Klienten ist?" Die Kenntnis über ethische Prinzipien und dessen Abwägung, können dabei helfen, diese Frage zu beantworten. Ist der Klient mit einer Entscheidung überfordert oder gar nicht in der Lage selbst zu entscheiden, z. B. im Wachkoma, müssen zwangsläufig die Pflegenden oder Angehörige diese Aufgabe übernehmen.

„Gleichwohl ist nach den Voraussetzungen zu fragen, die die Durchsetzung dieses umfassenden Rechts auf Seiten der Patienten und Bewohner hat; es ist zu diskutieren, welche fachlichen Voraussetzungen das Pflegepersonal mitbringen muss, um deren Wünsche zu erkennen und zu respektieren, und es muss nach den organisatorischen Rahmenbedingungen gefragt werden, die notwendig sind, um diese Rechte zu gewährleisten (Information kostet Zeit und Personal, die Bereitstellung von echten Alternativen ist unter Umständen ebenfalls zeitauf- wendig, teuer und unter Umständen regional nicht zugänglich" (Dallmann & Schiff, 2016, S. 72).

Das Sterbehilfe-Dilemma

Das moralische Dilemma ist „ein immer wiederkehrendes Problem unserer alltäglichen moralischen Praxis [...] eine Situation, in der sich ein Akteur zwischen zwei vergleichbar üblen Möglichkeiten entscheiden muss, ohne dass es einen glücklichen Ausweg gäbe" (Raters, 2011, S. 99). Die Sterbehilfe ist eines der am häufigsten angeführten Situationen, wenn es um moralische Dilemmata geht. Ein

Klient mit einer Erkrankung, die zum Tode führen wird, leidet sehr stark unter Schmerzen, die er kaum mehr auszuhalten vermag. Er bittet einen Pflegenden darum, ihm ein tödliches Medikament zu verabreichen, das ihm sein Leiden nimmt. Der Pflegende hat schließlich zwei Handlungsoptionen: Erstens, er kommt der Bitte nicht nach, sodass der Klient weiterhin seinen unerträglichen Schmerzen ausgesetzt bleibt oder zweitens, er kommt der Bitte nach, was zwangsläufig bedeutet, dass er den Klienten tötet. Im ersten Fall kollidiert die Entscheidung mit dem ethischen Prinzip Leiden zu lindern und bringt den Pflegenden aufgrund des Mitgefühls in eine Krisensituation; im zweiten Fall leistet er aktive Sterbehilfe und verstößt gegen das aktuell geltende Gesetz. „Ethik und Recht sind nicht in jeder Situation deckungsgleich und nicht alles, was rechtmäßig ist, wird als moralisch richtig empfunden" (Sauer & May, 2011, S. 8). Dennoch gibt es für manche Fragen klare Reglementierungen, denen Pflegende grundsätzlich zu folgen verpflichtet sind – sofern diese nicht gegen die Menschenrechte oder -würde verstoßen –, unabhängig von der persönlichen Überzeugung hinsichtlich dessen moralischer Bewertung.

2.3.3 Ethische Kompetenzen und Ethik in der Pflegeausbildung

Die Berufsausbildung in der Pflege ist praktisch ausgerichtet, was deutlich wird an dem zentralen Ausbildungsziel der Entwicklung beruflicher Handlungskompetenz. Diese ist in den Berufsausbildungsgesetzen und Rahmenlehrplänen – auf die in diesem Buch nicht näher eingegangen werden soll – gesetzlich verankert. Dabei wird vornehmlich Bezug genommen auf die von der Kultusministerkonferenz (KMK) formulierten Definition: Handlungskompetenz wird definiert als „Bereitschaft und Befähigung des Einzelnen, sich in beruflichen, gesellschaftlichen und privaten Situationen sachgerecht durchdacht sowie individuell und sozial verantwortlich zu verhalten" (KMK, 2017, S. 14). So spielt heute in Schulgesetzen und Lehrplänen die Erziehung zu kritischem Denken, zur Mündigkeit, zur Übernahme sozialer Verantwortung, der Erwerb von Kompetenzen für eigenständiges Handeln, die Problemlösefähigkeiten sowie Team- und Kommunikationsfähigkeit eine zentrale Rolle. Die Schüler sollen befähigt werden, in komplexen Situationen selbständig und erfolgreich zu handeln (Klieme, Artelt & Stanat, 2002, S.203). Die Handlungskompetenz schließt ethische Kompetenzen – und nur um diese soll es in den nächsten Abschnitten gehen – ein.

„In einem pädagogisch sinnvollen Kompetenzbegriff durchdringen sich handlungs- relevante Wissens- und Reflexionsbestandteile, motivationale und auf die praktische Anwendung zielende Bestandteile wechselseitig" (Kenngott, 2011, S. 216 zitiert nach Weinert, 2002, S. 27f.). Dabei gilt die von Mayer formulierte Feststellung: „Wissen ist keine „Gabe", die den Menschen angeboren oder in die Wiege gelegt ist, es muss vielmehr erworben werden" (Mayer, 2011, S. 15). Sowohl fachliches Wissen als auch die Fähigkeit zur Reflexion, müssen sich angeeignet werden. Die Motivation hierzu sowie das Erkennen einer Notwendigkeit hinsichtlich einer berufspraktischen Relevanz, sind demnach notwendige Bedingungen für die Bereitschaft zum erfolgreichen und nachhaltigen Wissenserwerb. Mayer fügt hinzu, dass die Neugierde und der Forschergeist (die Lust unbekannte Dinge zu hinterfragen) die wichtigsten Triebfedern sind, was für alle Lebensbereiche gilt und einerseits für die Bewältigung des Alltags sowie andererseits insbesondere im Kontext des beruflichen Handelns von Bedeutung ist (2011, S. 15). Die Lehrenden haben einen maßgeblichen Einfluss darauf diese Neugierde im Unterricht zu wecken, zu erhalten und zu fördern. Jeder Unterrichtsplanung sollten Fragen nach den Zielen des Unterrichtstoffes, nach dessen Bildungsgehalt, nach dem inhaltlichen Bezug zur beruflichen Praxis, nach zu entwickelnden Kompetenzen sowie Grundhaltungen vorausgehen, wie es beispielsweise Wolfgang Klafkis kritisch- konstruktive Didaktik mit ihrer Gegenwarts-und Zukunftsbedeutung vorsieht (Rabe, 2010, S. 131).

Die Pflegeausbildung ist praktisch ausgerichtet, was bedeutet, dass Beispielen aus dem Berufsalltag und den Erfahrungen ein besonderer Stellenwert zukommt. Daher liegt es nahe, „im Ethikunterricht mit Fallgeschichten zu arbeiten" (Rabe, 2010, S. 132). Auch – und vielleicht insbesondere – Pflegeschüler sind mit ethischen Fragestellungen konfrontiert, da ihnen die Erfahrung und Routine fehlt, sie bestrebt sind Wissen aus der theoretischen Ausbildung in die Praxis umzusetzen und folglich sensibel sind für die sog. Kluft zwischen Theorie und Praxis, wenn beispielsweise aufgrund äußerer Bedingungen oder ethischer Prinzipien von der Norm (dem Pflegestandard) abgewichen wird. Dabei können sowohl in der Theorie, als auch in der Praxis Orientierungs- und Identitätskrisen auftreten. Diese äußern sich dann beispielsweise in Sätzen wie: „In der Schule haben wir das anders gelernt…" oder „Das habe ich so in der Praxis noch nie beobachten können…". Es ist daher anzunehmen, dass Pflegeschüler ein besonderes Interesse an der Auseinandersetzung mit ethischen Fällen mitbringen, für einen sicheren Umgang mit diesen in der Pflegepraxis. Ethik trägt zur Orientierung bei, indem sie die Prinzipien, das Ethos, die Werte, welche unsere Entscheidungen und Lebensführung beeinflussen, bewusst machen und besser zu verstehen lehrt (Dallmann & Schiff, 2016, S. 20).

„Zur Förderung der ethischen Kompetenz bei den Auszubildenden sind jedoch nicht nur erfahrungsorientierte Methoden geeignet, denn Reflexion setzt ein Abstandnehmen vom eigenen Erleben, also Abstraktion voraus, d. h. die Auszubildenden müssen auch in ihren kognitiven und analytischen Fähigkeiten gestärkt werden, wenn sie formulieren, argumentieren und begründen lernen sollen" (Rabe, 2010, S. 132). Das Erlernen der umfangreichen ethischen Grundlagen sowie der Anwendung der philosophischen Werkzeuge, wie Argumenta- tionstechniken – schließlich ist die Ethik eine philosophische Disziplin –, ist jedoch ein langer und intensiver Bildungsprozess, für den im Pflegeunterricht i.d.R. nicht ausreichend Zeit zur Verfügung steht. Darüber hinaus sind die Pflegeberufe lernfeldorientiert, was bedeutet, dass die Ausbildung kein isoliertes Fach Ethik vorsieht. Kenngott konstatiert: „Ethik im Unterricht findet nicht nur im Ethikunterricht statt, sondern kann im Prinzip in allen Fächern vorkommen. Dies ist dann der Fall, wenn moralische Probleme oder Konflikte im Unterricht der Reflexion unterzogen werden" (2011, S. 215). Die Lernfeldorientierung macht aus Sicht der Verfasserin Sinn, da in jedem Fachbereich und zu jeder fachlichen Fragestellung auch moralische Implikationen und ethische Fragestellungen gehören, die der Reflexion bedürfen. Doch erfordert dies auch, dass jede Lehrkraft gewisse Kompetenzen zur Vermittlung und Förderung ethischer Kompetenzen mitbringen muss. Es ist nicht sicher – und dies soll in dieser Studie auch nicht untersucht werden –, ob dies tatsächlich der Fall ist. Ohne Struktur bleibt eine Auseinandersetzung zu ethischen Themen eine bloße Wiedergabe von Meinungen oder Vorstellungen hinsichtlich eigener – möglicherweise unbewusster, unergründeter und nicht konkret benennbarer – Werte. Dies wirkt sich nicht nur auf den Ethikunterricht – d. h. auf die ethischen Aspekte einer Unterrichtseinheit – und dessen Qualität aus, sondern auch auf die berufliche Identität, welche maßgeblich durch berufliche Sozialisation beeinflusst wird und schließlich auch auf die ethischen Verhaltensweisen im späteren Berufsalltag der Pflegenden. Eine weitere Schwierigkeit für die Ethik im Unterricht sowie in der Berufspraxis besteht darin, dass moderne Bildungsdebatten von ökonomischen Kriterien wie Effizienz oder Outputorientierung (Ergebnisorientierung) geleitet sind und ausschließlich die empirische Unterrichtsforschung als Legitimationskriterium von Bildungsprozessen akzeptiert wird (Tiedemann, 2015, o. S.). Insbesondere in einer Profession wie der professionellen Pflege, die selbst zunehmend eine evidenzbasierte Praxis fokussiert, kann eine Disziplin wie Ethik, die sich philosophischer Mittel bedient und sich empirischen Messmethoden entzieht, mitunter zunächst schwer zugänglich sein für Pflegende, Pflegeschüler aber auch Lehrende. Nicht zuletzt aus diesem Grund ist eine Anwendung des ICN-Ethikkodex in allen Lernfeldern und Themenbereichen notwendig, um ethische Aspekte gegenüber den evidenzbasierten Aspekten sozusagen greifbar und belegbar zu machen. Damit wäre die große Chance verbunden, den Pflegeschülern während der gesamten Ausbildung ein Bewusstsein für die ethische Reflexion in allen ihren Handlungen zu berücksichtigen. Schließlich würde eine solche schulische Herangehensweise den Anwendungsvorschlägen des ICN entsprechen (ICN & DBfK, 2014, S. 4).

„Die zentrale im Ethikunterricht anzustrebende Kompetenz ist die moralische Kompetenz, die deutlich über das Vermögen des moralischen Urteils hinausgeht. Moralische Kompetenz enthält Komponenten, die zu moralischer Motivation, zu moralischem Urteil und zu moralischem Handeln in Beziehung gesetzt werden können. Hierzu sind u. a. folgende Bestandteile beschrieben worden: die Fähigkeit, Situationen als moralisch relevant zu betrachten, die Perspektiven anderer wahrzunehmen, sich der Werthaltigkeit von Entscheidungen bewusst zu sein und verschiedene moralische Prinzipien gegeneinander abzuwägen. Schließlich ist das Selbstverständnis der Person zu nennen, die moralisch handeln will, auch in schwierigen Situationen und u. U. gegen das unmittelbare eigene Interesse. Eine Person, die die genannten Aspekte verbinden kann, verfügt über moralische Kompetenz, bei der die Motivation zum moralischen Handeln und die Komplexität und Differenziertheit des moralischen Urteils im moralischen Handeln der Person zum Ausdruck kommen" (Kenngott, 2011, S. 216 zitiert nach Dietenberger, 2002, S. 54).

3. Methodisches Vorgehen

3.1 Begründung der Entscheidung für eine qualitative Forschungsmethode

Die qualitative Sozialforschung ist – neben quantitativen, experimentell statistischen Verfahren, welche insbesondere dem methodologischen Ideal der Naturwissenschaft entspricht – heute eine wichtige und etablierte methodische Säule der empirischen Sozialforschung und stellt kein einheitliches Forschungsprogramm, sondern vielmehr einen Sammelbegriff für verschiedene Methodologien und Forschungspraktiken dar (Steinke, 1999, S. 9, 15). Die wichtigsten Gründe für die Entscheidung zu Gunsten einer qualitativen Methode, welche sich aus dem Forschungsvorhaben ergab, sollen in diesem Abschnitt dargelegt werden.

Qualitative Verfahren der empirischen Sozialforschung orientieren sich i.d.R. an rekonstruktiven Methodologien (Meuser, 2003, S. 140), dessen Basis die Annahme der „gesellschaftlichen Konstruktion von Wirklichkeit" (Berger & Luckmann, 1969, o. S. zitiert nach Meuser, 2003, S. 140) ist. Die Aufgabe der qualitativ-empirischen Forschung ist demnach, „die Konstruktionen der Wirklichkeit zu rekonstruieren, welche die Akteure in und mit ihren Handlungen vollziehen. Darüber hinaus richtet sich das Forschungsinteresse auf die lebensweltlichen und [...] sozialstrukturellen Hintergründe, in denen die Wirklichkeitskonstruktionen verankert sind" (Meuser, 2003, S. 140). Im Sinne der vorliegenden Untersuchung sind die erwähnten Akteure professionell Pflegende in ihrer Wirklichkeit, der beruflichen Praxis professioneller Pflege, mit allen dazugehörigen Pflegehandlungen, z. B. hinsichtlich ethischer Entscheidungen im beruflichen Pflegealltag. Untersucht werden soll demnach die vielschichtige, individuelle und subjektive Wirklichkeit der Akteure innerhalb ihrer beruflichen Praxis, welche sich nicht mit standardisierten Verfahren exakt und nachprüfbar erfassen lässt (Ertl-Schmuck et al., 2015, S. 66ff.). Der Gegenstand der vorliegenden Untersuchung bedarf schließlich qualitativer Forschungsverfahren, da insbesondere subjektive Sichtweisen, Alltagstheorien, Wirklichkeitskonzepte sowie Deutungs- und Bewältigungsmuster der professionell Pflegenden rekonstruiert werden sollen, welche in ihrem vollen Umfang und vielschichtigem Erleben nicht mittels Methoden der standardisierten Forschung bzw. quantitativ messbar und erfassbar sind (Helfferich, 2004, S. 19; Meuser, 2003, S. 140f.). „Qualitative Forschung ist in ihren Zugangsweisen offener und näher am Untersuchungs- gegenstand als dies bei standardisierten Verfahren der Fall ist. Sie beinhaltet ein induktives Vorgehen in dem Forschende vom Einzelfall ausgehen mit dem Ziel, Konzepte und Theorien zu entwickeln" (Ertl-Schmuck et al., 2015, S. 69), was schließlich dem Vorhaben dieser Studie entspricht, welches sich aus der Frage- und Zielstellung ergibt.

Eine empirisch-quantitative Forschungsmethode ist per se zwar ungeeignet, findet sich in der vorliegenden Untersuchung dennoch im Ansatz wieder. Die Quanti- fizierung betrifft jedoch lediglich wenige ausgewählte Daten, welche einerseits einen statistischen Wert haben und somit potentiell theoriebildend sind, zur Beantwortung der Fragestellung anderseits keine Rolle spielen. Ein Beispiel ist die numerische Abbildung der professionell Pflegenden, denen der ICN-Ethikkodex bekannt bzw. nicht bekannt ist.

3.1.1 Gütekriterien der qualitativen Forschung

„Gütekriterien dienen als Maßstäbe für die Bewertung von Forschung" (Lüders, 2003, S. 80). Die Frage danach, welche Kriterien imstande sind die Praxis qualitativer Sozialforschung sachgerecht zu beurteilen, ist jedoch „ein heikles und in der Sache strittiges Thema, mit dem es kaum möglich ist, so etwas wie einen identifizierbaren Minimalkonsens auszumachen" (ebd.). Die klassischen Gütekriterien der quantitativen Forschung – Reliabilität, Objektivität und Validität – sind auf die empirisch-qualitativen Methoden ex aequo nicht transformierbar, da die Auswertung interpretativ und die Datenerhebung offen, nicht standardisierbar und wiederholbar ist (Ertl-Schmuck et al., 2015, S. 68f.; Lüders, 2003, S. 80f.). Hinsichtlich der Replizierbarkeit weist die qualitative Forschung daher erhebliche Schwierigkeiten auf, da jede Erhebungssituation stets einzigartig und das jeweilige Vorgehen des Forschers, im Zuge der Untersuchungen, nicht identisch ist (Steinke, 1999, S. 208). Verschiedene Versuche, „die Gütekriterien qualitativer Sozial- forschung entlang den bewährten Kriterien quantifizierender Forschung zu reformulieren" (Miles & Hubermann, 1994, o. S. zitiert nach Lüders, 2003, S. 80), waren bislang nicht erfolgreich im Sinne einer unstrittigen Akzeptanz einer allgemeingültigen Definition. Allgemein unumstritten ist hingegen, dass Kriterien, die eine Sicherung und Beurteilung der Qualität des Forschungsprozesses ermöglichen, von essentieller Bedeutung sind.

Steinke (1999) formulierte sieben für die qualitative Forschung eigenständige Kriterien, die diesem Anspruch gerecht werden sollen und ergo als Maßstab für die vorliegende Studie dienen. Im Folgenden sollen Steinkes Kriterien vorgestellt werden.

Als allgemeingültiges Kriterium und Qualitätsmerkmal, konstatiert Steinke, gilt die intersubjektive Nachvollziehbarkeit (1999, S.207). Dies bedeutet, dass den Lesern, als individuelle Ich-Subjekte, der gesamte Forschungsprozess transparent gemacht wird. Dies soll durch eine lückenlose Dokumentation des Forschungsprozesses erreicht werden, wozu etwa der theoretische Hintergrund und das Vorverständnis des Forschers, das methodische Vorgehen sowie die Begründung der Wahl der Erhebungsmethode, die Auswertungsschritte, Ergebnisse, Bewertungskriterien, Interpretationen, Annahmen oder Transkriptionsregeln zählen. (Steinke, 1999, S. 207ff., Ertl-Schmuck et al., 2015, S. 70). Insbesondere die interpretativen Schlussfolgerungen müssen argumentativ und plausibel expliziert werden. Hierfür sind allgemeine Gesetze der Logik wesentlich.

Das Kriterium der Indikation des Forschungsprozesses und der Bewertungskriterien stellt die Forderung nach Gegenstandsangemessenheit, d. h. Angemessenheit der Erhebungs- und Auswertungsmethoden (Steinke, 1999, S. 215). Es stellen sich in diesem Kontext z. B. die folgenden Fragen: „Inwiefern ist das Sampling indiziert? Passen die verwendeten Methoden zueinander? Inwiefern sind die in der Studie zugrunde gelegten Bewertungskriterien indiziert?" (ebd.).

Die Relevanz des Forschungsbereiches, als pragmatisches und alltagsbezogenes Kriterium, erlaubt einen Theorie-Praxis-Bezug, indem sowohl die Bedeutung und Notwenigkeit der Fragestellung als auch die der entwickelten Theorien im Kontext

84

bestimmter Probleme, gesellschaftlicher Bezugspunkte oder spezifischer Situationen betrachtet werden (Lüders, 2003, S. 81; Ertl-Schmuck et al., 2015, S. 70; Steinke, 1999, S. 241). In Bezug auf die vorliegende Untersuchung steht der Tätigkeitsbereich der befragten Zielgruppe, also der professionell Pflegenden, im Fokus der Betrachtung.

Die empirische Verankerung der Theoriebildung und -prüfung „betrifft den Zusammenhang zwischen Empirie und Theorie" (Steinke, 1999, S. 221). Demnach sollen Theorien dicht an den empirischen Daten entwickelt, überprüft und gerechtfertigt werden sowie die Entdeckung neuer Phänomene und Zusammenhänge ermöglicht werden (Ertl-Schmuck et al., 2015, S. 70; Steinke, 1999, S. 221f.).

Die Limitation als weiteres Kriterium expliziert die Reichweite bzw. Grenzen der eigenen Ergebnisse bzw. der Schlussfolgerungen; einerseits als Erkenntnisprozess, andererseits als Überprüfung der externen Validität einer Theorie (Steinke, 1999, S. 227; Lüders, 2003, S. 81). Steinke betont, dass allgemeingültige Aussagen soweit wie möglich getroffen werden sollen, jedoch kein genereller Anspruch an der Formulierung universaler Aussagen erhoben wird (1999, S.227).

Ein Kriterium, das eine Aussage über die Stimmigkeit der entwickelten Theorie ermöglicht, ist die Kohärenz: „Inwieweit werden Widersprüche erkannt und bearbeitet bzw. ungelöste Widersprüche offen gelegt" (Ertl-Schmuck et al., 2015, S. 70). Demgemäß unterliegt die Untersuchung einer eingehenden kritischen Betrachtung, nicht zuletzt auch unter Betrachtung verschiedener Perspektiven und Lesarten.

Schließlich bildet die reflektierte Subjektivität das letzte von Steinke formulierte Kriterium. Die Autorin beschreibt, dass das Subjekt (der Forscher) und das Objekt (der Untersuchungsgegenstand) als untrennbare Einheit auftreten. Dies bedeutet, dass der Forscher mit seiner Subjektivität und seinem Interpretationsspielraum ein notwendiger Bestandteil des gesamten Forschungsprozesses und der Theoriebildung ist (Steinke, 1999, S. 231). Die Sensibilität des Forschers für die potentielle Einflussnahme auf den Forschungsprozess und die Ergebnisse durch subjektive Faktoren muss demnach stets gegeben sein, reflektiert und transparent gemacht werden. Ein Beispiel wäre ein das Verhältnis beeinflussendes Vertrauensverhältnis zwischen dem Forscher und dem Befragten.

Zwar wurde die eins-zu-eins-Übertragbarkeit der klassischen Gütekriterien (Reliabilität, Objektivität und Validität) – in ihrem herkömmlichen Verständnis – auf die qualitativen Methoden bereits ausgeschlossen, dennoch scheint zumindest eine möglichst objektive Herangehensweise sinnhaft. Mit Objektivität ist in diesem Kontext jedoch die aperspektivische Objektivität gemeint. Individuelle Bedingungen, die durch den Forscher auf den Forschungsprozess Einfluss nehmen, sind weitestgehend zu eliminieren (Daston, 1992, S. 599 zitiert nach Steinke, 1999, S. 231). Dies gelingt u. a. durch ein „Minimum an Kommunikation" (Steinke, 1999, S. 234) während der Befragung, sodass Aussagen der Interviewten von dem Interviewer nicht kommentiert werden oder sie gar ins sog. Plaudern geraten. Sowohl Fragen als auch mögliche Nachfragen werden vorab schriftlich fixiert und durchgängig als Leitfaden genutzt, sodass primär möglichst die gleiche Formulierung der Fragen verwendet wird. Diese Bedingung ist für die Evaluation – im Gegensatz zu den sieben von Steinke formulierten Kriterien – jedoch nur marginal von Bedeutung. Schließlich ist die aperspektivische Objektivität – ebenso wie die Objektivität im Zuge der quantitativen Forschung – nur überprüfbar und gegeben, wenn verschiedene Untersucher, die „dieselbe Untersuchung an denselben Probanden durchführen [...] zu denselben Resultaten gelangen" (Lienert, 1969, S. 14 zitiert nach Steinke, 1999, S. 234). Diese Möglichkeit ist, wie bereits erwähnt, aufgrund des interpretativen Charakters und der Einzigartigkeit quantitativ-empirischer Methoden nicht gegeben; lediglich die Annährung und die Grundidee, wie oben beschrieben, hält die Verfasserin dieses Buches im Sinne der Qualitätssicherung für wertvoll.

3.1.2 Ethische Betrachtungen und Vorüberlegungen zur Forschungsarbeit

„Wissenschaftliche Forschung und der Einsatz von Forschungsmethoden sind nicht ethisch neutral, denn sie bewirken an ihrem Forschungsgegenstand eine Veränderung, die ohne ihr Zutun nicht auftreten würde. Diese Veränderungen können (aber müssen nicht notwendigerweise) zu unerwünschten Nebenfolgen führen, und zwar im Hinblick auf die Wahrheit der zu erzielenden Ergebnisse, sowie auf die Verletzlichkeit der an der Forschung beteiligten Personen" (Schnell & Heinritz, 2006, S. 19). Ebenso wie die professionelle Pflege – und grundsätzlich jeder Umgang mit Menschen – unterliegt das wissenschaftliche Arbeiten sozialen und normativen Bedingungen. Die Beachtung ethischer Grundsätze, zum Schutz der Menschen, gilt daher als oberstes Gebot dieser Forschungsarbeit. Folglich sieht sich die Verfasserin, welche ebenso die Befragungen durchführt, verpflichtet bestimmte ethische Prinzipien einzuhalten. Ebenso wie im Untersuchungsgegenstand, dem ICN-Ethikkodex, gehören insbesondere die Menschenrechte und die Menschenwürde zu den zentralen Grundsätzen. „Die Menschenwürde verbietet, dass ein Mensch völlig und wider seinen Willen instrumentalisiert wird. Die Menschenrechte sagen positiv aus, worauf ein Mensch als Mensch ein Anrecht hat" (Schnell & Heinritz, 2006, S.19). Eine Übersicht der im Grundgesetz aufgeführten Grundrechte sowie eine Kurzfassung der Menschenrechte können dem Anhang A und Anhang B entnommen werden.

Hieraus ergeben sich forschungsethische Prinzipien, die im Folgenden expliziert werden.

Die Teilnahme an der Befragung ist grundsätzlich freiwillig. Über den Zweck der Befragung und den geplanten Ablauf werden alle Interviewpartner im Vorfeld aufgeklärt. Das Einverständnis zur Befragung sowie zur Aufzeichnung wird zu Beginn der Aufzeichnung mündlich eingeholt und schriftlich bestätigt. Das Dokument „Projektinformation" und ein Exemplar der „Einwilligungserklärung zur Erhebung und Verarbeitung personenbezogener Interviewdaten", welche dem Anhang D entnommen werden können, werden dem Interviewpartner ausgehändigt. Wie jede andere vertragliche Vereinbarung, kann der Interviewpartner auch diese binnen 14

Tagen (gemäß §355 BGB) widerrufen. In diesem Fall wird das Interview für die geplante Studie nicht benutzt und alle Datensätze unmittelbar verworfen.

Während des Interviews wird den Interviewpartnern jederzeit die Möglichkeit einer Pause oder des Abbruchs der Befragung gewährt. Ein abgebrochenes Interview wird in der vorliegenden Forschungsarbeit statistisch, jedoch nicht analytisch berücksichtigt.

Im Sinne des Allgemeinen Gleichbehandlungsgesetzes (AGG), einer vorbehaltlosen Annahme der Ergebnisse und zum Schutz vor Stigmatisierung dürfen – insofern diese Angaben nicht zum Untersuchungsgegenstand gehören, für die Beantwortung der Forschungsfrage oder für die Theoriebildung relevant sind – das Geschlecht, die sexuelle Identität, das Alter, die Religion oder die ethnische Herkunft in einer wissenschaftlichen Arbeit keine Rolle spielen. Der Charakter der Wissenschaft ist sozusagen unpersönlich (Ertl-Schmuck et al., 2015, S. 40), wenngleich die Interviewfragen sowie die Antworten der Befragten zuweilen sehr persönlich sein können. Für die vorliegende Studie bedeutet dies, dass z. B. keine Angaben zur ethnischen Herkunft oder zur Religion erhoben werden, da der interkulturelle Kontext nicht zum Untersuchungsgegenstand gehört. Dieser würde eine andere Themenstellung sowie andere Leitfragen mit sich bringen. Da die Ethik jedoch nicht allein als professioneller Anspruch Pflegender oder theoretische Disziplin, sondern ebenso als allgemeines Kulturgut zu betrachten ist, wird hingegen das Alter erfasst, da es möglicherweise Korrelationen zwischen der mutmaßlichen Lebenserfahrung und der ethischen Kompetenz zu verzeichnen gibt.

Die qualitative Forschung erzielt und profitiert von möglichst offenen und ausführlichen Antworten. Zugleich offenbaren die Befragungen sehr persönliche Erfahrungen oder lösen unerwartete Emotionen aus. Es ist daher denkbar, dass die Befragten, bei dem Gedanken an erlebte oder gar unbewältigte und belastende ethische Konfliktsituationen, mit einer unerwarteten und ausgeprägten Emotionalität reagieren. In diesem Fall ist es notwendig, dass der Interviewer entsprechend sensibel auf die Befragten eingeht. Dies sollte jedoch über eine allgemeine zwischenmenschliche Ebene (z. B. Trost spenden) nicht hinausgehen, da der

Interviewer keine therapeutische Ausbildung besitzt. Bei dem Verdacht, dass Bewältigungsprobleme beim Befragten vorliegen, muss sich der Interviewer unbedingt abgrenzen. Es ist darauf hinzuweisen, dass der Interviewer nicht der richtige Gesprächspartner hierfür sei und ggf. professionelle Hilfe aufgesucht werden solle. Unter Umständen ist eine Pause oder ein Abbruch des Interviews erforderlich, um den Befragten nicht weiter zu belasten.

Darüber hinaus dient der Befragte nicht lediglich als „Informationslieferant" (Schnell & Heinritz, 2006, S. 22) oder sog. Mittel zum Zweck. Es ist wichtig, dem Menschen als Menschen zu begegnen. In der Gesprächssituation zwischen Interviewer und Interviewtem geht es sowohl um das Erzählen als auch um das Zuhören. Möglicherweise lösen die Interviewfragen Erinnerungen an Teile der Lebens-geschichte aus, die dem Befragten wichtig sind zu erzählen. Diesen Erzählungen muss der Forschende mit angemessenem Respekt begegnen. Keinesfalls darf der Befragte in seinen Ausführungen unterbrochen werden, wenn die Erzählungen für die Forschungsfrage irrelevant sein sollten.

Das Interview dient nicht als Coaching oder Ethikberatung. Die Befragten werden u. a. zu Situationen befragt, in denen sie mehrere ethisch relevante Entscheidungs- bzw. Handlungsoptionen hatten; den Interviewer nehmen sie dabei zwangsläufig als jemanden war, der mit dem Bereich Ethik vertraut ist. Es besteht folglich die Möglichkeit, dass die Interviewpartner Rückfragen nach Lösungen stellen wie: „Was hätte ich in dieser Situation tun sollen?", „Was hätten Sie an meiner Stelle gemacht?" oder „Was wäre denn die richtige Entscheidung gewesen?" Dem Interviewer muss bereits im Vorfeld bewusst sein, dass er sich von entsprechenden Empfehlungen grundsätzlich abgrenzen muss. Erstens, weil er aus dem Gespräch heraus nicht die volle Komplexität der Situation erfassen kann und zweitens, weil es in der Ethik nicht eine einzig richtige Lösung geben kann und – hätte der Interviewer tatsächlich anders reagiert – dem Befragten keinesfalls das Gefühl vermittelt werden soll, er habe falsch gehandelt.

Denkbar ist ebenso, dass geringe Kenntnisse über den ICN-Ethikkodex von dem Befragten selbst als defizitär interpretiert und beurteilt werden. Dies könnte ihn an seiner Professionalität zweifeln lassen, tiefes Schamgefühl oder Unbehagen verursachen, auch wenn dies unbegründet ist. Ein Interview ist keine Prüfungssituation und sollte bei dem Befragten auch nicht den Anschein einer solchen erwecken. Vertrauen und Wohlbefinden sind fundamental während des gesamten Interviews. Alle Äußerungen und Aussagen der Befragten werden von dem Interviewer uneingeschränkt werturteilsfrei, sensibel und diskret behandelt. Dementsprechend werden auch die Leitfragen formuliert.

Darüber hinaus unterliegen professionell Pflegende der Schweigepflicht gemäß §203 Strafgesetzbuch. Die Interviewfragen müssen unbedingt so formuliert werden, dass sie dem Befragten keine Antworten abverlangen, die möglicherweise Rückschlüsse auf ihre Klienten oder Angehörigen zulassen. Zum einen geht es hierbei um den Schutz der Klienten sowie der Pflegenden und zum anderen würden solche Fragen die Forschungsarbeit gefährden, da ein aufgrund dessen entstehender Intrarollenkonflikt die Pflegenden veranlassen könnte, die Befragung abzubrechen. Der Interviewer versichert den Befragten, dass alle Angaben, die unter die Schweigepflicht fallen, anonymisiert werden, sollten versehentlich solche Angaben gemacht werden.

Ebenso werden keine Rückschlüsse auf die Befragten selbst oder deren Arbeitgeber gezogen werden können. Die personenbezogenen Informationen werden anonymisiert, sodass die Befragten keine etwaigen Konsequenzen fürchten müssen sowie Loyalitätskonflikte gegenüber den Arbeitgebern von vornherein vermieden werden. Die Aufzeichnungen, welche eine Stimmenerkennung zulassen würden, werden streng vertraulich behandelt und sind ausschließlich der Interviewerin zugänglich. Ausschließlich der Befragte hat Anspruch auf eine Kopie der Aufzeichnung. Sobald die Tonaufnahme transkribiert ist, wird sie endgültig gelöscht. Eine Verwendung und Weitergabe der Tonaufnahmen für weitere Untersuchungen ist nicht möglich. Für die Inhaltsanalyse, die Präsentation der Ergebnisse oder die weitere Verwendung des Datenmaterials wird ausschließlich die transkribierte Form verwendet. Dies wird den Befragten zu Beginn des Interviews schriftlich versichert.

Eine Genehmigung des Forschungsvorhabens durch eine Ethikkommission ist nicht erforderlich, da die Befragung ausschließlich mit freiwilligen, volljährigen und mündigen Personen erfolgt. Die Zustimmung der Leitungsebene der jeweiligen arbeitgebenden Einrichtungen ist ebenfalls nicht erforderlich, da diese in der Forschungsarbeit erstens nicht erwähnt werden und die Befragungen zweitens in der Freizeit der Pflegenden durchgeführt werden.

3.2 Empirischer Zugang zum Forschungsbereich

Zu Beginn der Recherchearbeit stand eine bereits eingegrenzte Themenstellung, der ICN-Ethikkodex für Pflegende, und eine grobe Forschungsfrage, nach der Wirksamkeit desselben. Die Einstiegssuche diente der groben Orientierung über den Forschungsgegenstand und dem Forschungsgegenstand nahe Themen, wie z. B. dem ICN, der Pflegeethik oder Ethik in der Pflegepädagogik. Als „zirkulärer Prozess" (Ertl-Schmuck et al., 2015, S. 118) begleitete die systematische Literaturrecherche den Arbeitsprozess fortwährend und konkretisierte zunehmend die Forschungs-fragen sowie die Ziele dieser Studie in ihrem Verlauf, was wiederum die weitere systematische Suche nach Material beeinflusste.

Als Referenzquellen dienten wissenschaftliche Bibliotheken, Bibliothekskataloge, Fachbuchhandlungen und Verlage, Internet-Suchmaschinen sowie die folgenden wissenschaftlichen Datenbanken: PubMed, DBIS der Universitätsbibliothek Magde-burg, DIMDI, BASE, OAIster, BELIT, EUROETHICS, ETHMED, DelEtaPhi, LEWI, Cochrane Library. Es wurde Material der verschiedensten Literaturgattungen aus der Primär-, Sekundär- und Tertiärliteratur gesichtet, überprüft, analysiert und selektiert.

Es ist unverkennbar, dass Themen mit ethischer Relevanz in der Pflege omnipräsent sind. Zahlreiche Werke, die das Thema Ethik in der Pflege fokussieren, sind in den letzten Jahrzehnten erschienen. Die Autoren dieser Werke setzen sich mit ethischen Grundlagen und Problemsituationen auseinander, analysieren Verhaltensweisen in der Pflege, übertragen philosophische Positionen auf Pflegehandlungen und beschreiben daran gemessen die gute und moralische Pflege, den idealen Habitus einer Pflegekraft oder welches Ethos professionell Pflegende innehaben sollten, um den für den Pflegeberuf erwünschten Werten und Normen gerecht zu werden. Häufig wird in diesen Kontexten der ICN-Ethikkodex für Pflegende erwähnt. Es scheint, als gäbe es in Fachkreisen keine Kontroversen über die Notwendigkeit und den Stellenwert ethischer Reflexion in der Pflegepraxis. Auch an dem Wert des ICN-Ethikkodex, als für die Pflegepraxis notwendiges Instrument, scheint es in der Fachliteratur keinen Zweifel zu geben.

Auffällig ist hingegen, dass ethische Debatten in einschlägiger Literatur nahezu ausschließlich analytisch-hermeneutisch geprägt sind. Es ist anzunehmen, dass dies mit der langen Forschungstradition der Philosophie zusammenhängt, welche traditionell hermeneutisch arbeitet. Deutlich wird dies in einer Äußerung von Jay F. Rosenberg, welcher Philosophen in ihrer praktischen Arbeit einst als „Begriffshandwerker" bezeichnete (Pfister, 2013, S. 9). Sowohl die theoretische als auch die praktische Philosophie, arbeitet traditionell hermeneutisch. Es ist darauf hinzuweisen, dass die Ethik ein Teilbereich der praktischen Philosophie ist und dementsprechend ihre Instrumente gebraucht. Folglich werden Menschen als rationale Wesen begriffen, die nicht etwa durch Empirie, sondern durch das Argumentieren und Analysieren sowie den Gesetzen der formalen Logik zu Erkenntnissen und einem Wissenserwerb gelangen, welche sie mit eigenen Ideen unter einem neuen Blickwinkel weiterentwickeln und ergänzen (Pfister, 2013, S. 10).

Bemerkenswert ist ebenfalls, dass der ICN-Ethikkodex mit seinen Inhalten in Fachbüchern durchaus erwähnt wird, in Fachzeitschriften hingegen ist er selten präsent. Die Verfasserin überprüfte die Jahresinhaltsverzeichnisse verschiedener einschlägiger Fachzeitschriften. Es ist darauf hinzuweisen, dass Themen und Artikel, die nicht spezifisch die Ethik in der Pflege einbeziehen, dennoch moralische Implikationen aufweisen, z. B. zu Rahmenbedingungen in der Pflege, Pflegetechniken oder Kommunikation mit Klienten. Diesen Gehalt zu Prüfen war hingegen nicht Teil dieser Untersuchung. Keine der gesichteten Ausgaben und Artikel fokussierte hingegen direkt den ICN-Ethikkodex in seinem Potential hinsichtlich der praktischen Anwendung oder des direkten Bezugs zu dem jeweiligen Schwerpunktthema. Thematische auseinandersetzungen verschiedenster Art besitzen häufig normativen Charakter oder sind als Best-Practice-Beispiele zu verstehen, welche ein gewisses ethisches Grundverständnis sowie eine gewisse Grundhaltung einerseits postulieren aber andererseits bereits voraussetzen.

Da die intensive Recherche der Verfasserin ergebnislos blieb, ist anzunehmen, dass bislang keine Studien oder empirisches Datenmaterial vorliegen, die den Gegenstand „ICN-Ethikkodex in der Pflege" untersuchen. Durch die Möglichkeit der Kontaktaufnahme zu einer Mitarbeiterin des DBfK konnte diese Annahme in einem persönlichen Gespräch bestätigt werden. Folglich gibt es keine Studie, die die Wirksamkeit, die Anwendbarkeit, die Präsenz oder die Bekanntheit des ICN-Ethikkodex hinterfragt. Die Verfasserin kann in ihrer Studie dementsprechend nicht auf empirisch gehaltvolles Vorwissen zurückgreifen.

Es macht den Anschein, als existiere die Ethik als fachliche Disziplin und der Ethikkodex einzig auf theoretisch-akademischer Ebene. In Fachkreisen sorgen ethische Themen für intellektuelle Auseinandersetzungen, doch ob und in welcher Form die theoretischen Erkenntnisse die Pflegepraxis überhaupt erreichen oder ob Orientierungshilfen und Handlungsempfehlungen für die Pflegenden in der Praxis anwendbar sind, scheint in der empirischen Wissenschaft bislang kaum von Bedeutung zu sein.

Lediglich eine deskriptive quantitative Forschungsarbeit aus dem Jahr 2000 – gefunden bei Pubmed und veröffentlicht bei Hogrefe –, erwies sich im Ansatz als anwendbar für die vorliegende Forschungsarbeit. Zwar thematisierte die Forschungsgruppe nicht den ICN-Ethikkodex, sie fragte beruflich Pflegende hingegen nach der Bekanntheit ethischer Grundsätze bzw. Grundregeln. Es stellte sich heraus, dass gerade einmal 25% (N=56) der insgesamt 236 befragten Pflegenden, ethische Grundsätze bzw. Grundregeln überhaupt bekannt sind (Eilts-Köchling et al., 2000, S. 44). Die Forschungsgruppe stellte im Jahr 2000 bereits fest, dass der aktuelle Wissens- und Forschungsstand unzureichend ist. Offenbar ist diese Erkenntnis nach wie vor aktuell.

3.3 Beschreibung der Forschungsmethode: Grounded Theory

Die Grounded Theory (GT) ist eine von Barney Glaser und Anselm Strauss in den 1960er Jahren entwickelte Methode der qualitativen Sozialforschung (Corbin, 2003, S. 70). Es handelt sich dabei um einen induktiven Ansatz (LoBiondo-Wood & Haber, 2005, S. 229). Glaser und Strauss argumentierten, dass sich durch die Gedanken der Forscher – insbesondere während der offenen Feldforschung – erste Konzepte (auch Kodes genannt) entwickeln, sodass die Datenerhebung und die Auswertung dieser gleichzeitig stattfindet und erst im weiteren Verlauf schrittweise modifiziert und vervollständigt wird (Mayring, 2002, S. 104). „Folglich stehen Datensammlung, Analyse und die Theorie in einer wechselseitigen Beziehung zueinander" (Strauss & Corbin, 1996, S. 8). Aufgrund der Grundannahme, dass die Theorien – ohne theoretische Vorannahmen – mittels schrittweiser Abstraktion und Verdichtung der Daten sozusagen automatisch entstünden, führten unterschiedliche Einschätzungen verschiedener Wissenschaftler dazu, dass sich die ursprüngliche GT seither in verschiedene Richtungen ausdifferenzierte (Reichertz & Wilz, 2016, S. 48f.). Die Methode ist mit ihren fünf Varianten bzw. verschiedenen Generationen heute eine der erfolgreichsten qualitativen Methoden, was wohl aus der Offenheit und der Vielfalt der Auslegungs- und Anschlussmöglichkeiten resultiert (Reichertz & Wilz, 2016, S. 48). Aus Gründen der Kapazität bezieht sich die Verfasserin ausschließlich auf die in dieser Untersuchung genutzte codeorientierte GT von Amseln Strauss und Juliet Corbin; weitere Variationen werden nicht erwähnt.

Strauss verstand die GT nicht explizit als eine Methode, sondern eher als Methodologie, die sich vornehmlich auf die Entwicklung und Entdeckung, nicht aber auf die Überprüfung von Theorien ausrichtete (Lamnek, 2005, S. 101; Reichertz & Wilz, 2016, S. 55). Die GT ist eine „gegenstandsverankerte Theorie, die induktiv aus der Untersuchung des Phänomens abgeleitet wird, welches sie abbildet" (Strauss & Corbin, 1996, S. 7). Zu Beginn der Forschungsarbeit steht keine Theorie, die verifiziert werden soll, sondern vielmehr ein Untersuchungsbereich; wobei sich erst im Forschungsprozess herausstellen wird, was in diesem Bereich relevant sein wird (Strauss & Corbin, 1996, S. 8). Sie dient folglich dem Endzweck der Theoriebildung

auf Basis empirischer Daten (Corbin, 2003, S. 70). Aufgrund dieser Gegenstandsverankerung ist die GT schließlich die am besten geeignete Methode, um die
alltägliche Wirklichkeit der Befragten – der Pflegenden – darzustellen (Strauss &
Corbin, 1996, S. 8). Die GT „gründet auf der Prämisse, dass das Leben komplex ist
und es zur Verantwortung der Forschenden gehört, so viel als möglich von dieser
Komplexität zu erfassen" (Corbin, 2003, S. 70). Schließlich sind auch die
professionelle Pflege sowie die Ethik in der Pflege komplexe Forschungsbereiche. Da
sich zudem für den Forschungsbereich relevante Aspekte erst während des
Forschungsprozesses herauskristallisieren, ist die GT besonders geeignet für wenig
beforschte Bereiche (Strauss & Corbin, 1996, S. 23). Im vorangegangenen Kapitel
wurde bereits konstatiert, dass der ICN-Ethikkodex bislang nicht beforscht wurde.
Die Gegenstandsverankerung erfordert jedoch ebenso eine sorgfältige
Zusammenstellung von Fällen bzw. Auswahl der Befragten. Dieses Sampling erfolgt
nach theoretischen Überlegungen (Theoretical Sampling) nahe an den erhobenen
Daten und entwickelten Konzepten. Es soll einerseits verhindert werden, dass zu
viele irrelevante und irreführende Informationen ein unvollständiges Bild des
Phänomens liefern und andererseits ist das Sampling gleichermaßen eine
notwendige Voraussetzung für die gewünschte Verdichtung der Daten (Corbin,
2003, S. 72). Das Theoretical Sampling hinsichtlich dieser Untersuchung soll in
einem separaten Unterkapitel näher erläutert werden.

„Die Fragestellung in einer Untersuchung mit der Grounded Theory ist eine
Festlegung, die das Phänomen bestimmt, welches untersucht werden soll. Sie
beinhaltet, was man schwerpunktmäßig untersuchen und was man über den
Gegenstand wissen möchte." (Strauss & Corbin 1996, S. 23). Die für die vorliegende
Untersuchung benötigten Daten werden folglich mithilfe von Leitfadeninterviews
systematisch erhoben und analysiert. Die Leitfragen sind handlungs- und
prozessorientiert, was ein weiteres wichtiges Merkmal der Methodologie GT
darstellt (ebd.).

Den Kern der Methodologie bildet die Analyse bzw. das dreistufige Kodierverfahren,
welches aus den folgenden drei Basistypen besteht: dem offenen Kodieren, dem

axialen Kodieren und dem selektiven Kodieren. Näheres zu der Anwendung der Kodier-Typen wird unter dem Kapitel „Kodier-Prozess" erläutert. Die Analyse ist ein kreativer und interpretativer Prozess, in dem aus der Interaktion und intensiven Auseinandersetzung des Forschenden mit dem Datenmaterial die Theorie entsteht (Corbin, 2003, S. 70f.). Für die Studie bedeutet dies, dass die ermittelten Kategorien untereinander, aber auch mit vorhandener Literatur, verglichen und in Beziehung gesetzt werden. „Es ist diese Interaktion, die Lektüre und Arbeit am Datenmaterial, die allmählich eine theoretische Sensibilität für die Daten bzw. eine Kenntnis dessen mit sich bringt, was signifikant ist" (ebd.).

An dieser Stelle ist bereits darauf hinzuweisen, dass die Methode aus forschungsökonomischen Gründen (Zeit und Kapazität) nur eingeschränkt angewandt werden kann. Nähere Erklärungen hierzu ergeben sich aus den Kapiteln Theoretical Sampling, Datenauswertung und Kodier-Prozess.

3.3.1 Theoretische Sensibilität des Forschenden

Die theoretische Sensibilität hat einen hohen Stellenwert in der Grounded Theory. Sie beschreibt das Maß des Bewusstseins und der Sensibilität gegenüber der Feinheiten in der Bedeutung erhobener Daten (Strauss & Corbin, 1996, S. 25).

Wie in dem vorangehenden Kapitel bereits bemerkt, bestimmt die theoretische Sensibilität darüber, ob signifikante Daten von dem Forschenden als solche identifiziert werden. Die Ausprägung der theoretischen Sensibilität hängt von verschiedenen Faktoren ab. Hierzu gehören ein intensives, dem Forschungsprozess vorausgehendes Literaturstudium sowie persönliche Erfahrungen, die der Forschen-de selbst in dem interessierenden Phänomenbereich gemacht hat oder die zumindest für diesen relevant sind (Strauss & Corbin, 1996, S. 25).

Im Rahmen der intensiven Vorbereitung auf die Forschungsarbeit, nutzte die Verfasserin verschiedene Quellen der theoretischen Sensibilität. Literatur verschiedenster Gattungen aus den Bereichen Pflege, Ethik, Pflegeethik und Ethik in der Pflege, machten die Verfasserin mit dem theoretischen Hintergrund des Forschungsbereiches vertraut. Eine Sensibilität erfolgte beispielsweise hinsichtlich

96

der ethischen Problemstellungen in der Pflegepraxis, der Notwendigkeit systematischer Orientierungshilfen oder der Dimensionen ethischer Entscheidungsfindungen in der beruflichen Praxis von Pflegekräften. Bezüglich des ICN-Ethikkodex
entstand u. a. eine Sensibilität für die Inhalte, Ziele oder Notwendigkeit dessen
praktischer Anwendung. Aus der Literatur ging jedoch nicht hervor, inwieweit dieser
in der Pflegepraxis tatsächlich bekannt und etabliert ist, was in den vorangegangenen Kapiteln bereits erwähnt wurde und schließlich die Relevanz der
Themenstellung rechtfertigt. Darüber hinaus führte das Lesen von Forschungsarbeiten, in denen die GT angewandt wurde, zu einem gewissen Grad an Sensibilität
in Bezug auf die Methodologie. Wenngleich diese Beispielarbeiten inhaltlich keinen
Nutzen für die Beantwortung der eigenen Forschungsfrage mit sich brachten,
sensibilisierten sie die Verfasserin dieses Buches hinsichtlich der Vorgehensweise.

Als weitere Quelle für Sensibilität, dient die berufliche Erfahrung der Verfasserin.
Diese hat selbst – einschließlich der Berufsausbildung – elf Jahre in der Pflege
gearbeitet. Das Verständnis für diese Berufsgruppe, d. h. für die Situation der
Pflegenden, die Arbeitsweisen, Rahmenbedingungen oder Herausforderungen im
Pflegealltag, ist dementsprechend ausgeprägt. Einerseits bringt diese Erfahrung eine
Wissensbasis mit sich, aus der die Verfasserin schöpfen kann und die
Forschungsarbeit insgesamt profitiert; andererseits birgt die Erfahrung die Gefahr,
dass bestimmte Dinge scheinbar selbstverständlich sind und die Forscherin für
ebendiese blind macht (Strauss & Corbin, 1996, S. 26). Die Verfasserin ist folglich
angehalten, in jeder Phase der Bearbeitung eine möglichst vorurteils- und
voraussetzungsfreie Vorgehens- und Betrachtungsweise zu erlangen. Dies soll durch
die permanente Selbstreflexion der analytischen Fähigkeiten, einer lückenlosen
Dokumentation sowie des sorgfältigen methodischen Arbeitens sichergestellt
werden.

Darüber hinaus hat die Verfasserin im Rahmen ihrer Lehrtätigkeit sowie ihres
Studiums persönliche Erfahrungen im Bereich Pflege und Ethik gemacht, die
zwangsläufig einen gewissen Idealismus, Vorwissen oder bestimmte Erkenntnis-
prozesse mit sich bringen, die über allgemeines Grundlagenwissen hinausgehen. Die

Verfasserin dieser Studie muss sich in jeder Phase des Forschungsprozesses bewusst machen, was von beruflich Pflegenden, die diese Erfahrungen nicht gemacht haben, erwartet werden kann.

Doch auch im Verlauf des Forschungsprozesses entwickelt sich theoretische Sensibilität. So stellt der Forschungsprozess selbst einen Lernprozess dar, da das Verständnis für die gesammelten Daten, sowie die Einsicht und das Erkennen der entstehenden Theorie, mit zunehmender theoretischer Auseinandersetzung und begrifflicher Vernetzung wächst (Strauss & Corbin, 1996, S. 27).

Grundsätzlich bezieht sich die theoretische Sensibilität auf die erlernbare „Fähigkeit, Einsichten zu haben, den Daten Bedeutung zu verleihen, die Fähigkeit zu verstehen und das Wichtige vom Unwichtigen zu trennen. […] Erst die theoretische Sensibilität erlaubt es, eine gegenstandsverankerte, konzeptuell dichte und gut integrierte Theorie zu entwickeln – und zwar schneller, als wenn diese Sensibilität fehlt" (Strauss & Corbin, 1996, S. 25).

3.3.2 Theoretical Sampling

Theoretical Sampling ist ein Auswahlverfahren für die Datenerhebung, welches von essentieller Bedeutung ist für die von Glaser & Strauss entwickelte Methode Grounded Theory. „Theoretisches Sampling meint den auf die Generierung von Theorie zielenden Prozess der Datenerhebung, währenddessen der Forscher seine Daten parallel erhebt, kodiert und analysiert sowie darüber entscheidet, welche Daten als nächste erhoben werden sollen und wo sie zu finden sind" (Glaser & Strauss, 2010, S. 61). Die Datenerhebung und die Datenanalyse erfolgen demnach gleichzeitig und beeinflussen sich gegenseitig. Das theoretische Sampling entwickelt sich während der Analyse und wird durch Fragen und Vergleiche geleitet, was dem Forscher schließlich dabei hilft, relevante Kategorien mit ihren Eigenschaften und Dimensionen zu entdecken und in Beziehung zu setzen (Strauss & Corbin, 1996, S. 150). Dies impliziert, dass entwickelte Theorien jeweils von dem Vorwissen profitieren und hiervon maßgeblich geleitet werden. „Dieser Prozess der Datenerhebung wird durch die im Entstehen begriffene […] Theorie kontrolliert"

(Glaser & Strauss, 2010, S. 61). Das Sampling ist statistisch nicht repräsentativ, d. h. es erfolgt nicht nach einer Zufallsauswahl, sondern nach theoretischen Überlegungen (Strauss & Corbin, 1996, S. 148, Glaser & Strauss, 2010, S. 78).

Die Ausgangsentscheidung, welche Daten zunächst erhoben werden sollen, hängt zum einen von theoretischen Annahmen und zum anderen von verfügbaren Ressourcen, dem Zugang sowie den Forschungszielen ab (Glaser & Strauss, 2010, S. 61; Strauss & Corbin, 1996, S. 151). Für die vorliegende Studie bedeutet dies, dass sich die theoretischen Überlegungen für die anfängliche Datenerhebung auf die Zielgruppe des ICN-Ethikkodex für Pflegende sowie auf die Zielsetzung der Untersuchung beziehen. Als Pflegende in diesem Kontext sind Personen gemeint, die eine Pflegeausbildung in der GuK, GuKK oder AP abgeschlossen haben und zur Berufsausübung berechtigt sind. Pflegeschüler sowie Pflegehelfer und -assistenten werden demnach aus dem Datenkorpus ausgeschlossen. Ausgewählt werden ausschließlich Pflegekräfte, die in der Berufspraxis tätig sind, d. h. den direkten Kontakt zum Klienten haben. In Arztpraxen tätige Pflegende werden ebenso als potentielle Interviewpartner ausgeschlossen, da sich das Tätigkeitsfeld – mit eher verwaltungstechnischem, administrativem und ärztlich assistierendem Charakter – stark von der professionellen Pflege im Sinne des Themas dieses Buches differiert. Folglich ist das einzige Auswahlkriterium für das erste Interview, dass der Interviewpartner ein beruflich tätiger Pflegender im Sinne des ICN sein muss. Weitere Auswahlkriterien sind darüber hinaus nicht sinnhaft, da zu Beginn das Interesse besteht, so viele Kategorien wie möglich zu generieren (Strauss & Corbin, 1996, S. 150). Ferner stehen die Daten nicht bereits zur Verfügung, sondern müssen von der Verfasserin erhoben werden. Hierfür sollen beruflich Pflegende befragt werden. Jede Pflegekraft, die das Auswahlkriterium „Pflegende gemäß ICN" erfüllte, durfte sich zunächst für die Befragung zur Verfügung stellen. Angesichts der knappen zeitlichen Ressourcen der Pflegenden (z. B. durch den Schichtdienst), der Tatsache, dass die Befragung im Dezember – inmitten der Weihnachts-vorbereitungen – stattfinden soll sowie, dass die Befragung einen gewissen Zeitaufwand mit sich bringt, führt dazu, dass das theoretische Sampling und die in das Sample aufgenommenen Gruppen nicht nach Belieben ausgeweitet werden können. Der Verfasserin standen schließlich acht potentielle Interviewpartner sicher zur Verfügung, d. h. auf Abruf und mit fester Zusage, aus denen sie auswählen konnte. Zwei von ihnen kannte sie nicht persönlich, wobei eine der zwei Personen aufgrund der Entfernung (ca. 560 Km) nur telefonisch hätte interviewt werden können. Keiner der Befragten kannte das Thema und die Fragestellung vor der Befragung selbst.

Später liegt der Schwerpunkt des Samplings „auf Entwicklung, Dichte und Sättigung von Kategorien; hier ist die Datengewinnung weit mehr auf spezifische Bereiche fokussiert" (Strauss & Corbin, 1996, S. 150). Ebenso wichtig beim Sampling ist die Konsistenz, die für jede Kategorie eine systematische Datenerhebung mit sich bringt (ebd.). Entsprechend wurden der zweite und der dritte Interviewpartner gezielt und nach theoretischen Überlegungen ausgewählt. Ein im Sinne der Grounded Theory permanenter Vergleich der Daten, basierend auf der Datenanalyse, erfolgte insofern, dass drei Pflegeberufe sowie berufserfahrene Pflegende und Berufs-anfänger gegenübergestellt werden konnten, was detaillierter aus der Darstellung der Ergebnisse hervorgeht. Das theoretische Sampling verlangt beim Aufspüren von Variationen, Prozess und Dichte, einen gewissen Grad an Flexibilität, welche es dem Forschenden erlaubt, auf unerwartete und unvorhergesehene datenrelevante Situationen – welche ein neues Licht auf den Untersuchungsgegenstand werfen oder neue Perspektiven eröffnen –, zu reagieren (Strauss & Corbin, 1996, S. 150).

Das Sampling sollte idealerweise so lange fortgesetzt werden, bis eine theoretische Datensättigung der Kategorien erreicht ist und durch weitere Daten keine neuen Erkenntnisse zu erwarten sind (Glaser & Strauss, 2010, S. 77f.; Strauss & Corbin, 1996, S. 165). Folglich kann die Tiefe des theoretischen Samplings erst mit der theoretischen Sättigung konstatiert werden. Aus forschungsökonomischen Gründen kann die Verfasserin jedoch nur eine begrenzte Datenmenge erheben, sodass zwangsläufig eine Modifikation der Grounded Theory erfolgen muss insofern, dass die Menge des in das Sample aufgenommenen Daten (zwei bis drei Interviews) bereits zu Beginn der Untersuchung festgelegt ist. Diese Kapazitätsgrenze geht ferner zulasten der oben erwähnten Flexibilität.

Befragt wurden drei weibliche Pflegende: eine KS, eine AP und eine GuK. Zum Zeitpunkt der Befragung waren alle drei beruflich Pflegenden in Krankenhäusern tätig. Sie waren zum Zeitpunkt der Befragung 22, 36 und 53 Jahre alt und verfügten über ½, 13 und 15 Jahren Berufserfahrung.

3.4 Methode der Datenerhebung: Das Leitfadeninterview

Da die Perspektive und die berufliche Lebenswelt der Pflegenden im Fokus der Untersuchung stehen, ist die direkte Befragung dieser von zentraler Bedeutung. Nach dem Vergleich verschiedener qualitativer Interviewformen, entschied sich die Verfasserin für das Leitfadeninterview, welches als „das wohl gängigste Erhebungs-instrument in der qualitativen Sozialforschung" (Kleemann, Krähnke & Matuschek, 2013, S. 208) gilt.

Diese Interviewform ist teilstrukturiert und wird offen mithilfe eines – worauf die Bezeichnung bereits hinweist – Leitfadens geführt. Dieser Leitfaden besteht aus Fragen, die sicherstellen, dass bestimmte Themen angesprochen werden (Marotzki, 2003, S. 114). Dabei sind die Antwortmöglichkeiten nicht standardisiert vorgegeben – wie es bei quantitativen Untersuchungen der Fall ist –, sondern sollen „Gesprächs-impulse" (Kleemann, Krähnke & Matuschek, 2013, S. 208) bei dem Befragten setzen. Den Interviewten wird ermöglicht, offen und in eigenen Worten über das Thema zu sprechen sowie eigene für wichtig erachtete Gesichtspunkte einfließen zu lassen (ebd.).

Wenngleich das Set von Fragen, die den anzusprechenden Themenbereich und seine relevanten Aspekte, vorab festgelegt und schriftlich fixiert sind, sind sowohl die Formulierungen, als auch die Reihenfolge der Fragen flexibel (Helfferich, 2004, S. 24). Insgesamt erfüllt der Leitfaden „eher die Funktion einer Gedächtnisstütze und eines Orientierungsrahmens" (Marotzki, 2003, S. 114). Dementsprechend können für die Forschungsfrage interessante Einzelaspekte vertieft und detailliert dargestellt werden (Kleemann, Krähnke & Matuschek, 2013, S. 208). Der Leitfaden strukturiert die Gesprächssituation und macht ein Interview mit einem anderen vergleichbar (Marotzki, 2003, S. 114; Kleemann, Krähnke & Matuschek, 2013, S. 208).

3.4.1 Leitfadenentwicklung

Der Entwicklung des Leitfadens ging eine intensive Recherche des Themenbereiches voraus. Anhand der gewonnenen Kenntnisse über den Forschungsgegenstand und seiner relevanten Aspekte, entwickelte die Verfasserin dieses Buches zehn Leitfragen sowie die dazugehörigen Aufrechterhaltungsfragen bzw. mögliche Nachfragen. Die Antworten der Pflegenden sollen ihre eigenen Perspektiven, persönlichen Erfahrungen sowie die berufliche Alltagswelt in ihrer wirklichkeitsnahen Komplexität widerspiegeln. Daher sind die Befragten angehalten, die Fragen möglichst umfassend und mit eigenen Worten zu beantworten. Der Leitfaden ist von essentieller Bedeutung für den Verlauf des Interviews und die Qualität des Datenmaterials. Daher gelten für die Fragebogenkonstruktion bestimmte Prinzipien.

Die Einstiegsfragen müssen erzählungsgenerierend formuliert sein, sodass das Interesse des Befragten an dem Thema erregt wird und dieser gerne bereit ist, über sich und seine Erfahrungen zu erzählen (Lüdders, 2016, S. 51). Schließlich ist von den Einstiegsfragen abhängig, ob ein Interview gelingt und der Gesprächspartner erfolgreich zum Interviewpartner gemacht werden kann, der die Befragung auch zu Ende führt und nicht vorzeitig abbricht (Porst, 2014, S. 139).

Die Fragen müssen für den Befragten grundsätzlich verständlich formuliert sein (Lüdders, 2016, S. 51; Porst, 2014, S. 19). Als Vorteil dieser Interviewform erweist sich jedoch, dass Unklarheiten durch Nachfragen unverzüglich ausgeräumt werden können, sollten Fragen doch einmal unglücklich formuliert worden sein (Lamnek, 2005, S. 696). Im Sinne der Verständlichkeit sollten die Fragen möglichst kurz, grammatikalisch einfach, ohne doppelte Verneinungen oder unnötiger Fachtermini formuliert werden.

Geschlossene Fragen, welche die standardisierten Befragungen charakterisieren, bergen die Gefahr, dass die befragten Personen sich in den vorgegebenen Antwortkategorien nicht wieder finden (Porst, 2014, S. 55). Daher sind die Fragen möglichst offen und motivierend zu stellen. Ausnahmen stellen Fragen dar, die in einer offenen Formulierung bestimmte Antworten voraussetzen würden. Die Frage nach dem Bekanntheitsgrad des ICN-Ethikkodex beispielsweise muss so gestellt werden, dass den Interviewpartnern die Möglichkeit gegeben wird, die Frage mit einfachen Worten zu verneinen. Das ist der Fall, wenn gefragt wird: „Haben Sie schon etwas von dem ICN-Ethikkodex gehört?". Eine offene Formulierung wie: „Was ist Ihnen über den ICN-Ethikkodex bekannt?" impliziert, dass der Interviewpartner irgendetwas hierüber wissen und sagen müsse, was ihm schließlich unangenehm sein könnte, bei geringer Kenntnis über den erfragten Gegenstand.

Grundsätzlich können die Fragen textgenerierend („Können Sie bitte beschreiben…?"), aufrechterhaltend („Fällt Ihnen hierzu ein Beispiel ein?"), oder prozessorientiert („Woran orientieren Sie sich?", „Wie kam es dazu…?") sein (Dresing & Pehl, 2015, S. 10). Insbesondere die Handlungs- und Prozessorientierung charakterisiert die GT (Strauss & Corbin, 1996, S. 23).

Schwierige oder gar heikle Fragen, in denen es um persönliche Schwierigkeiten im Rahmen ethischer Problemsituationen oder Grenzerfahrungen der Pflegenden geht, werden nicht zu Beginn der Befragung gestellt, „um die persönliche Beziehung nicht zu beeinträchtigen" (Lüdders, 2016, S. 51). Der Fragebogen ist thematisch so aufgebaut, dass die Gesprächspartner langsam an die Thematik herangeführt werden.

Es gilt im Vorfeld sorgfältig zu reflektieren, welche Informationen den Pflegenden abverlangt werden können und wie dementsprechend die Fragen zu formulieren sind. Die Fragen umfassen den Forschungsbereich und untersuchen die Wirksamkeit des ICN-Ethikkodex. Doch auch wenn in diesem die Menschenrechte erwähnt werden, wäre das Untersuchungsziel verfehlt, würde der Interviewer die Aufzählung aller 30 Artikel erwarten. Die Antworten sollen die Erfahrungen und Betrachtungsweisen, nicht aber das Faktenwissen widerspiegeln. Darüber hinaus würden Fragen, die nicht beantwortet werden können und Formulierungen, die die Befragten überfordern oder gar in Verlegenheit bringen, die Ergebnisse in einem falschen Bild darstellen oder gar den Abbruch des Interviews provozieren.

Fragen, die eventuelle Unklarheiten oder Missverständnisse ausräumen, wie: „Habe ich Sie richtig verstanden, dass ...", müssen möglichst nah an den Äußerungen des Befragten paraphrasiert werden (Lüdders, 2016, S. 48).

Dass die allgemeinen Regeln gelingender Gesprächsführung, z. B. das sich gegenseitige ausreden lassen, grundsätzlich gelten, versteht sich aus Sicht der Verfasserin von selbst und soll an dieser Stelle nicht näher ausgeführt werden.

Inhaltlich bauen die Fragen logisch aufeinander auf. Die einzelnen Fragen sind den folgenden Themenkomplexen zugeordnet: Einstiegsfrage, Grundhaltung zur Ethik, Identifikation ethischer Problemsituationen, ethische Orientierung, Bekanntheitsgrad und Anwendung des ICN-Ethikkodex in der Pflegepraxis sowie Informationsquellen. Dabei deuten die Bezeichnungen dieser Themenkomplexe ausschließlich darauf hin, vor welchem Hintergrund die Fragen gestellt werden und welche Erwartungshaltung an den Inhalt von Seiten der Interviewerin mit ihnen verbunden ist. Folglich handelt es sich hierbei eher um einen kreativen als um einen analytischen Arbeitsschritt.

Die Schlussfragen gehören zu den eher einfachen Fragen und sollen das Gespräch in einer guten Atmosphäre beenden (Lüdders, 2016, S. 48).

3.4.2 Ablauf der Datenerhebung und Beschreibung der Interviewsituationen

„Offene Forschungsgespräche beginnen nicht mit der ersten Frage, sondern bereits im Vorfeld der Planung und Kontaktaufnahme; sie reichen auch nicht bloß bis zum Gesprächsende, sondern bis zur abschließenden Dokumentation der Gesprächssituation" (Froschauer & Lueger, 2003, S. 63).

Für einen systematisierten und nachvollziehbaren Ablauf der Datenerhebung, orientierte sich die Verfasserin an die von Froschauer & Lueger empfohlenen Phasen eines offenen Interviewgesprächs (2003, S. 64). Die nachfolgenden Abschnitte stellen in chronologischer Reihenfolge dar, wie diese Phasen auf die vorliegende Forschungsarbeit angewandt wurden.

Im Rahmen der Interviewplanung (1. Phase) werden die benötigten Informationen bestimmt und die Zugangsmöglichkeiten zum Forschungsfeld analysiert (Froschauer & Lueger, 2003, S. 64). Ersteres ergibt sich aus der Recherche zu dem zu beforschenden Themenfeld und spiegelt sich in den Leitfragen wider. Letzteres hingegen ist von äußeren Faktoren abhängig, wie etwa den Rahmenbedingungen, der Institutionsorganisation und den zeitlichen Ressourcen der Pflegenden. Der Schichtdienst, die administrative Hürde über die leitenden Mitarbeiter der jeweiligen Einrichtungen und die Arbeitsdichte der Pflegenden waren schließlich die Gründe, warum ein Gruppeninterview nicht realisierbar war. Die Zugangs-möglichkeiten waren folglich nur zu einzelnen Personen des sozialen Feldes gegeben. Narrative Interviews fordern den Interviewern zudem ein höheres Maß an Erfahrung ab als Leitfadeninterviews, erfordern von dem Gesprächspartner eine ausgeprägtere Kommunikationskompetenz und sind darüber hinaus weniger miteinander vergleichbar. Aus Sicht der Verfasserin ist das Leitfadeninterview das für die Untersuchung am besten geeignete Erhebungsinstrument.

Die Kontaktaufnahme (2. Phase) bzw. die Akquise der Interviewpartner erfolgte mit einem zeitlichen Vorlauf von etwa acht Wochen persönlich und über soziale Netzwerke (Xing, Facebook und Twitter). Die Verfasserin kontaktierte eigene berufliche und private Verbindungen sowie – in einer Art Schneeballsystem – über die verzweigten Verbindungen des eigenen Netzwerks (Bekannte und Kollegen von Bekannten usw.). Das Ziel dieser Herangehensweise war die Zusammenstellung eines möglichst großen Datenkorpus, welcher sich nicht nur auf das Milieu der Verfasserin beschränkt (z. B. ehemalige Kollegen) und somit potentiell zu Verzerrungen führt. Hierzu soll im Kapitel „Subjektivität im Forschungsprozess" näher eingegangen werden. Jede Pflegende gemäß der Definition nach ICN, durfte sich zunächst für die Befragung zur Verfügung stellen und wurde in einer Art Pool als potentieller Interviewpartner aufgenommen. Die konkreten Termine wurden jeweils kurzfristig mit den Gesprächspartnern abgestimmt. Zu Gunsten einer Atmosphäre, die das Wohlbefinden fördert, wählten die Befragten den Ort der Befragung stets selbst. Bis zu dem persönlichen Treffen für das Interview waren die Gesprächspartner über die folgenden Aspekte informiert: Form der Befragung

(Interview), institutioneller Kontext (qualitative Untersuchung), Auswahl der Zielgruppe (beruflich Pflegende), interviewende Person (Verfasserin selbst), großzügig geschätzte voraussichtliche Dauer (2 Stunden), grobes Thema (Erfahrungen in der Pflegepraxis).

Die soziale Beziehung wird über die erste Kontaktaufnahme hinaus durch den Gesprächseinstieg (3. Phase) präzisiert (Froschauer & Lueger, 2003, S. 66). Der grundsätzliche Ablauf der Interviews verlief stets in derselben Reihenfolge. Nach der Begrüßung des jeweiligen Interviewpartners und einer unterschiedlich langen themenunabhängigen Konversation zur Annährung, begann der Interviewer mit dem Vorgespräch. Zu dem Vorgespräch gehören die Aufklärung des Befragten und Vorbemerkungen zur Befragung und dessen Rahmenbedingungen selbst, wozu beispielsweise der Datenschutz, die Pseudonymisierung oder die Aufzeichnung des Gesprächs gehörten. Die weiteren konkreten Inhalte können dem Interview-leitfaden (Anhang C) und der Einwilligungserklärung zur Erhebung und Verarbeitung personenbezogener Interviewdaten (Anhang D) entnommen werden. Zudem konnten die Befragten ihre Erwartungen und Befürchtungen äußern oder noch offene Fragen stellen. Wenn der jeweilige Interviewpartner keine weiteren Fragen hatte, davon auszugehen war, dass die Aufklärung als ausreichend empfunden wurde und der Gesprächspartner mit der Befragung sowie dessen Aufzeichnung einverstanden war, konnte die technische Einrichtung beginnen. Hierzu gehörte ein Smartphone mit Diktiergerätfunktion und – im zweiten und dritten Interview – zwei Ansteckmikrofone. Sobald die Aufnahme gestartet wurde, begann die Interviewerin mit der thematischen Einführung (Anhang C), welche lediglich der Gesprächs-vorbereitung diente und nicht transkribiert wurde. Schließlich begann die Befragung mit der Einstiegsfrage (Anhang C). Beides variierte in den drei Interviews durchaus in der Formulierung, nicht aber inhaltlich.

In der Erzähl- und Nachfragephase (4. Phase) wurden schließlich alle weiteren Leitfragen gestellt, welche in einem offenen Gespräch von den Befragten beantwortet wurden (Anhang C). Diese Phase stellt die eigentliche systematische Aufarbeitung des Themas dar (Froschauer & Lueger, 2003, S. 69). Es wurden darüber hinaus jeweils unterschiedliche Gesprächsimpulse gesetzt oder Nachfragen gestellt. Die Gründe waren verschieden und die Entscheidung für den jeweiligen Impuls erfolge situativ nach spontaner Einschätzung. Beispiele sind: das – in Orientierung an den Leitfaden – gezielte Fragen nach bestimmten thematischen Aspekten, die noch nicht erwähnt wurden; Verständnisfragen bei Unklarheiten; das setzten von Impulsen zur Aufrechterhaltung des Gesprächsflusses bei abnehmender Motivation; Fragen zur näheren Darstellung des Gesagten für ein besseres Verständnis bei den künftigen Lesern oder Fragen, die das Gesagte für ein höheres Maß an Plausibilität explizieren und detaillieren sollen. Alle Interviews sind in transkribierter Form unter dem Kapitel Kodierprozess zu finden.

Der Gesprächsabschluss (5. Phase) „beendet das Gespräch und löst die Interviewsituation wieder auf" (Froschauer & Lueger, 2003, S. 73). Die Interviewerin bedankte sich in dieser Phase für das Gespräch und beendete die Aufzeichnung. Im Anschluss an die drei Interviews wurde in den Nachgesprächen jeweils ein – mehr oder weniger umfassendes – Fazit gezogen, welches die grundsätzlichen Äußerungen der Befragten nochmals bestätigte. Eventuelle Zweifel auf Seiten der Befragten, aufgrund der unsicheren Einschätzung, ob alle Fragen zufriedenstellend beantwortet wurden, konnten in dieser Phase ausgeräumt werden. Darüber hinaus war in dieser Phase des Gespräches Platz für einen fachlichen Austausch zu den besprochenen oder anderen Themen aus der Pflege. Die Gesprächspartner konnten ihre E-Mail-Adresse notieren, um sich die Studie nach Fertigstellung zusenden zu lassen. Schließlich bekamen alle Gesprächspartner ein Exemplar des ICN-Ethikkodex für Pflegende ausgehändigt.

Die Dokumentation (6. Phase) des Interviewkontextes bildet die letzte Phase und enthält – neben der Tonaufzeichnung – ergänzende Beobachtungsdaten (Froschauer & Lueger, 2003, S. 73). Diese Daten werden handschriftlich in Form von Notizen in einem Forschungstagebuch festgehalten. Zu den Notizen gehören zum Beispiel: Anmerkungen zu den Rahmenbedingungen (Umfeld, Raum, Zeit, Anwesende, Dauer, Atmosphäre), Dynamik des Gesprächsverlaufs, Auffälligkeiten oder Störungen, Situation im Vor- und Nachgespräch, mögliche Auswirkungen bestimmter Fragen auf die soziale Situation des Befragten bzw. auf die Beziehung zwischen Interviewer und Interviewtem. Die dokumentierten Aspekte können zusammengefasst als Interviewsituation bezeichnet werden. Zum einen ermöglicht dieser Arbeitsschritt dem Forscher eine bessere Reflextion einzelner Aspekte, wovon er in seiner Vorbereitung auf die nachfolgenden Interviews profitiert und zum anderen wird die Gesprächssituation für den Leser anschaulicher und nachvollziehbarer. Einzelne Aspekte können darüber hinaus einen Wert für die Analyse besitzen. Notizen, die im Rahmen der Analysearbeit (Kodierprozess) entstehen oder diese betreffen, werden Memos genannt und in einem späteren Kapitel dieses Buches erwähnt.

Beschreibung der Interviewsituationen

Die gesamte Interviewsituation ist von großer Bedeutung für den Verlauf des jeweiligen Interviews und die Qualität des Datenmaterials. Alle Interviews wurden in der Freizeit der Pflegenden durchgeführt, wobei die Gesprächspartner selbst über das Interviewsetting, d. h. den Ort und die Zeit der Befragung, entschieden. Dies sollte ermöglichen einen Rahmen zu schaffen, in dem sich die Befragten wohlfühlten und der schließlich zu einer offenen und ungezwungenen Kommunikation einlädt.

Das erste Interview (B1) fand mit einer Gesprächspartnerin statt, die der Interviewerin bereits persönlich bekannt war. Die Stimmung, in der beide Akteure in das Gespräch gingen, war vertraut und aufgelockert. Das Interview fand am frühen Abend statt und die Befragte hatte an diesem Tag frei, so war die Atmosphäre insgesamt entsprechend entspannt. Als Ort der Befragung diente das Wohnzimmer der Befragten. Das Zimmer war wohnlich eingerichtet und die Raumgröße ermöglichte eine gute, nicht hallende Akustik. Beide Gesprächspartner saßen weich und bequem (Sessel und Sofa), sodass sich schnell die erhoffte „Wohlfühlatmosphäre" einstellte. Die Sitzposition war offen und einander zugewandt. Das Fenster war geschlossen und es gab auch sonst keinerlei akustische Störungen, die das Gespräch unterbrochen haben. Das Aufnahmegerät lag während der gesamten Zeit in Sichtweite auf einem kleinen Tisch, der etwas seitlich zwischen dem Interviewten und dem Interviewer stand. Da es sich bei dem Aufnahmegerät um ein Smartphone mit Diktiergerätfunktion handelt und Handys im Alltag regelmäßig und an den verschiedensten Orten sichtbar abgelegt werden, konnte dieses während des Gesprächs immer wieder ausgeblendet werden. Das integrierte Diktiergerät warnte jedoch mit einer Grafik, wenn das Gesprochene für die Aufnahme eine zu geringe Lautstärke aufwies. Dies war während des Interviews mehrfach der Fall, was zu visuellen Störungen führte. Folglich bestand während des Interviews immer wieder Blickkontakt zu dem Gerät, welches eine Erinnerung darstellte lauter zu sprechen. Im Rahmen der Vorbereitung und Tests des technischen Hilfsmittels, erschien diese Meldung nicht, daher waren diese für den Interviewer bis dato unbekannt. Zwar war das Handy in diesen Situationen als Aufzeichnungsgerät für die Gesprächspartner präsent, doch schien die Störung die Interviewte nicht aus dem Redefluss zu bringen. Möglicherweise ist diese Gelassenheit der eigenen Forschungserfahrung der Gesprächspartnerin zu verdanken. Insgesamt war das Gespräch dynamisch und die Befragte motiviert, die Fragen umfassend zu beantworten und über ihre Erfahrungen zu erzählen. Trotz der Störungen wird das Interview von der Interviewerin als erfolgreich bewertet.

Das zweite Interview (B2), ebenfalls mit einer Gesprächspartnerin, die der Interviewerin bereits bekannt war, fand unter ähnlichen Bedingungen statt. Die Gesprächszeit war ebenfalls der frühe Abend und der Gesprächsort war das Wohnzimmer der Befragten, welches durch ein gewisses Maß an Gemütlichkeit bereits eine Wohlfühlatmosphäre förderte. Beide Gesprächsteilnehmer saßen sich an einem kleinen Esstisch offen, aufrecht und einander zugewandt gegenüber. Die Atmosphäre war insgesamt angenehm und entspannt, und die Stimmung war vertraut und freundlich. Aufgrund der technischen Schwierigkeiten im ersten Interview, benutzte die Interviewerin zwei Ansteckmikrofone, die jeder Gesprächspartner jeweils an seiner Oberbekleidung befestigte. Diese waren aufgrund ihrer geringen Größe kaum sichtbar. Die Mikrofone ermöglichten, dass die Tonqualität stets gleich hoch war, unabhängig von der Neigung des Kopfes sowie dass selbst die leisesten Äußerungen in sehr gut hörbarer Qualität aufgezeichnet werden konnten. Darüber hinaus waren die Kabel der Mikrofone so lang, dass das

Smartphone – als eigentliches Aufnahmegerät – aus dem Blick geriet. Die Befragte war motiviert, alle Fragen zu beantworten. Der Redefluss war dynamisch aber präzise. Es gab keine Störungen oder Auffälligkeiten zu verzeichnen. Rückblickend kann zusammengefasst werden, dass das Interview unter nahezu idealen Bedingungen erfolgreich durchgeführt wurde.

Das dritte Interview (B3) wies, im Vergleich zu den ersten beiden, einige Besonderheiten auf. Die Befragte und die Interviewerin kannten sich nicht. Der Kontakt wurde vermittelt und die vorausgehende Kommunikation, einschließlich der Terminabsprache, fand ausschließlich telefonisch via Textnachrichten statt. Da die Gesprächspartnerin aber eine aufgeschlossene und offene Person ist, ging das Warm-up nach der Vorstellung beider recht schnell. Anders formuliert könnte man sagen, dass die Persönlichkeiten harmonierten und die zu überwindende emotionale Schwelle recht gering schien. Das Gespräch fand am frühen Nachmittag in einem öffentlichen Café statt. In diesem Café gibt es einen separaten und räumlich getrennten Sitzbereich, den man mithilfe von Vorhängen visuell vom restlichen Raum trennen kann. Diese Sitzkabine wurde von der Interviewerin für diesen Termin reserviert. Die Gesprächspartner saßen sich offen und einander zugewandt gegenüber, es befand sich kein Tisch zwischen ihnen. Die Kabine war gemütlich eingerichtet und die Sitze bequem, sodass ein Wohlfühlen aufgrund dieser räumlichen Rahmenbedingungen durchaus möglich war. Hinsichtlich der akustischen Gegebenheiten erwiesen sich die Ansteckmikrofone als äußerst nützlich. Das Smartphone konnte zum einen aus dem Sichtfeld entfernt werden und zum anderen reduzierten die Mikrofone vorhandene Nebengeräusche. Diese entstanden zum einen aufgrund der Hintergrundmusik. Zwar wurde die Lautstärke in der Kabine von dem Gastronomiemitarbeiter reduziert, sie war dennoch hörbar. Während der Interviewsituation konnte die Musik, wie sich im Nachgespräch zeigte, von beiden Gesprächspartnern ausgeblendet werden und wurde nicht als störend empfunden. Zum anderen befanden sich zu Beginn des Gespräches weitere Gäste in der Nähe, scheinbar ein Paar mittleren Alters. Diese verließen hingegen kurze Zeit nach Beginn des Interviews das Café. Da keine weiteren Gäste hinzukamen, war dies die einzige Störung dieser Art. Da direkt zu Beginn ausreichend Getränke bestellt

110

wurden und der Gastronomiemitarbeiter über den Zweck dieses Treffens informiert war, konnte das Gespräch weitestgehend ungestört ablaufen. Lediglich ein einziges Mal fragte der Gastronomiemitarbeiter leise und vorsichtig, ob alles in Ordnung sei. Die Störungen wurden entsprechend in das Transkript aufgenommen. Die Interviewpartnerin war an dem Thema sehr interessiert und motiviert alle Fragen ausführlich zu beantworten. Mit dem Interviewort war ein gewisses Risiko verbunden. Beispielsweise hätte das Café zu diesem Zeitpunkt stärker besucht sein können. Rückblickend betrachtet, war die Gesprächssituation – trotz der Rahmenbedingungen – insgesamt gut. Da die Befragte die Umstände nicht als störend empfand, wurden schließlich weder der Gesprächsfluss noch die Dynamik des Gespräches beeinflusst. An keiner Stelle des Interviews hatte die Interviewerin das Gefühl, dass etwas die Gesprächspartnerin irritierte. In dem Nachgespräch konnte diese Annahme bestätigt werden. Somit ist auch das dritte Interview insgesamt als erfolgreich zu bewerten.

3.4.3 Datenmaterial

Nach Abschluss der Datenerhebung lagen der Verfasserin drei Interviews mit beruflich Pflegenden vor. Die Interviews wurden zeitnah im Anschluss an die Durchführung transkribiert. Es ergaben sich insgesamt 75 Seiten Transkript.

Zum Zeitpunkt der Befragung waren alle Befragten in Krankenhäusern tätig, keine von ihnen in Einrichtungen der Altenpflege (Altenpflegeheim, Seniorenresidenz u.Ä.) oder in der ambulanten Pflege. Die für das Sampling und Analyse relevanten bzw. möglicherweise relevanten erhobenen Eckdaten und persönlichen Angaben zu den Befragten, sind in der Nachfolgenden Tabelle aufgeführt.

Interview	B1	B2	B3
Länge des Interviews in Minuten	81:20	32:37	54:15
Alter des Befragten	36	53	22
Funktion/Tätigkeit des Befragten	KS	AP	GuK
Jahr des Berufsabschlusses	2002	2004	2017
Berufsjahre (ohne Ausbildung)	15	13	ca. ½
Derzeitige Arbeitsstelle	KH	KH	KH

Tab. 1: Übersicht des Datenmaterials

3.4.4 Transkriptionsverfahren und -vorgehen

Da mündliche Aussagen oft flüchtig und die Erinnerungen an Gespräche oft lückenhaft sind, dient die Transkription als Erinnerungshilfe an das Gesagte und überwindet so die Flüchtigkeit (Dresing & Pehl, 2015, S. 17). Transkription ist die „Verschriftlichung menschlicher Kommunikation, meist auf der Grundlage von Tonband- oder anderen Aufzeichnungen" (ILMES, 2017, o. S.). Die Transkripte dienen als grundlegendes Arbeitsmaterial für die Auswertung und Analyse des Inhalts der Interviews. Die Transkription ist folglich „eine eher technische, jedoch notwendige Voraussetzung für die weiteren Analyseschritte" (Lamnek, 2005, S. 403). Zudem soll ein Transkript dem Leser einen möglichst guten Eindruck über das Gespräch geben. So scheint eine möglichst detailgetreue und facettenreiche Darstellung des Gespräches notwendig zu sein, für eine wirklichkeitsgetreue Rekonstruktion desselben, welche hingegen – durch zu viele Details und Informationen – mit einer schweren Lesbarkeit einhergeht (Dresing & Pehl, 2015, S. 17).

Methodologisch betrachtet bildet das Transkript das Gespräch nicht analog ab, vielmehr werden bestimmte Aspekte hervorgehoben und andere vernachlässigt (Knoblauch, 2003, S. 159). „Je nach Untersuchungszweck kann bzw. muss die Transkription mehr oder weniger umfassend sein" (ILMES, 2017, o. S.). De facto bestimmt die Bandbreite der transkribierten Aspekte die Möglichkeiten der Analyse

(Lamnek, 2005, S. 403ff.; Knoblauch, 2003, S. 159f.). Je akribischer und detaillierter demnach die Transkription erfolgt, desto genauer und inhaltsreicher fällt das Potential der Inhaltsanalyse aus.

„Transkriptionen [...] sollen wissenschaftlichen Ansprüchen genügen und benötigen daher ein festes Regelsystem. Dieses richtet sich nach den jeweiligen Absichten und den dafür notwendigen Daten. Beispielsweise benötigt man manchmal lediglich den groben Inhalt der Aussagen, und ein anderes Mal sind auch nonverbale Äußerungen interessant" (Kuckartz et al., 2008, S.27).

Da die vorliegende Untersuchung aufgrund ihres institutionellen Hintergrundes zeitlich und im Umfang limitiert ist, trifft die Verfasserin hinsichtlich der trans-kribierten Bandbreite eine bewusste Abwägungsentscheidung. Zu Gunsten der besseren Lesbarkeit und im Sinne der inhaltlichen Fokussierung, entschied sich die Verfasserin für eine vereinfachte Transkriptionsform, die ausschließlich ausge-wählte akustische Daten berücksichtigt (Knoblauch, 2003, S. 159). Diese bewusst einfachen Transkriptionsregeln sind zudem schnell erlernbar und kommen insbesondere unerfahrenen Transkribienten entgegen (Kuckartz et al., 2008, S. 27). Folglich wird das gesprochene Datenmaterial wörtlich aber geglättet transkribiert und in eine lesbare Form gebracht (ebd., S. 27). Außer Acht gelassen werden demnach nonverbale Aktivitäten (visuelle Daten) oder phonetisch-phonologische Aspekte, wie etwa Dialekte. Äußerungen wie „hamma", „ham se" oder „so'ne" werden entsprechend in „haben wir", „haben sie" und „so eine" geändert. Die Satzform hingegen wird unbedingt beibehalten, auch wenn diese syntaktische Mängel aufweist, z. B.: „ich bin nach Patient gegangen". Zudem werden Verzögerungssignale wie „äh", „mh" oder „öh" nur kenntlich gemacht, wenn sie sich direkt auf den Inhalt oder auf die Frage beziehen. Verzögerungssignale die auftreten, weil der Befragte nach einer Antwort auf eine Frage sucht, da diese scheinbar nicht geradewegs gegeben werden kann, können inhaltlich und analytisch von Bedeutung sein und werden berücksichtigt. Ebenso werden Verzögerungs-signale berücksichtigt, die Reaktionen wie Erstaunen zum Ausdruck bringen, um dem Leser dieses Buches einen besseren Eindruck von dem Gespräch zu geben.

Nicht berücksichtigt werden hingegen Verzögerungssignale, die aufgrund von stockender oder stotternder Sprache entstehen. Diese sind inhaltlich nicht von Bedeutung und stellen keine Störungen im eigentlichen Sinne dar, sodass diese aus ökonomischen Gründen nicht in das Transkript aufgenommen werden. Ähnlich verhält es sich mit Faktoren der nonverbalen Kommunikation. Unterbrechungen, Pausen (einschließlich deren Länge) oder Reaktionen wie Lachen, werden zu Gunsten des Höreindrucks kenntlich gemacht. Zudem wird hieraus deutlich, welche Fragen für den Gesprächspartner ggf. einfacher oder weniger einfach zu beantworten waren und längerer Überlegungen bedurften. Eine Reduktion erfolgte in Bezug auf Anmerkungen zu Mimik, Gestik, Körpersprache sowie Intonationen, welche nicht aufgeführt werden. Ferner werden Verzögerungsäußerungen und irrelevante Konversationen, die nichts mit dem Thema des Buches sowie der Interview- oder Forschungsfrage zu tun haben, aus dem Transkript ausgeschlossen. Beispiele hierfür wären die Frage des Interviewten an den Interviewer, ob dieser noch eine Tasse Kaffee möge oder die plötzlich verbalisierte Feststellung des Befragten, dass dieser die Toilette aufsuchen müsse. Auslassungen von Äußerungen dieser Art werden mit Zeitangaben entsprechend aufgeführt, da diese als Störungen des Gesprächs zu bewerten sind.

Die verwendeten Konventionen für die Transkription der Interviews werden im Anhang E aufgeführt.

Der Ablauf der Transkription verlief in den folgenden Schritten:

(1) Die Aufnahme wurde zunächst komplett angehört, um die Qualität zu prüfen und mögliche technische Fehler, die die Aufnahme unbrauchbar machen würden, frühzeitig zu identifizieren.

(2) Das Dokument zur Verschriftlichung wurde entsprechend vorbereitet.

(3) Die einzelnen Passagen des Interviews wurden in chronologischer Reihenfolge angehört und mithilfe einer QDA-Software für Audiotranskriptionen transkribiert.

(4) Das vollständige Transkript wurde abschließend mit der Aufnahme verglichen und auf mögliche Fehler hin überprüft. Korrekturen wurden bei Bedarf vorgenommen.

Als Authentizitätsnachweis gehört ferner ein Transkriptionskopf zum Transkriptionsformat, welcher elementare Hintergrundinformationen zu dem Interview enthält (Dittmar, 2009, 91). Bei diesen Informationen handelt es sich jeweils um den Namen des Transkripts, welcher mit der Kennnummer des jeweiligen Befragten identisch ist (z. B. B1), dem Datum der Aufnahme, den Aufnahmeort, der Dauer des Interviews, dem beruflichen Hintergrund der Befragten, d. h. dem Ausbildungsberuf und dem Tätigkeitsbereich zum Zeitpunkt der Befragung.

Die befragten Personen sind jeweils mit dem Buchstaben „B" und einer von der Reihenfolge der Interviewdurchführung abhängigen Nummer (B1, B2, B3) gekennzeichnet. Der Interviewer, welcher mit dem Verfasser dieses Buches stets identisch ist, trägt als Kennung den Buchstaben „I".

3.5 Datenauswertung

„Das Wesen spezifischer Entdeckungen besteht nicht darin, etwas als erster zu sehen, sondern tragfähige Verbindungen zwischen zuvor Bekanntem und dem bisher Unbekannten zu knüpfen" (Strauss & Corbin, 1996, S. 61 zitiert nach Seyle, 1956, S. 6), schrieb einst der Biologe Hans Seyle. Doch fügte dieser auch hinzu, dass das Aufstellen einer Theorie, die zur Wissenschaft, d. h. zur Gesamtheit des theoretischen Wissens beiträgt, ebenso ein Anliegen des Forschens sei (ebd.).

Die Theoriebildung im Sinne der Grounded Theory ist ein komplexer Prozess, dem eine offene und weite Forschungsfrage vorausgeht, die zunehmend fokussiert und eingegrenzt wird im Verlaufe des Forschungsprozesses (Strauss & Corbin, 1996, S. 23). Dies ermöglicht eine „tiefgehende Erklärung des Phänomens" (LoBiondo-Wood & Haber, 2005, S. 230). Als Datenquelle dienten Leitfadeninterviews, welche in transkribierter Form vorliegen und in vorausgehenden Kapiteln bereits eingehend erwähnt wurden. Die Auswertung ist ein analytisches und interpretatives Verfahren, das die Daten aufbricht bzw. konzeptualisiert und in neuer Weise zusammensetzt (Strauss & Corbin, 1996, S. 5, S. 39). Diesen zentralen Forschungsprozess nennt man Kodieren.

3.5.1 Kodier-Prozess

Die Systematische Datenerhebung – nach dem Prinzip des Theoretical Samplings –, der Kodier-Prozess und die Theoriebildung verlaufen wechselseitig. Die folgenden Abschnitte beschreiben die Vorgehensweisen im Rahmen des Kodier-Prozesses.

Es wurde bereits erwähnt, dass das Kodierungsverfahren ein dreistufiger Prozess ist, der aus den folgenden drei Basistypen besteht: dem offenen Kodieren, dem axialen Kodieren und dem selektiven Kodieren. „Die Verfahren sind weder mechanisch oder automatisch, noch stellen sie einen Algorithmus dar, der Ergebnisse garantiert. Sie sind vielmehr flexibel, den Umständen entsprechend anzuwenden; ihre Reihenfolge kann variieren und bei jedem Schritt sind Alternativen möglich" (Strauss & Corbin, 1996, S. 5, S. 41 zitiert nach Diesing, 1971, S. 14). Folglich ist zwischen den einzelnen Typen nicht notwendigerweise eine Reihenfolge einzuhalten, sodass ein hin und her bewegen zwischen ihnen – insbesondere den ersten beiden Formen – durchaus sinnhaft sein kann (Strauss & Corbin, 1996, S. 5, S. 40). Es soll den folgenden Ausführungen vorweggenommen werden, dass der dritte Typ, das selektive Kodieren, aus forschungsökonomischen Gründen, im Rahmen dieser Untersuchung nicht durchgeführt werden kann. Eine nähere Begründung hierzu findet sich am Ende dieses Kapitels.

Im offenen Kodieren werden die Daten, d. h. die Texte aus den transkribierten Interviews, aufgebrochen und somit „geöffnet" (Corbin, 2003, S. 71). Man benötigt nicht unbedingt „einen ganzen Absatz oder eine Liste von Fragen [...], um die Daten „aufzubrechen". Das kann mit einem Satz, einer Phrase oder manchmal sogar mit einem einzigen Wort geschehen" (Strauss & Corbin, 1996, S. 61). Die meisten Alltagsbegriffe sind qualitative (klassifikatorische) Begriffe, die Gegenstands-bereiche in verschiedene Klassen einteilen und den Inhalt der Klassennamen bzw. Klassenbezeichnungen – wie Haus, Mensch, kalt, rot – bezeichnen (Stegmüller,

1970, S. 16, 19, 44ff. zitiert nach Mayring, 2015, S. 17f.). Dabei weisen Häuser und Menschen jeweils verschiedene Eigenschaften auf, sowie auch Temperaturempfindungen und Farben für sich betrachtet verschieden definiert werden und zu unterschiedlichen Vorstellungen führen. Doch trotz dieses interpretativen Spielraums, gibt es stets Gemeinsamkeiten. Beispielsweise hat das Haus stets Türen und Fenster – egal ob groß oder klein, mit oder ohne Balkon –, und der Mensch hat ein Gesicht, Arme und Beine – egal wie jung oder alt, männlich oder weiblich.

Ereignisse, Vorkommnisse und Erfahrungen werden in abstrahierter Form als Konzepte etikettiert (Corbin, 2003, S. 73; Strauss & Corbin, 1996, S. 43). Diese Konzepte geben dem jeweiligen inhaltlichen Ausschnitt eine Bedeutung, welche innerhalb des Forschungsprozesses zunimmt und durch stete Vergleiche klarer wird sowie dazu führt, dass frühere Interpretationen verifiziert, verworfen oder modifiziert werden (Corbin, 2003, S. 73). Im nächsten Schritt werden Redundanzen entwickelt und Konzepte bzw. Kodes, die sich einander entsprechen, zusammengefasst. Beispielsweise werden „Bedürfnisse der Patienten" und „Bedürfnisse der Bewohner" zu „Bedürfnisse der Klienten". Diese Reduktion bringt hingegen einen Verlust von Informationen mit sich. Schließlich werden Klienten in Einrichtung der Altenpflege und –hilfe Bewohner genannt und Klienten in einem Krankenhaus werden üblicherweise Patienten genannt. Die Information, in welchem Setting sich der Klient befindet, geht durch die Reduktion verloren. Daher muss die Bildung von Redundanzen sorgfältig hinterfragt werden und sollte nur angewandt werden, wenn der Verlust für die Ergebnisse irrelevant ist. Die Konzeptualisierung der Daten – vorab als bloße Wiedergabe des Inhalts und seiner Bedeutung – geht direkt aus den Transkripten hervor, welche so aufgebaut sind, dass neben der jeweiligen Textstelle, unter Angabe der Zeilennummern, das dazugehörige Konzept erscheint. Eine dem Transkript nachfolgende Tabelle gibt eine Übersicht aller Konzepte, aus welcher auch Reduktionen dieser Art hervorgehen. Benutzt wurden sowohl In-Vivo-Kodes als auch von der Verfasserin konstruierte Kodes. Erstere entsprechen der Formulierung der Textstelle, letztere sind abstrahiert formuliert.

Die Konzepte werden anschließend auf Ähnlichkeiten und Unterschiede hin miteinander verglichen und daraufhin überprüft, ob sie sich auf ähnliche Phänomene beziehen (ebd.). Wenn dies der Fall ist, werden die Konzepte zu einem abstrakten Konzept höherer Ordnung gruppiert (Klassifikation von Konzepten), welches dann als Kategorie bezeichnet wird (Strauss & Corbin, 1996, S. 43ff.). Die Kategorie entspricht den Eigenschaften bzw. Charakteristika eines Phänomens (Strauss & Corbin, 1996, S. 51). „Kategorien besitzen konzeptuelle Stärke, weil sie in der Lage sind, andere Gruppen von Konzepten oder Subkategorien in ihrem Umkreis zusammenzufassen" (Strauss & Corbin, 1996, S. 47). Strauss & Corbin wählen dafür das Beispiel der Kategorie „Farbe", welche sich in den Eigenschaften Farbton, hell und dunkel, Intensität usw. unterscheiden kann (1996, S. 51). Die Identifikation der Eigenschaften ist folglich von zentraler Bedeutung für die Entwicklung von Kategorien. Eine Übersicht der entwickelten Kategorien stellt das Ergebnis des offenen Kodierens dar und wird als Zwischenergebnis in tabellarischer Form in Anschluss an die Transkripte abgebildet.

Das axiale Kodieren findet im Anschluss an die induktive Kategorienbildung statt und stellt den Ergebnisteil dieser Untersuchung dar. Es handelt sich dabei um eine „Reihe von Verfahren, mit denen durch das Erstellen von Verbindungen zwischen Kategorien die Daten nach dem offenen Kodieren auf neue Art zusammengesetzt werden. Dies wird durch Einsatz eines Kodier-Paradigmas erreicht, das aus Bedingungen, Kontext, Handlungs- und interaktionalen Strategien und Konse-quenzen besteht" (Strauss & Corbin, 1996, S. 75ff.). Folglich werden einzelne Kategorien stärker fokussiert und ausgearbeitet sowie einzelne Aspekte des Untersuchungsphänomens differenziert, um Verbindungen und Zusammenhänge zu identifizieren (Wiedemann, 1995, S. 443f.). „Menschen handeln und interagieren, verfügen über Strategien, um mit ihren Situationsinterpretationen umzugehen, und ihr Handeln und das Verfolgen ihrer Strategien hat Konsequenzen. Erklärungen beinhalten die Bedingungen, die auf die Handlungen und Interaktionen einwirken, und die Konsequenzen, die daraus hervorgehen" (Strauss & Corbin, 1996, S. 75).

Die folgende Abbildung soll das Prinzip des Kodier-Paradigmas veranschaulichen.

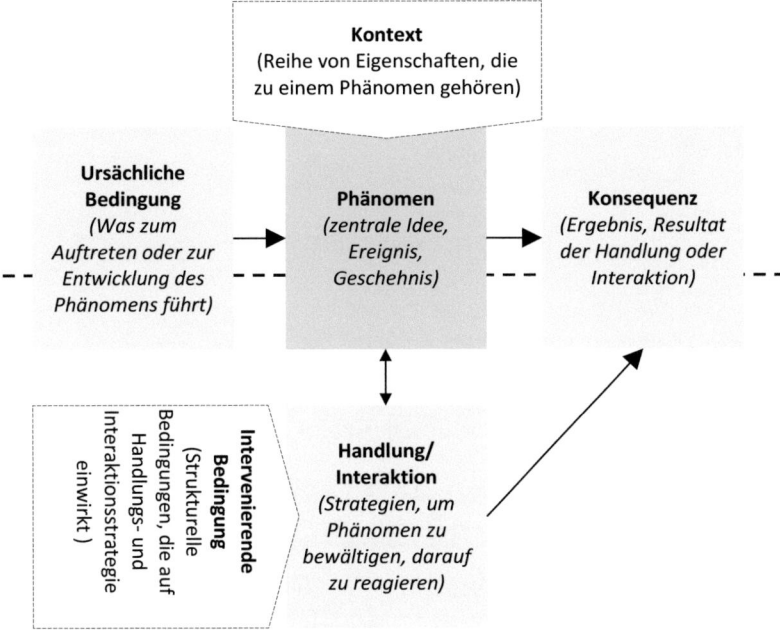

Abb. 3: Kodier-Paradigma (eigene Darstellung, erstellt nach Strauss & Corbin, 1996)

Das selektive Kodieren stellt den dritten Typ des Kodierens dar und soll nur der Vollständigkeit halber erwähnt werden. Es werden Kernkategorien identifiziert, die das Phänomen in seiner breiteren Bedeutung beschreibt, dass alle anderen Kategorien einschließt und ein Hauptthema bestimmt, welches die wesentliche Frage stellt: „Was ist die Handlung in dieser Geschichte?" (Corbin, 2003, S. 74; Strauss & Corbin, 1996, S. 94ff.). Das zentrale Phänomen wird in einer beschreibenden Erzählung dargestellt, welche imstande ist eine allgemeingültige, auf empirischen Daten basierende, gegenstandsverankerte Theorie zu bilden, die Grounded Theory.

Die GT und insbesondere das selektive Kodieren stellen komplexe Arbeitsschritte dar, die, wenn sie eine dichte und präzise GT hervorbringen sollen, mehr Zeit und Datenmaterial erfordern als die Kapazität dieser Untersuchung es ermöglicht. Die Daten werden schließlich offen und axial kodiert.

3.5.1.1 Erstes Interview (B1)

Name/ Kennnummer:	B1
Datum der Aufnahme:	04.12.2017
Aufnahmeort:	Wohnzimmer des Befragten
Dauer des Interviews:	81:20 Min
Ausbildungsberuf:	Krankenschwester
Tätigkeitsbereich:	Krankenhaus
Kennzeichnungen:	I= Interviewer
	Bx= Befragte Person und ihre Kennnummer

1	I:	Zunächst interessiert mich, warum du einen Beruf in der
2		Pflege gewählt hast. Kannst du mir kurz erzählen, was die
3		entscheidenden Gründe für die Berufswahl waren?
4	B1:	Also meine Gründe für die Berufswahl waren einfach, dass
5		ich mit Menschen zusammenarbeiten möchte. Also wie das
6		halt mit sechzehn ist, ich möchte gerne was mit Menschen
7		machen und auf der anderen Seite (..) fand ich aber die
8		Medizin auch sehr interessant. Für mich war aber relativ
9		schnell auch klar, dass ich Medizin nicht studieren möchte,
10		weil mir das einfach zu lange erschien und auch zu mühsam
11		(.) und da war der Beruf Krankenschwester eigentlich für
12		mich die ideale Lösung.
13	I:	Und würdest du dich heute wieder für diesen Beruf
14		entscheiden?
15	B1:	=Ja, (.) würde ich (.) würde ich machen. Ich würde mich
16		wieder entscheiden für diesen Beruf aber ich würde es
17		anders machen. Wenn ich jetzt zum Beispiel aus der
18		mittleren Reife komme, klar, weil den Beruf kann man ja
19		erst mit siebzehn machen, dann würde ich die Ausbildung
20		machen, würde meinetwegen zwei Jahre die Anerkennung

1. Konzept

Treffen der Berufswahlentscheidung

Pflegeberuf aufgrund des Interesses an Menschen im Kontext mit Medizin aber ohne Studium (Z. 4-12)

#M1 (Z. 4-12)

#M2 (Z. 13-14)

2. Konzept

Generelle Zufriedenheit mit Berufswahl, da kein Abitur, würde heute vor dem Hintergrund der Lebenserfahrung die Ausbildung nochmals aufnehmen, aber mit veränderten Rahmenbedingungen (Z. 15-28)

21　　　machen, also zwei Jahre arbeiten in dem Beruf und	
22　　　anschließend das Abitur nachholen und dann mal einfach	**#M3** (Z. 29-33)
23　　　mal gucken (.) ja, ob ich dann gänzlich raus gehen würde (.)	
24　　　ähm oder noch mal was anderes studieren oder in dem	**3. Konzept**
25　　　Gesundheitsbereich (..) aber so würde ich es machen. Also	Zweifel daran, den
26　　　ich mag den Beruf. Ich bin gerne Krankenschwester. Ich	Pflegeberuf mit
27　　　würde ihn wieder machen aber ich würde meinen Weg	direktem
28　　　anders gehen.	Patientenkontakt bis in
	das Rentenalter
29　I:　Heißt das, dass du den Beruf vielleicht nur vorübergehend	auszuführen aufgrund
30　　　machen würdest?	der drei Bedingungen:
	(1) physische und
31　B1:　Ja, das kann ich mir auch vorstellen.	psychische
	Anstrengung,
32　I:　Also nicht bis zur Rente?	(2) geringe
	Anerkennung der
33　B1:　= ne	Pflegeleistungen durch
	Gesellschaft und Politik,
34　I:　Darf ich fragen warum?	(3) Unterschiede in den
	Rahmenbedingungen
35　B1:　Ähm (.) naja, es ist schon ein anstrengender Beruf und er	zwischen Pflegeberufen
36　　　wird jetzt nicht so gut honoriert finde ich persönlich. Also es	und hausintern,
37　　　gibt immer noch sehr große Unterschiede (...) Ja,	ungleiche Bezahlung,
38　　　gesundheitlich ist es einfach anstrengend. Ich sehe schon	Personalmangel
39　　　mit Mitte dreißig, wo ich sage: "Rücken und Knie und Fuß",	(4) Zunahme des
40　　　und was weiß ich nicht alles. Und ich finde es auch	Aufgabenspektrums
41　　　psychisch extrem belastend. Also ich kann mir nicht	Pflegender (Grund- und
42　　　vorstellen, wirklich bis Mitte sechzig in dem Beruf zu	Behandlungspflege,
43　　　arbeiten. Zumindest nicht direkt am Patientenbett.	Administration)
	(Z. 35-68)
44　I:　Du sagtest gerade, der Beruf wird nicht ausreichend	
45　　　honoriert. Was meinst du genau damit? Meinst du damit	
46　　　eher die finanzielle Vergütung, Rahmenbedingungen oder	**#M4** (Z. 45-47)
47　　　eher die Wertschätzung allgemein usw.?	

48	B1:	Beides oder alles. Ich finde finanziell, also vom Gehalt her
49		finde ich die Unterschiede schon ziemlich krass. Gut, die
50		Altenpflege wird nun mal nicht so gut bezahlt, ist jetzt aber
51		eine andere Sache. Selbst im Krankenhaus gibt es
52		Unterschiede und auch, was die Rahmenbedingungen
53		angeht, (.) der Personalmangel (.) aber, das ist meine
54		Meinung. Was war das andere?
55	I:	Die Wertschätzung?
56	B1:	Ach ja, also innerhalb des Berufes gibt es schon eine hohe
57		Wertschätzung untereinander, aber gesellschaftlich nicht.
58		Also gerade auch auf Ebene der Politik finde ich nicht, dass
59		der Beruf wertgeschätzt wird, also dass man sich bewusst
60		ist, was Pflegekräfte eigentlich machen tagtäglich. Es ist ja
61		nicht mehr wie früher, dass wir mit Häubchen und
62		Kleidchen über die Station huschen und den Patienten über
63		den Kopf tätscheln, sondern wir machen ja wirklich alles.
64		Von Pflege, anfassen, waschen, bis hin zur
65		Behandlungspflege, Medikamentengabe, dann diese ganze
66		Verwaltung, die ganze Administration, das gehört ja alles
67		mit rein (.) und ich finde nicht, dass das alles entsprechend
68		wertgeschätzt wird, (..) finde ich nicht.
69	I:	Was würdest du denn sagen, ist nach deiner Vorstellung
70		gute Pflege?
71	B1:	Also gute Pflege bedeutet für mich (.) das ist natürlich nicht
72		ganz einfach zu beantworten. Gute Pflege bedeutet für
73		mich Zeit für den Betroffenen zu haben, also für die
74		Patienten, die Bewohner. Eben auch entsprechend seinen
75		Bedürfnissen auf ihn einzugehen und natürlich auch dieses
76		fachliche Know-how zu besitzen. Also alles miteinander

4. Konzept

Versteht gute Pflege als Kombination aus Zeit für Klienten und zu erledigende Aufgaben, Empathie, Bedürfnisorientierung, fachlichem Know-how, dem Miteinander arbeiten und Befassen mit dem Klienten, vor dem Hintergrund, dass Aufgaben sonst schnell abgearbeitet werden (Z. 72-92)

#M5 (Z. 72-77)

77 kombiniert irgendwo. Es gibt ja auch viele Patienten, die	
78 sagen: "Okay, ich bin zwar jetzt im Krankenhaus (.) und	
79 brauche meine Behandlung (.) aber mir reicht es, wenn Sie	
80 einfach mal zehn Minuten bei mir sitzen und quatschen".	
81 Ich finde, was einfach auch diesen Beruf ausmacht, die	
82 Empathie und dieses Miteinander. Ich finde, man arbeitet	
83 ja auch ganz eng zusammen. (4") Ja, dieses Miteinander	
84 und wirklich auch mal Zeit haben für den Patienten und sich	
85 auch wirklich mal mit dem Patienten auseinandersetzen	
86 und auch mal in Ruhe seine Aufgaben erledigen. Also nicht	
87 nur, von A nach B und von B nach C huschen und rennen	
88 und alles nur im Schnellverfahren erledigen, sondern mich	
89 wirklich selbst auch mal mit dem Patienten, mit allem,	**#M6** (Z. 86-92)
90 befasse. Und sagen kann, ich nehme mir jetzt einfach mal	
91 die Zeit und mache das nicht so halbherzig, weil ich einfach	
92 nicht die Zeit dafür habe.	

I:
93   Du sagtest gerade: "Mich mit allem befasse". Was wäre
94   denn dieses alles? Was wären denn so Beispiele dafür?

5. Konzept

Misst der Biografiearbeit, dem ausbildungskonformen Arbeiten sowie der Pflegeplanung einen hohen Stellenwert bei, bei gleichzeitiger Feststellung, dass im Krankenhaus hierfür keine Zeit ist (Z. 95-109)

B1:
95   Dass ich jetzt nicht nur am Patienten selber agiere, sondern
96   mich mit seiner Geschichte auch befasse: Warum ist er im
97   Krankenhaus, auch Biografiearbeit, wie es auch in der
98   Schule gelehrt wird. Biografiearbeit ist mit das Wichtigste,
99   aber ich habe keine Zeit dafür. Ich nehme den Patienten
100   auf, auf Station, gut da werden dann Angaben zu den
101   Angehörigen gemacht, warum kommt der Patient oder
102   welche Allergien oder andere Diagnosen hat er, aber dann
103   war es das aber auch. Ich meine, wir schreiben
104   Pflegeplanungen, das ist dann natürlich alles vereinfacht.
105   Bei uns auf Station machen wir das alles elektronisch. Klar
106   machst du deine Häkchen und deine Kreuzchen und dann

#M7 (Z. 84-109)

107	hast du das alles, aber so richtig, dass man sich mal damit
108	beschäftigt, dafür ist einfach die Zeit nicht. Zumindest nicht
109	im Krankenhaus. Im Pflegeheim ist das nochmal was
110	anderes, da ist die Arbeit am Patienten bzw. mit dem
111	Bewohner intensiver. Ich kann das ja jetzt auch vergleichen,
112	die Stationsarbeit und die Arbeit im Heim. Im Heim ist auch
113	die Zusammenarbeit mit den Angehörigen intensiver, weil
114	sich da auch die Zeit anders verteilt, weil natürlich auch die
115	Aufgaben anders sind. Ich meine, im Pflegeheim habe ich
116	keine Blutabnahmen, da habe ich nicht jeden Tag Visiten, (.)
117	auch, wenn da viel zu tun ist und ich manchmal auch wenig
118	Zeit habe für die Patienten aber trotzdem ist irgendwo die
119	Arbeit am Patienten oder am Bewohner intensiver. Ich hab
120	Zeit, den Patienten genau zu beobachten, auf (.) weiß ich
121	nicht (.) Hautveränderungen, eigentlich was alles
122	dazugehört. Da habe ich wesentlich mehr Zeit im
123	Pflegeheim als auf Station. Wir haben schon einige
124	Pflegefälle aber jetzt nicht so, dass ich sagen kann: "Ich
125	nehme mir jetzt eine halbe Stunde Zeit und wasche den mal
126	und creme den mal und gucke mir das alles mal an", oder so
127	(..)
128	I: Und woran könnte das deiner Meinung nach liegen, dass
129	die Pflege im Pflegeheim intensiver ist? Also wo ist deiner
130	Meinung nach der bedeutende Unterschied zwischen
131	Krankenhaus und Pflegeheim, was so die eigentliche
132	Pflegearbeit betrifft?
133	B1: Also ich kann jetzt natürlich nur aus Erfahrung sprechen. Ich
134	habe jetzt noch nicht in einem Bereich in einem Pflegeheim
135	gearbeitet, wo ich 50 Leute zu versorgen habe, sondern ich
136	habe in der Beatmungspflege gearbeitet. Bei uns in dem

6. Konzept

Reflexion der Berufserfahrung mit Vergleich zwischen Krankenhaus (KH) und Pflegeheim (PH) und den Feststellungen:

(1) die Zusammenarbeit mit Klienten und Angehörigen im PH ist intensiver und persönlicher

(2) Fokus im PH eher auf der Grundpflege und im KH stärker auf Behandlungspflege, bei gleichzeitigem Einräumen, dass die Aufgaben und Bedürfnisse von der Bewohner-Klientel („Beatmungspflege") und der zu versorgenden Anzahl der Klienten („sieben Bewohner") abhängt

(Z. 109-147)

137		Bereich hatten wir sieben Bewohner. Und wir hatten
138		einfach auch andere Aufgaben bzw. hatten wir ja nicht
139		diese Blutentnahme, dieses ganze Administrative und diese
140		ganzen Anmeldungen, die Untersuchungen, die auf Station
141		gang und gäbe sind, die hatten wir da einfach nicht.
142		Deswegen konnten wir uns auch ein bisschen mehr mit den
143		Bewohnern befassen. Das lag aber natürlich auch ein
144		bisschen am Bewohner-Klientel. Die haben ja bei uns alle
145		eine Trachealkanüle getragen und waren eben sehr
146		abhängig von uns. Dadurch – ich kann ja nur für den Bereich
147		sprechen, in dem ich gearbeitet habe.

#M8 (Z. 109-147)

148	I:	Und was würdest du sagen, in Bezug auf deine Vorstellung
149		von guter Pflege, jetzt auf die Pflege insgesamt betrachtet,
150		können Pflegende diesem Anspruch gerecht werden – im
151		Großen und Ganzen – und kann man das verallgemeinern,
152		dass Pflegende in den Pflegeheimen intensiver arbeiten
153		können als im Krankenhaus?

154	B1:	Nein, es ist keine Zeit. Klar gibt es auch Unterschiede, auch
155		innerhalb der Pflegeheime oder Stationen. Ob du jetzt
156		Bewohner hast mit Demenz, die brauchen ja noch mal eine
157		ganz andere Versorgung. Oder in den Wohnbereichen, da
158		hat man auch viele selbstständige Bewohner, die sich selbst
159		das Essen holen oder selbst beschäftigen können. Aber an
160		sich ist überall wenig Zeit da für die Pflege, ja.

7. Konzept

Reflexion der
Rahmenbedingung Zeit
bei der Feststellung,
dass es insgesamt,
sektoren-, bereichs- und
zielgruppenunspezifisch
einen Zeitmangel in der
Pflege gibt
(Z. 154-160)

161	I:	Du hast ja an so einem Arbeitstag viele Aufgaben, viele
162		Pflegesituationen und Interaktionen mit dem Patienten.
163		Was macht denn eine Situation für dich grundsätzlich zu
164		einer ethischen Problemsituation?

165	B1:	Da muss ich mal überlegen. (..) Kannst du mir da einen

166	Anhaltspunkt geben? Meinst du so etwas wie gefährliche	**8. Konzept**
167	Pflege? Oder (.), wenn ich jetzt einen Palliativpatienten	Identifikation von
168	habe, um den ich mich nicht genug kümmern kann? Meinst	gefährlicher Pflege und ungenügender Fürsorge
169	du so was?	Pflegebedürftiger als

170 I: Das sind schon gute Beispiele für solche ethischen

171   Problemsituationen. Und was ich gerade meinte, ist, welche

172   Bedingungen erfüllt sein müssen, dass du irgendeine

173   Situation in der Pflege als ethisches Problem empfindest?

174 B1: Gut (...) da fällt mir jetzt ein: Zeitmangel, (.) weil, (.)

175   Patienten sind ja uns Anvertraute. (..) Und palliative

176   Patienten, die vegetieren dann so vor sich hin. Im

177   Krankenhaus hatten wir neulich den Fall. Eine Patientin, die

178   wurde dann mit 2 × 5 mg Morphin abgespeist. Ich finde es

179   persönlich traurig, weil, (.) sie liegt da und wartet darauf,

180   dass ihre Organe versagen. Aber sonst bleibt sie da liegen.

181   Ich habe dann nicht die Zeit, mich einfach mal 5 Minuten da

182   hinzusetzen und ihre Hand zu halten. Ich bin der Meinung,

183   die merken das, auch wenn sich vielleicht ganz woanders

184   sind, die merken das trotzdem. Das finde ich moralisch

185   schon bedenklich, muss ich sagen. (.) Und gerade palliativ,

186   was soll den Leuten noch passieren, außer dass sie sterben.

187   Ich kenne das auch noch aus früheren Zeiten, aus dem

188   Krankenhaus, wo die Leute mit einem Minimum Morphin

189   versorgt worden, wo ich sage: Was soll passieren?

190   Atemdepression? Das ist vielleicht das Beste, was ihnen

191   passieren kann. Und da habe ich jetzt den Vergleich zur

192   ambulanten Pflege oder zur integrierten Versorgung, wo ich

193   vorher gearbeitet habe, die ballern da nur so mit Morphin,

194   wo ich sage: Ja, Hauptsache schmerzstillend und einfach

195   friedlich einschlafen können. Und das ist für mich ethisch

Randspalte:

8. Konzept
Identifikation von gefährlicher Pflege und ungenügender Fürsorge Pflegebedürftiger als ethische Problemsituation (Z. 165-169)

#M9 (Z. 161-169)

9. Konzept
Verantwortung Pflegender gegenüber Klienten („uns Anvertraute") löst Traurigkeit und moralische Bedenken aus im Hinblick auf den Zeitmangel, der dazu führt, dass Klienten im KH mit Medikamenten „abgespeist" werden und ohne Möglichkeit auf Beistand („Hand halten") vor sich hin „vegetieren", was insbesondere am Lebensende als unmoralisch empfunden wird. (Z. 174-186)

10. Konzept
Annahme, dass Klienten Berührungen spüren, unabhängig von ihrem Bewusstseinszustand (Z. 182-184)

#M10 (Z. 166-196)

196		eben nicht vertretbar, wenn die das nicht machen. Es ist ja	**11. Konzept**

196   eben nicht vertretbar, wenn die das nicht machen. Es ist ja

197   auch nicht so, dass du zu dem Arzt hingehen kannst und

198   sagst: „Ein bisschen mehr kann es schon sein". Da habe ich

199   dann immer auch ein bisschen das Gefühl, dass die Ärzte

200   vor irgendwas Angst haben. Dass die vielleicht von ganz

201   oben noch eins auf den Deckel kriegen: Wie könnt ihr nur?

202   Wir sollen doch nicht töten, sondern nur den Schmerz

203   stillen. Bei uns in der integrierten Versorgung, derjenige hat

204   alle 2 Stunden 10 mg gekriegt und dass nichts passiert.

205   I: Nichts passiert, also die Schmerzmedikation reichte nicht

206   aus und der Patient hatte trotzdem weiterhin Schmerzen?

207   B1:   Ja, also ich gehe mal davon aus, weil der Patient dann beim

208   Umlagern gestöhnt hat. Das reicht manchmal nicht, was die

209   kriegen. (..) Und das sind dann so Situation, wo ich sage:

210   Ethisch ist das nicht vertretbar. Ich weiß nicht, ob das an

211   der Lehre liegt, dass gesagt wird „Wir heilen, wir töten

212   nicht". (.) Ja und das ist die Erfahrung, die ich gemacht

213   habe, dass in der ambulanten Pflege wesentlich großzügiger

214   damit gearbeitet wird als im Krankenhaus. Dass die

215   Hausärztin damit auch besser agiert hat, freier (.) Wie

216   gesagt, wahrscheinlich kriegen die Ärzte im Krankenhaus

217   oder der Oberarzt noch mal von oben eins auf den Deckel:

218   „Du kannst doch nicht, du darfst doch nicht, das geht doch

219   nicht." Oder zum Beispiel Sondenkost, Kostaufbau. Das

220   hatten wir ein paar Wochen vorher auch schon mal bei

221   einer anderen Patientin, Kostaufbau. Da hieß es: „Ja, wir

222   können den Patienten doch nicht verhungern lassen". Wo

223   ich sage: „Was bringt das hier?", „Derjenige ist am Sterben,

224   da brauche ich doch keinen Kostaufbau mehr machen."

225   Flüssigkeit, die wichtigsten Tabletten, Beruhigung, gegen

11. Konzept

Moralisches Urteil als „ethisch nicht vertretbar" hinsichtlich ungenügender Schmerzmedikation mit Morphin und künstlicher Ernährung bei palliativen/sterbenden Klienten im KH, was auf einen vermuteten ethischen Konflikt der KH-Ärzte („heilen und nicht töten") und dessen Angst vor Konsequenzen (für Klienten „Atemdepression" oder sich selbst: juristisch, hierarchisch, berufspolitisch) zurückgeführt wird und auf eigenen Erfahrungen mit der palliativen Pflege (PC) in der ambulanten/ integrierten Pflege (PH) basiert, wo im Vergleich großzügiger mit Morphin umgegangen wurde, die Hausärzte autark waren und eher im Sinne der PC und Therapiebegrenzung und somit klientengerecht handelten (Z. 187-236)

226 Schmerzen Morphin und fertig. Da brauche ich doch nicht	
227 mit so einer Riesenlatte an Medikamenten reingehen und	
228 Sondenkost, wo ich mich frage: Was ist denn das für ein	
229 Blödsinn? Habe ich noch nie gehört. Das kenne ich eher	
230 andersrum. Also in der integrierten Versorgung, da hat die	
231 Hausärztin gesagt: „Okay, wir gehen jetzt sukzessiv runter	
232 mit der Sondenkost". Da gab es dann 500 ml Sondenkost	
233 und dann irgendwann gar keine Sondenkost aber	

226 Schmerzen Morphin und fertig. Da brauche ich doch nicht
227 mit so einer Riesenlatte an Medikamenten reingehen und
228 Sondenkost, wo ich mich frage: Was ist denn das für ein
229 Blödsinn? Habe ich noch nie gehört. Das kenne ich eher
230 andersrum. Also in der integrierten Versorgung, da hat die
231 Hausärztin gesagt: „Okay, wir gehen jetzt sukzessiv runter
232 mit der Sondenkost". Da gab es dann 500 ml Sondenkost
233 und dann irgendwann gar keine Sondenkost aber
234 Flüssigkeit, damit derjenige nicht austrocknet. Ja aber so,
235 das ist für mich unbegreiflich, ich sehe den Sinn dahinter
236 nicht. (.) Man tut dem Patienten damit Unrecht.

237 I: Und wie fühlst dich als Pflegekraft in solchen Situationen?

238 B1: Ich fühle mich beschissen. (.) Also ich fühle mich schlecht
239 dabei. Ich finde – also mir geht es so – du kannst mit den
240 Ärzten auch nicht darüber reden, habe ich den Eindruck. (..)
241 Sie sind schon, von dem was sie sagen, sehr überzeugt, so
242 kommt es jedenfalls rüber. „Wir können den Patienten ja
243 nicht verhungern lassen!" Wo ich denke, doch eigentlich
244 schon. Gerade wenn die eine Patientenverfügung haben,
245 nehmen wir den Patienten damit die Chance, selbst zu
246 sagen: „Ich gehe jetzt!" Man lässt ihn ja künstlich irgendwo
247 am Leben (.) und das in einer palliativen Situation.

248 I: Okay, und gibt es auch ethische Problemsituationen aus
249 deinem Berufsalltag, die nicht direkt mit den Ärzten zu tun
250 haben bzw. wo ärztliche Anordnungen keine Rolle spielten,
251 die also nur die Pflege betreffen?

252 B1: (...) Ich weiß jetzt gerade nicht.

253 I: Darf ich dir Beispiele nennen?

12. Konzept

Emotionale Belastung durch wahrgenommene Machtlosigkeit gegen Entscheidungen der Ärzte, die sowohl Pflegende (nicht mit den Ärzten reden können) als auch die Klienten (lebensverlängernde Maßnahmen trotz Patientenverfügung und palliativen Status) betrifft bei besonderer Betonung des Rechts der Klienten auf Autonomie (Z. 238-247)

#M11 (238-247)

#M12 (Z. 238-247)

#M13 (248-251, 253)

254	B1:	Ja, gerne.
255	I:	Zum Beispiel, wenn ein Patient die Prophylaxe ablehnt;
256		oder, wenn ein Patient sturzgefährdet ist, aber alleine einen
257		Spaziergang plant; die Frage nach Privatsphäre und solche
258		Dinge.

13. Konzept

259	B1:	= Ich finde, dass solche Situationen schon häufiger	Häufiges Vorkommen
260		vorkommen, weil jeder Patient kann ja für sich auch selber	von Situationen in der
261		bestimmen. Und wenn ich sehe, der Patient ist klar, der ist	Pflege, in denen sich
262		nicht dement und er sagt: „Ich möchte meine Beine nicht	ethische Prinzipien (z. B.
263		gewickelt haben", trotz Thrombosegefahr oder der läuft	Fürsorgepflicht und
264		lieber auf Socken, trotz Sturzgefahr, dann weise ich	Recht auf Autonomie)
265		denjenigen darauf hin. Und ich schreibe das auch so ein,	gegenüberstehen, bei
266		dass ich den Patienten darauf hingewiesen habe, dass ich	höherer Gewichtung der
267		Prophylaxen durchführen möchte, die von demjenigen aber	Autonomie in
268		abgelehnt werden und dann (.) ist es seine Sache. Ich kann	Verbindung mit der
269		ja niemanden zwingen. Und wenn ich sehe, der ist kognitiv	Aufklärung des Klienten,
270		klar, der kann seine Situation einschätzen, ist aber	der Dokumentation des
271		uneinsichtig, dann weise ich ihn jedes Mal darauf hin aber	Sachverhalts sowie
272		mehr kann ich nicht machen. Aber wenn ich sehe, dass der	ausschalten
273		sturzgefährdet ist und ich arbeite in einer Einrichtung, dann	vermeidbarer Risiken,
274		kann ich gucken, dass nicht an jeder Ecke irgendein Teppich	nach vorangehender
275		liegt. Da versuche ich schon, die Gefahren außer Reichweite	Überprüfung der
276		zu stellen. Oder bei der Pneumonieprophylaxe, wo ich dann	Handlungsfähigkeit des
277		sage: „Setzt sich mal an die Bettkante, atme mal tief durch,	Klienten (kognitive
278		wir machen mal das Fenster auf", und dann „Nein, ich	Fähigkeiten,
279		möchte liegen bleiben". Tja (…)	Orientiertheit)
			(Z. 259-279)
280	I:	Zum Teil hast du die nächste Frage schon beantwortet aber	
281		ich werde sie trotzdem stellen, weil es ja sein kann, dass du	
282		noch was hinzufügen möchtest. Wenn du dich fragst: „Was	

283	soll ich tun?", „Was ist die richtige Entscheidung?", woran
284	orientierst du dich, um eine Lösung für das jeweilige
285	ethische Problem zu finden? Also, was sind deine
286	Orientierungspunkte?

287 B1: (..) Erstmal halte mich an die Standards, also
288 einrichtungsinterne Standards oder nationale
289 Expertenstandards. (.) Ich versuche dann natürlich auch
290 Lösungen für den Patienten aufzuzeigen (...) mh, ich
291 versuche dann auch die Situation individuell zu lösen oder
292 den Konflikt individuell zu lösen. Wenn jemand aber extrem
293 uneinsichtig ist und sagt: „Ich will das alles nicht", na gut,
294 dann ist es halt so. Aber je nachdem, wie man an den
295 Patienten herantritt, kann man auch schon ein bisschen die
296 Spannung aus der Situation nehmen. Zum Beispiel mit
297 Validation. Dann kriegt man dem Patienten vielleicht doch
298 noch irgendwie (...) überzeugt, ja.

299 I: Und du erwähntest gerade Standards. Was beinhalten
300 diese Standards zum Beispiel?

301 B1: Thromboseprophylaxe zum Beispiel oder
302 Pneumonieprophylaxe usw., also die ganzen Prophylaxen,
303 (.) Mobilisation: Wann mobilisiere ich wen. (.) Vor allem die
304 Expertenstandards, die ich in der Pflege ja auch kennen
305 muss. Also auf Station da haben wir schon auch
306 Sturzrisikoskalen und so was, aber inwieweit die jetzt
307 genau dem Expertenstandard entsprechen, kann ich nicht
308 sagen.

309 I: Spielt auch der Bereich Ethik eine Rolle in den
310 Expertenstandards?

14. Konzept
Die Bewältigung von Situationen, die eine Handlungsentscheidung erfordern, erfolgt individuell und in Orientierung an verpflichtende Pflegestandards sowie dem Wunsch des Klienten, unter Berücksichtigung alternativer Vorschläge und nach Ausschalten aller Zugangsbarrieren (z. B. durch Anpassen der Kommunikation) (Z. 287-308)

#M14 (287)

#M15 (309-310)

311 B1: Ja, ich denke schon. (.) Aber ich habe da jetzt kein konkretes	
312 Beispiel. (.) Also ich habe mich mit den Standards befasst	Unsicherheit über
313 und (.) ich denke schon, dass Ethik dabei auch eine Rolle	ethische Aspekte
314 spielt. (7") ((lacht))	innerhalb der Standards

311 B1: Ja, ich denke schon. (.) Aber ich habe da jetzt kein konkretes

312 Beispiel. (.) Also ich habe mich mit den Standards befasst

313 und (.) ich denke schon, dass Ethik dabei auch eine Rolle

314 spielt. (7") ((lacht))

315 I: Die Aufklärung des Patienten vielleicht.

316 B1: In Bezug auf Ethik?

317 I: Ja, das wäre beispielsweise ein ethisches Prinzip, dass man

318 Patienten immer vor einer Maßnahme aufklärt. Im Sinne

319 der [[Autonomie.

320 B1: Ja gut,]] aber das macht man ja sowieso immer. Egal was es

321 ist, ob es nun die Wundversorgung ist oder waschen, (.) du

322 informierst ja vorher immer, was du tust und warum du es

323 tust.

324 I: Das macht man als Pflegekraft schon automatisch, ohne

325 darüber nachzudenken?

326 B1: = Ja, genau.

327 [37 Sek. Auslassung]

328 I: Welche Möglichkeiten hast du denn mit anderen Personen,

329 zum Beispiel Kollegen oder Ethikberatern über ethische

330 Fragen zu diskutieren, um vielleicht gemeinsam zu

331 Lösungen zu kommen?

332 B1: Auf Station, finde ich, haben wir keine Möglichkeit, weil wir

333 da auch sehr von den Ärzten abhängig sind. Im Pflegeheim

334 fand ich, dass wir uns da eher ausgetauscht haben. Da war

335 es auch oft so – wenn wir jetzt eine Palliativversorgung rein

336 bekommen haben –, dass wir uns auch vorher schon

15. Konzept

Unsicherheit über
ethische Aspekte
innerhalb der Standards
in der Pflege, trotz
dessen Bekanntheit
(Z. 311-314)

#M16 (Z. 311-314)

16. Konzept

Maßnahmen wie die
Information oder
Aufklärung eines
Klienten über dessen
Durchführung und
Zweck, werden nicht als
ethisches Prinzip oder
Pflegehandlung,
sondern als
automatisierte
Selbstverständlichkeit
betrachtet
(Z. 315-326)

#M17 (Z. 315-326)

337 zusammengesetzt haben. Da war auch die Arbeit mit den
338 Angehörigen enger. Da habe ich es häufiger erlebt, dass die
339 Angehörigen auch zu Besuch gekommen sind, auch länger
340 bei dem Patienten gewesen sind. Natürlich gibt es auch
341 immer Ausnahmen. Aber da haben wir uns mit dem Thema
342 intensiver auseinandergesetzt, weil ich fand, wir waren
343 emotional näher am Patienten oder am Bewohner. Da
344 haben wir schon auch gesagt – wenn es wirklich nicht mehr
345 besser wurde – dass es vielleicht besser wäre, in die
346 palliative Versorgung reinzugehen, wenn das alles nichts
347 mehr bringt. Da konnten wir auch eher mit der Hausärztin
348 drüber sprechen. Die hat da nicht so lange gefackelt und
349 hat sich dann noch intensiv mit dem Patienten und den
350 Angehörigen auseinandergesetzt. Da war die
351 Zusammenarbeit besser und intensiver. (.) Ja und im
352 Krankenhaus ist das alles nur Abfertigung und – habe ich
353 den Eindruck –, dass man mit den Ärzten nicht so darüber
354 reden kann. Die entscheiden und dann hast du da als
355 Pflegekraft nicht wirklich was zu sagen, weil so nach dem
356 Motto: „Du hast ja eh keine Ahnung", ja.

357 I: Und inwieweit redest mit einzelnen Kollegen über ethische
358 Probleme oder welche Erfahrungen hast du mit
359 Ethikberatern? Wenn es also auch um Dinge geht, die nur
360 die Pflege betreffen und unabhängig von ärztlichen
361 Entscheidungen sind?

362 B1: Also was jetzt die Versorgung angeht? Mach mal ein
363 Beispiel.

364 I: Also jede Pflegehandlung kann ja potenziell auch ein
365 ethisches Problem sein oder ethische Fragen aufwerfen.

17. Konzept
Reflexion und Vergleich der Möglichkeiten des kollegialen Austausches zu ethischen Themen in PH und KH, auf Basis beruflicher Erfahrungen, mit der Feststellung, dass es im KH keine Möglichkeit gibt und der Austausch im PH intensiver stattfindet, was auf drei Bedingungen zurückgeführt wird:
(1) die Zusammenarbeit mit Angehörigen und Ärzten ist im PH enger
(2) Pflegenden sind Klienten im PH emotional stärker verbunden
(3) Beratung der Pflegenden wurde im PH auch von Ärzten als Expertise akzeptiert, im KH sind Pflegende von Entscheidungen der Ärzte abhängig
(4) Fachkompetenz Pflegender im KH abqualifiziert
(Z. 332-356)

#M18 (Z. 332-356)

#M19 (Z. 361)

132

366 Wenn sich beispielsweise ein Klient noch selbstständig	
367 versorgen kann und es einfach nicht die Zeit gibt, um	
368 demjenigen diese Selbstständigkeit zu gewähren oder sich	
369 dann generell die Frage stellt, ob ich diese Aufgabe	**18. Konzept**
370 übernehme, dann bin ich in 10 Minuten fertig oder	Kollegialer Austausch
371 überlasse ich das dem Klienten, das dauert dann aber 20	innerhalb der Pflege
372 Minuten länger und diese Zeit habe ich nicht. Solche	bezieht sich auf
373 Beispiele sind ja unabhängig von ärztlichen Anordnungen.	Uneinigkeiten zwischen
374 Und wird in solchen Fällen im Team darüber geredet, wie	Pflegenden hinsichtlich
375 man diese Probleme lösen kann?	der Art der Ausführung

366 Wenn sich beispielsweise ein Klient noch selbstständig
367 versorgen kann und es einfach nicht die Zeit gibt, um
368 demjenigen diese Selbstständigkeit zu gewähren oder sich
369 dann generell die Frage stellt, ob ich diese Aufgabe
370 übernehme, dann bin ich in 10 Minuten fertig oder
371 überlasse ich das dem Klienten, das dauert dann aber 20
372 Minuten länger und diese Zeit habe ich nicht. Solche
373 Beispiele sind ja unabhängig von ärztlichen Anordnungen.
374 Und wird in solchen Fällen im Team darüber geredet, wie
375 man diese Probleme lösen kann?

376 B1: = Nein. (.) Es wird im Team lediglich dahingehend
377 thematisiert, dass es heißt: „Dieser Patient braucht
378 Unterstützung bei der Körperpflege". Dann sagt ein anderer
379 Kollege: „Der Brauch keine Unterstützung, der braucht
380 Vollversorgung". Und der Nächste sagt: „Der läuft doch
381 alleine ins Bad und duscht sich mit einer Hand selber". Aber
382 ansonsten wird das nicht diskutiert, wie man so was jetzt
383 am besten lösen könnte.

384 I: Und wenn es darum geht, sich in solchen Situationen zu
385 entscheiden. Wonach entscheidest du in der Pflege?

386 B1: Das ist schwierig zu beantworten. Also ich glaube, es geht
387 da wirklich nach Zeit. Wenn ich sehe, der Patient ist
388 einigermaßen fit, der kann das wirklich auch selber
389 übernehmen, dann stelle ich dem die Schüssel hin oder
390 begleite ihn ins Bad und dann macht er das auch selber. Ich
391 stell mich auch nicht daneben. Wenn wirklich die Zeit ist,
392 dann bleibe ich auch da und gucke, ob er das gründlich
393 macht. Wenn aber keine Zeit ist, na dann stell ich ihm die
394 Schüssel hin oder ich begleite ihn zum Waschbecken. Und

18. Konzept
Kollegialer Austausch
innerhalb der Pflege
bezieht sich auf
Uneinigkeiten zwischen
Pflegenden hinsichtlich
der Art der Ausführung
zu erledigender
Aufgaben, i n Form von
Meinungsäußerungen,
aber ohne Versuch
gemeinsam nach einer
(der besten) Lösung zu
suchen
(Z. 376-383)

#M20 (Z. 376-384)

19. Konzept
Das Maß der
pflegerischen
Unterstützung und die
Möglichkeit der
ressourcenorientierten
Pflege sind abhängig von
der Zeit der Pflegenden
(Z. 386-404)

395   wenn er sagt, dass er fertig ist, dann ist er fertig. Ich

396   kontrolliere das nicht. Je nachdem, wie die Zeit ist. Wir

397   hatten einen Patienten mit einem Hirntumor, der war dann

398   wirklich antriebsarm und dem musste man die Schritte

399   wirklich häufiger erklären: „Jetzt waschen Sie sich mal bitte

400   das Gesicht, jetzt den Arm, dann die Brust, jetzt die Zähne,

401   mit der Zahnbürste und nicht mit dem Rasierer". Und da

402   gibt es auch Kollegen, die stellen ihn an das Waschbecken

403   und gehen dann weiter. Tja, wie machen die das dann? Es

404   ist schwierig. Ich denke, es geht nach Zeit.

405 I: Würdest du dir in solchen oder ähnlichen Situationen, wo

406   es um ethische Fragen geht – es gibt noch viele andere

407   Beispiele, wenn einem Patienten Stress offensichtlich nicht

408   gut tut aufgrund seines Gesundheitszustandes, dieser aber

409   z. B. sehr viel Besuch hat, was ihm aus spirituell-religiösen

410   Gründen sehr wichtig ist, stehen sicher im Prinzip das

411   Selbstbestimmungsrecht und die Fürsorgepflicht gegenüber

412   – und würdest du dir in solchen oder ähnlichen Fällen eine

413   bestimmte Form der Unterstützung oder Orientierungshilfe

414   wünschen, um Entscheidungen zu treffen?

415 B1: (...) Also ich glaube, Orientierungshilfen gibt es da nicht. (...)

416   Ich würde dann einfach je nach Situation entscheiden.

417   Am Beispiel Waschen, wenn ich viel Zeit habe, dann mache

418   ich eben alles. Dann Rasierer ich auch, dann Creme ich alles

419   ein, und wenn eben wenig Zeit ist, dann wasche ich nur die

420   wichtigsten Areale und mache eben morgen mehr. (.) In der

421   Pflege ist nicht jeder Tag gleich, auch wenn ich jeden Tag

422   die gleichen Aufgaben zu erledigen habe. Und wenn ich

423   einen türkischen Patienten habe und weiß, dass das wirklich

424   Stress für ihn ist, wenn er seine 20 Angehörigen jeden Tag

20. Konzept

Resignation hinsichtlich der Vorstellung vorhandener Orientierungshilfen (Z. 415)

21. Konzept

Pflegemaßnahmen und Handlungen werden situativ in Abhängigkeit von dem variablen Faktor Zeit und dem Wunsch des Klienten getroffen, mit der Voraussetzung, dass der Wunsch bekannt ist (Z. 416-434)

425		zu Besuch hat, dass für ihn aber wichtig ist, (...) Ja,
426		(..) schwierig. (.) Ich würde dann mit dem Patienten reden
427		und fragen: „Sagen Sie mal, ist das nicht ein bisschen
428		zu viel, wenn du deine ganzen Tanten und Onkel jeden Tag
429		zu Besuch empfängst? Wie ist das eigentlich für dich?" Und
430		dann wird derjenige mir sagen: „Ja, für mich ist das Stress,
431		ich werde mal mit denen reden", oder „Reden Sie doch mal
432		mit denen, ich trau mich nicht", oder er sagt: „Nein, das ist
433		für mich in Ordnung." Das würde ich in der Situation
434		individuell entscheiden.

| 435 | I: | Das heißt in Abhängigkeit von dem Wunsch des Patienten? |

436	B1:	= Ja genau. Und wenn der mir nicht sagen kann, wie er das
437		haben wollen würde. (.) Ja gut. (.) Also ich sage mir immer:
438		„Ich pflege so, wie ich gerne gepflegt werden wollen
439		würde". Und ich denke, damit komme ich ganz gut zurecht.
440		(.) Ein anderes Beispiel ist: Es gibt ja auch Frauen, die so
441		einen kleinen Bart haben und da habe ich auch letztens eine
442		Patientin rasiert und hab sie dabei leider ein kleines
443		bisschen geschnitten mit dem Einmalrasierer. Das habe ich
444		so dem Spätdienst weitergegeben und der sagte: „Dann
445		lässt du halt den Bart da stehen" und dann sage ich: „Nein,
446		das finde ich nicht schön, als Frau muss man keinen Bart
447		haben". Das gehört für mich in der Pflege dann einfach
448		auch dazu. Es kann natürlich sein, dass die Patientin sagt:
449		„Nein, ich möchte das so, ich pflege meinen Damenbart"
450		aber in dem Fall, wenn ich nicht weiß, was sie möchte, dann
451		gehe ich davon aus, wie ich das gerne haben wollen würde.

| 452 | I: | Okay danke. Hast du schon einmal etwas von dem ICN- |
| 453 | | Ethikkodex für Pflegende gehört? |

22. Konzept

Generell gutes Zurechtkommen mit dem Prinzip der „goldenen Regel" zum Treffen von Entscheidungen bei unbekanntem Wunsch des Klienten, mit Akzeptanz des Risikos der Nonkonformität (Z. 437-451)

#M21 (438-439)

454 B1: Also ICN habe ich schon mal gehört, auch wenn ich jetzt
455   nicht genau weiß, was das heißt.

456 I: International Council of [[Nurses.

457 B1: Nurses]] Ja okay. Aber Ethikkodex. Gehört von einem
458   Kodex, ja, aber speziell von einem Ethikkodex (..) Also
459   gehört habe ich schon mal davon, aber ich kann jetzt nicht
460   sagen, was der Inhalt ist.

461 I: Und was hast du darüber schon mal gehört? Es geht jetzt
462   nicht um das abfragen von Inhalten oder Faktenwissen,
463   sondern nur darum, was dir ganz allgemein darüber
464   bekannt ist.

465 B1: Ich kann mir vorstellen, dass es darum geht, wie sich
466   Pflegende gegenüber zu Pflegenden verhalten sollen, (.)
467   was ihre Aufgaben sind. (...) Ich bin der Meinung da auch
468   mal was drüber gelesen zu haben, aber ich kann dir jetzt
469   wirklich nicht genau sagen, was die Inhalte sind.

470 I: Das musst du auch nicht. Der ICN-Ethikkodex versteht sich
471   ja als Leitfaden, der den Pflegenden dabei helfen soll,
472   bestimmte Verhaltensnormen in die Praxis umzusetzen. Er
473   ist sozusagen ein Standard für ethische Verhaltensweisen.
474   Welche Gründe machst du denn dafür verantwortlich, dass
475   der Kodex in der Praxis noch keine Anwendung fand? Du
476   sagtest, dass du schon mal was darüber gehört, hast aber
477   die Inhalte sind dir jetzt nicht so präsent, dann nehme ich
478   an, du hast in der Praxis noch keine Erfahrungen damit
479   gemacht?

480 B1: Ja, das ist richtig. Ich kann mich auch nicht daran erinnern,
481   dass irgendwann mal über den Kodex gesprochen wurde

23. Konzept
Generelle Vorstellung
von den Begriffen
„Ethik" und „Kodex" bei
definitorisch richtig
vermuteter Ableitung
und Unkenntnis über
konkrete Inhalte des
ICN-Ethikkodex
(Z. 454-469)

#M22 (454-469)

136

482 und dass man den so bewusst auch lebt. Natürlich (.) –	
483 Ethik und Moral – hat man bestimmte Vorstellungen, wie	
484 man jemanden pflegt oder jemanden versorgt. (.) Aber da	
485 wird nicht drüber gesprochen. Sicher, in den Einrichtungen	
486 hast du die Leitbilder, aber dass man konkret diesen Kodex	
487 lebt und auch als Leitfaden ansieht, das nicht. In der	**24. Konzept**
488 Ausbildung hatte man das vielleicht mal, aber das kannst du	Keine verbale
489 ja auch nicht anfassen. Wie gesagt, man arbeitet sicher	Thematisierung oder
490 danach, aber dass man darüber spricht, (.) nein.	bewusste Anwendung
	des ICN-Ethikkodex in
491 I: Du sagtest ja gerade: „Man arbeitet danach". Kannst du mir	der Pflegepraxis, bei
492 noch mal sagen, was du damit genau meinst? Also nach	gleichzeitiger Annahme,
493 dem Kodex nach dem Leitbild oder intuitiv nach	dass es sich nicht um ein
494 bestimmten Werten und Normen usw.? Du sagtest auch	anwendbares
495 gerade, dass du die Inhalte gar nicht so genau kennst?	Instrument handelt
	(nicht „anfassen"
496 B1: Ich finde, dass man intuitiv arbeitet. Man hat ja die	können), generell
497 Ausbildung und nimmt sich da auch was an. Aber das ist	ethisch-moralische
498 schon intuitiv. Das gehört ja auch zum Menschsein, dass	Vorstellungen existieren
499 man sagt: „Ich pflege so, wie ich selbst gern gepflegt	und angewandt aber
500 werden möchte." (.) Klar, irgendwie auch angelehnt an den	nicht thematisiert
501 Leitfaden aber es kommt viel intuitiv.	werden und mit dem
	Leitbild der Einrichtung
502 I: Für mich einmal zum Verständnis: Man wird beginnend mit	in Verbindung stehen
503 der Ausbildung beruflich sozialisiert, bekommt Werte und	(Z. 480-490)
504 Normen vermittelt, die für den Beruf notwendig sind, und	
505 handelt dann intuitiv nach dem, was man einmal gelernt	**#M23** (Z. 480-490)
506 hat?	
507 B1: Ja schon. (..) Also nicht jeder ist für den Beruf geschaffen	
508 oder geeignet und ich sage mal, die Leute, die damit	
509 sowieso nichts anfangen können, ergreifen ja nicht diesen	
510 Beruf. Oder sie fangen an und merken, das ist nichts für sie,	

511	dann steigen sie wieder aus. Also ich finde, jeder, der in der	**25. Konzept**
512	Pflege arbeitet, hat das irgendwie auch in sich drin. Und	Intuitives Arbeiten in
513	innerhalb der Ausbildung wird das noch mal verdeutlicht	der Pflege unter der
514	aber ich arbeite und lebe das ja dann intuitiv.	Voraussetzung des

511 dann steigen sie wieder aus. Also ich finde, jeder, der in der
512 Pflege arbeitet, hat das irgendwie auch in sich drin. Und
513 innerhalb der Ausbildung wird das noch mal verdeutlicht
514 aber ich arbeite und lebe das ja dann intuitiv.

515 I: Noch mal eine Verständnisfrage: Du sagtest gerade, man
516   hat „das" in sich, was ist denn konkret dieses „das"?

517 B1: „Das" ist dieses Dasein für andere, diese Fürsorge, die
518   Empathie (.) Wenn ich das nicht besitze, und mir sind
519   andere egal, dann ergreife ich nicht diesen Beruf oder ich
520   habe dann einfach den falschen Beruf und bin völlig
521   ungeeignet.

522 I: Wovon ist denn deiner Meinung nach abhängig, ob sich der
523   ICN-Ethikkodex in der Pflege als praktischer und
524   anwendbarer Leitfaden durchsetzt, also in das Bewusstsein
525   rückt und bewusst angewandt wird?

526 B1: Ich glaube, um das bewusst anwenden zu können, muss
527   man erst mal wissen, was da überhaupt drin steht. Und ich
528   habe auch noch keine Leitung und keine Einrichtung erlebt,
529   die gesagt hat: „Jetzt gucken wir uns mal den Ethikkodex
530   an". Ich kann mir auch nicht vorstellen, dass eine
531   Pflegekraft kommt und sagt: „Ich habe jetzt mal Lust, diesen
532   Ethikkodex durchzugehen", oder das Mal eruieren,
533   inwiefern wir danach arbeiten. Weil, irgendwie arbeitet
534   man ja unbewusst schon danach. Ich glaube, um das
535   wirklich zum Thema zu machen, brauchst du eine
536   Fortbildung, um das aufzufrischen oder ins Gedächtnis zu
537   rufen. Das ist doch kein Thema für eine Teamsitzung oder
538   so.

25. Konzept
Intuitives Arbeiten in der Pflege unter der Voraussetzung des Vorhandenseins eines Ethos als generelles Kriterium für die Berufseignung und dessen Verstärkung durch berufliche Sozialisation in der Ausbildung, bei gleichzeitiger Annahme, dass das Ethos Menschlichkeit, Fürsorge und Empathie impliziert
(Z. 496-521)

#M24 (Z. 496-521)

539	I:	Also über die Einrichtungen, die Leitungen oder
540		Fortbildungen hätte der Kodex gute Chancen?
541	B1:	Jein ((umgangssprachlich ja und nein)), um das wirklich zum
542		Thema zu machen, braucht es ja Anstöße. Ich glaube nicht,
543		dass die PDL schaut, inwieweit arbeiten wir danach. Das
544		geht nur über Fortbildungen.
545	I:	Angenommen die PDL sagt, wir nehmen den Ethikkodex
546		jetzt in unser Programm auf als Standard. Denkst du, der
547		könnte sich dann ebenso durchsetzen, wie die
548		Expertenstandards?
549	B1:	Ich glaube nicht, dass sich das etabliert, weil (9") also ich
550		weiß nicht, wie ich das sagen soll. (..) Also man kann sich
551		das sicherlich Mal ins Gedächtnis rufen, um vielleicht auch
552		mal sein Handeln oder sein arbeiten zu reflektieren, (..)
553		aber dass man den Kodex auf ein Blatt Papier bringt und an
554		die Wand hängt, (..) kann man machen, (…) weiß ich nicht.
555	I:	Mal unabhängig davon, dass dir die Inhalte nicht bekannt
556		sind – das ist jetzt auch nicht wichtig – ganz allgemein ein
557		Ethikkodex als Leitlinie, der Pflegenden hilft, ihr Handeln zu
558		reflektieren. Ist das als alltägliche Orientierungshilfe in der
559		Praxis denkbar und überhaupt notwendig oder ist sie das
560		eher nicht, weil man ja auch intuitiv entscheiden kann?
561	B1:	Ja, sicher. (.) Als Erinnerungshilfe. Oder Bild, wenn man den
562		Kodex jetzt wirklich aufhängt und man liest sich wirklich
563		tagtäglich durch, das verinnerlicht man ja dann irgendwann.
564		Ich könnte mir schon vorstellen, dass Pflegende ihr Handeln
565		dann reflektieren aufgrund dessen. Bei Standards, da hast
566		du ja einen Fahrplan, da musst du dich dran halten und

26. Konzept

Einschätzung, dass die Etablierung des ICN-Ethikkodex in der Pflegepraxis abhängt, von:

(1) Kenntnissen über Inhalte,

(2) Fortbildungen,

(3) verpflichtendem Charakter

(4) Vorbildfunktion der PDL

(5) plakativer Präsenz am Arbeitsplatz und täglicher Konfrontation der Pflegenden, bei gleichzeitigen Zweifeln an der erfolgreichen Etablierung und der Annahme, dass das Agens von außen initiiert werden muss, weil:

(1) Pflegenden das Eigeninteresse fehlt und Instruktionen durch die PDL nicht zu erwarten sind

(Z. 526-580)

#M25 (Z. 526-580)

567	dann gibt es natürlich auch Situationen, die man aus dem	**27. Konzept**
568	Bauch heraus entscheidet. Ich kann mir das schon	Reflexion eines
569	vorstellen, wenn man das plakativ macht, vielleicht im	möglichen Mehrwerts
570	Stationszimmer oder vorne am Eingang und man liest das	der Anwendung des
571	tagtäglich, dass sich das verinnerlicht bzw. dass sich	Kodex in der Pflege mit
572	Pflegekräfte das doch öfter mal durch den Kopf gehen	der Vermutung, dass
573	lassen: „Warum bin ich eigentlich hier?", „Was macht mich	dieser Pflegenden als
574	als Pflegekraft aus?", „Was macht die Zusammenarbeit mit	Erinnerungshilfe oder
575	den Patienten und Bewohnern aus?", „Wie sehe ich mich in	zur Verinnerlichung der
576	dem Ganzen?" Kann ich mir schon vorstellen, wenn es auch	Inhalte dienen kann, die
577	gelebt wird. Wenn es auch vom Haus gelebt wird, also	Reflexion der eigenen
578	wenn sich die Leitung auch daran hält, dann ist es auch	Pflegehandlungen
579	einfacher, das Personal davon zu überzeugen, dass das	bewirkt
580	Personal auch danach arbeitet.	(Z. 561-580)

581	I:	Gab es denn in deinem Berufsleben Situationen, wo du eine	**28. Konzept**
582		ethische Entscheidung getroffen hast – die zeichnen sich ja	Differenzierung
583		dadurch aus, dass man unterschiedliche Lösungswege hat,	zwischen Situationen,
584		die aus verschiedenen Perspektiven jeweils legitim sind,	dessen Handlungen sich
585		aber nicht immer von allen auch als richtig empfunden	aus einem
586		werden –, und bist dann nach Hause gegangen und	verpflichtenden
587		wusstest nicht so richtig, ob du jetzt die richtige	Standard („Fahrplan")
588		Entscheidung getroffen hast?	ergeben und

589	B1:	Ja, natürlich gab es solche Situationen. Ich kann dir jetzt	Situationen, die intuitiv
590		kein konkretes Beispiel nennen, aber ich weiß, dass es so	(aus dem Bauch heraus)
591		ist, dass ich Entscheidungen getroffen habe und mich	bewältigt werden
592		gefragt habe: War das jetzt so richtig? (..) Da habe ich	(Z. 566-568)
593		gerade fünf Jahre ausgelernt und in der Hauskrankenpflege	
594		gearbeitet und hatte eine sterbende Patientin. Und da hat	**#M26** (Z. 566-568)
595		die Hausärztin 10 mg Morphin verordnet, die ich dann	
596		spritzen sollte. Da habe ich mir gesagt: Nein, ab 10 mg	**#M27** (581-588)

597 werden die Patienten atemdepressiv und habe nur die	
598 Hälfte gespritzt. Im Nachhinein würde ich das heute nicht	
599 mehr machen. Da bin ich nicht nach Hause gegangen und	**29. Konzept**

597   werden die Patienten atemdepressiv und habe nur die

598   Hälfte gespritzt. Im Nachhinein würde ich das heute nicht

599   mehr machen. Da bin ich nicht nach Hause gegangen und

600   habe mir gedacht: War vielleicht ein bisschen wenig. Dieses

601   Wissen kam erst hinterher. Das ist eine Situation, wo ich

602   sage, das war eine falsche Entscheidung. Erst mal, weil ich

603   mich gegen die Anordnung der Ärztin gerichtet habe, weil

604   für mich in dem Moment die Anordnung die falsche war.

605   Und andererseits, dass ich mir sage: es passiert nichts, es ist

606   eine sterbende Patientin und beim Sterben geht es darum,

607   Schmerzen zu lindern. Das ist das Einzige, was man

608   Sterbenden noch anbieten kann. Deswegen war das für

609   mich damals eine falsche Entscheidung. Und natürlich gibt

610   es auch heute Entscheidungen, wo ich mich frage: War das

611   jetzt richtig, wie du das gemacht hast. (.) Oder: Okay, hast

612   du vorhin den Transport bestellt zu einer bestimmten

613   Uhrzeit und die sollte doch eigentlich schon in der Derma

614   ((Dermatologie)) sein, aber wir haben ja auch noch mal

615   geguckt zu zweit, der Transport war auch bestellt und so

616   steht es ja auch im Computer, aber die Patientin war 14:30

617   Uhr immer da, obwohl sie schon in der Derma sein sollte.

618   Wo ich mir sage: Ich habe soweit alles gemacht und

619   erledigt. Aber sicher, das gab es und wird es auch immer

620   geben, dass ich sage: Habe ich jetzt die richtige

621   Entscheidung getroffen? (.) Da kann man nur hoffen, dass

622   Patienten davon keinen Schaden nehmen.

623 I: Meinst du, dir könnte in solchen Fällen ein Modell helfen,

624   ein Entscheidungsfindungsmodell sozusagen, oder ein

625   Schema, das ethisch reflektiert ist und dir hilft, auch im

626   Nachhinein deine Entscheidungen zu begründen, zu

---

29. Konzept

Die persönliche Sicherheit von der Richtigkeit einer Handlungsentscheidung ist in manchen Situationen nicht gegeben und wird hinterfragt sowie auf Basis künftiger beruflicher Erfahrung rückblickend als richtig oder falsch beurteilt mit der Erkenntnis, dass die Pflegende in der gleichen Situation heute anders gehandelt hätte (Z. 589-611)

#M28 (Z. 589-611)

30. Konzept

Akzeptanz eigener Handlungsgrenzen mit der verbundenen Hoffnung, dass der Klient keinen Schaden nimmt (Z. 611-622)

627 reflektieren oder (.) ja, zu fundieren? Dass man	**31. Konzept**
628 Entscheidungen auch rechtfertigen kann, weil man sagen	Fehlende Vorstellung,
629 kann, dass man nicht nur so gehandelt hat, weil man es in	wie ein Modell zur
630 dem Moment für richtig hielt, sondern konkret aus diesen	Begründung der eigenen
631 oder jenen Gründen?	Entscheidungen
	aussehen könnte
632 B1: Ich kann mir nicht vorstellen, wie so ein Modell aussehen	(Z. 632-633)
633 könnte. Um meine Entscheidung dann auch zu begründen?	
634 Also ich finde die Frage schwierig. (..) Es geht ja auch um	**32. Konzept**
635 ethische Dinge, um moralische Dinge. (.) Ich glaube, wenn	Ethische Modelle für SuS
636 ich meine Entscheidung begründen kann, also richtig gut	der Pflege vorstellbar,
637 begründen kann, dann brauche ich kein Modell. Ich habe ja	aber nicht notwendig
638 in dem Moment mit meinem physischen und psychischen	für erfahrene Pflegende:
639 Dasein entschieden, in dieser Situation handle ich jetzt so,	(1) Lehrmittel: Den SuS
640 weil das für mich richtig. (.) Ich glaube, ich könnte das auch	vor dem Hintergrund
641 ohne Modell, (.) weil es ja dabei um Empfindungen geht.	mangelnder Erfahrung
	diverse Möglichkeiten
642 I: Können diese Entscheidungen durch Empfindungen für	schriftlich aufzeigen,
643 andere, für Außenstehende, nachvollziehbar sein?	(2) Kontroversen
	werden nicht verhindert
644 B1: = Nein	durch mögl.
	Nachvollziehbarkeit der
645 I: Könnte dabei ein Modell helfen, um die Entscheidung	Entscheidungen
646 nachvollziehbar zu machen, z. B. für Kollegen, für	anderer,
647 Angehörige oder für Schüler?	(3) Entscheidungen
	Pflegender begründen
648 B1: = Also für Schüler finde ich das nicht schlecht. Als Schüler	sich auf dessen Intuition
649 lernt man noch, der macht ja seine Erfahrungen noch, aber	und Erfahrungen
650 als erfahrene Pflegekraft, denke ich, kannst du das schon	(Z. 634-665)
651 begründen, warum du das jetzt so gemacht hast. Es gibt	
652 einfach auch zu viele Variablen. Und selbst wenn ich so ein	**#M29** (Z. 634-664)
653 Modell habe, muss das ja nicht jede Pflegekraft auch	
654 nachvollziehen können. Und wenn ich auf einem Blatt	

655 Papier zeigen kann, was mein Lösungsweg war und warum	
656 ich so gehandelt habe, kann eine andere Pflegekraft sagen	**33. Konzept**
657 ich finde trotzdem, dass du falsch gehandelt hast. Vielleicht	Einschätzung der
658 gibt es auch Kollegen, sagen: „Okay, ich kann deine	Existenz des ICN-
659 Gedankengänge jetzt eher nachvollziehen aber trotzdem	Ethikkodex für die
660 finde ich, ist der andere weg der Richtige". (..) Für Schüler	Pflegepraxis als
661 ist das sicher nicht schlecht, um verschiedene	unbedeutend, da das
662 Möglichkeiten aufzuzeigen: das da oben ist richtig und das	Prinzip der goldenen
663 da unten ist falsch und das kann man dann natürlich auch	Regel als ausreichend
664 begründen, was Schüler am Anfang natürlich noch nicht	betrachtet wird,
665 können.	wenngleich der Kodex

655 Papier zeigen kann, was mein Lösungsweg war und warum
656 ich so gehandelt habe, kann eine andere Pflegekraft sagen
657 ich finde trotzdem, dass du falsch gehandelt hast. Vielleicht
658 gibt es auch Kollegen, sagen: „Okay, ich kann deine
659 Gedankengänge jetzt eher nachvollziehen aber trotzdem
660 finde ich, ist der andere weg der Richtige". (..) Für Schüler
661 ist das sicher nicht schlecht, um verschiedene
662 Möglichkeiten aufzuzeigen: das da oben ist richtig und das
663 da unten ist falsch und das kann man dann natürlich auch
664 begründen, was Schüler am Anfang natürlich noch nicht
665 können.

666 I: Das macht auch Ethik aus, da gibt es keine pauschalen
667 Lösungen. Pauschale Lösungen bietet auch der Kodex nicht,
668 sondern er zeigt wünschenswerte Verhaltensweisen und
669 auch verschiedene Perspektiven auf. Aber spielt es dann
670 überhaupt eine Rolle für die Pflegepraxis, ob der Kodex
671 existiert?

672 B1: (..) Ich würde sagen, nein. Wenn ich mich jetzt persönlich
673 mal als Beispiel nehme, ich arbeite auch nicht nach dem
674 Kodex, wenngleich ich jetzt wüsste, was da drin steht.
675 Sicher, wenn ich den wirklich tagtäglich sehe, dann würde
676 ich mir meiner Arbeit auch bewusster machen, aber danach
677 arbeiten? (...) Ich pflege wirklich so, wie ich auch gerne
678 gepflegt werden würde. Natürlich mache ich auch Fehler
679 oder dann kommt der eine Patient mal zu kurz. Das ist nun
680 mal so, dann habe ich ihn eben nur einmal in 8 Stunden
681 gesehen, das tut mir leid, aber es lässt sich manchmal nicht
682 anders bewerkstelligen. Das tut mir persönlich auch leid.

683 I: Okay, du sagtest gerade, dass du dir deine Arbeit bewusster

33. Konzept
Einschätzung der Existenz des ICN-Ethikkodex für die Pflegepraxis als unbedeutend, da das Prinzip der goldenen Regel als ausreichend betrachtet wird, wenngleich der Kodex das Bewusstsein für Pflegehandlung bei täglicher Betrachtung fördern würde
(Z. 672-678)

34. Konzept
Resignation hinsichtlich der Rahmen-bedingungen („lässt sich manchmal nicht anders bewerkstelligen") bei Akzeptanz des möglichen Auftretens von Fehlern oder Vernachlässigung von Klienten („zu kurz kommen"), mit der Folge emotionaler Belastung („tut mir persönlich leid")
(Z. 678-682)

684   machen würdest. Würde das etwas ausmachen, also wie

685   würde das deine Arbeit beeinflussen [[oder verändern?

686   B1: Ich glaube]] ja.

[13 Sek. Auslassung]

((5 Minuten Unterbrechung – WC, Getränke auffüllen))

687   I: Also wir sind stehen geblieben (..), wenn du so einen

688   Standard für Ethik hättest, so wie du ihn dir gerade

689   vorstellst, dass dieser deine Arbeit bewusster machen

690   würde und ob das deine Arbeitsweise verändern würde.

691   Darauf sagtest du ja. Und das wolltest du noch begründen.

692   B1: Also ich würde mein Handeln schon eher reflektieren und

693   überlegen: Arbeitest du auch danach? (.) Wenn das alle

694   machen würden, (…) dann würde man schon anders

695   arbeiten oder anders mit den Patienten umgehen. Vielleicht

696   mehr Verständnis für ihre Situation haben, gerade auch für

697   Demenzerkrankte. (..) Ja (.)

698   I: Du hast ja vorhin kurz die Ausbildung angesprochen. Das

699   würde ich gerne aufgreifen. Und zwar dein Ethikunterricht

700   in der Ausbildung, wie würdest du diesen denn rückblickend

701   beurteilen, wenn es darum ging, die Kompetenz zu fördern

702   Lösungen für ethische Probleme zu finden?

703   B1: Das ist schon eine ganze Weile her. (…) Ich kann jetzt auch

704   nicht wiedergeben, was da Thema war, aber ich glaube das

705   haben wir eher auch oberflächlich angesprochen. (..)

706   Sicherlich haben wir da auch mal über den Kodex

707   gesprochen, was bedeutet Ethik und Ethik in der Pflege. (…)

708   I: Habt ihr mit Fallbeispielen gearbeitet und wurden diese

#M30 (685-687)

35. Konzept
Die Anwendung eines Standards für Ethik in der Pflege kann eine stärkere Reflexion der Handlungen, einen Abgleich der Inhalte des Standards mit der Realität sowie zu mehr Verständnis für die Situation der Klienten bewirken, vorausgesetzt der Annahme, dass alle Pflegenden ihn anwenden (Z. 692-697)

36. Konzept
Rückblickende Beurteilung des Ethikunterrichts bei geringer Erinnerung mit der Feststellung, dass der Unterricht eher „oberflächlich" war und den Vermutungen, dass der Ethikkodex sowie die Bedeutung der Ethik in der Pflege angesprochen aber nicht mit Fallbeispielen gearbeitet wurde (Z. 703- 714)

709 einfach mal durchgespielt mit verschiedenen
710 Lösungsansätzen?

711 B1: Ich glaube nicht, nein. (…) Das einfach nur erwähnt worden:
712 Was ist Ethik, was ist Ethik in der Pflege. Aber ich kann mich
713 nicht daran erinnern, dass wir da wirklich auch Fallbeispiele
714 durchgenommen haben.

715 I: Wenn du heute als erfahrene Pflegekraft mit deinen
716 Schülern zusammenarbeitest, inwieweit kommt es dann
717 vor, dass du ethische Fragen mit Schülern besprichst oder
718 reflektierst?

719 B1: Nicht konkret, nein. Wir haben dann sicher einen ethischen
720 Ansatz, wenn es um das Waschen geht, um Intimsphäre
721 wahren jetzt als Beispiel, aber dass die Ethik jetzt konkret
722 auch angesprochen wird, dass eher nicht. (..) Nein. (…) Da
723 sage ich auch: „Ich pflege so, wie ich gerne gepflegt werden
724 würde." Aber die Ethik so nicht.

725 I: Was würdest du denn sagen, informieren denn die
726 Fachzeitschriften, die Medien oder Berufsverbände
727 ausreichend über ethische Themen?

728 B1: Ich kriege ja regelmäßig die Pflegezeitschrift „Die Schwester
729 der Pfleger", da stehen schon auch hin und wieder Berichte
730 drin, die die Ethik aufgreifen, auch in vielerlei Hinsicht, zum
731 Beispiel (.) die Arbeitsüberlastung im Beruf im Kontext zu
732 der Patientenversorgung, (…) DBfK kann ich mich jetzt nicht
733 so dran erinnern. (…) Sicher wird die Ethik schon
734 aufgegriffen, aber es wird jetzt nicht so groß abgehandelt.
735 (..) Nicht im Sinne von: Wir benennen jetzt wirklich mal die
736 Ethik.

#M31 (Z. 702- 715)

37. Konzept
Weitergabe der goldenen Regel in der praktischen Anleitung von Pflegeschülern mit bewusstem Ansprechen moralisch implizierter Pflegehandlungen, ohne direkten Bezug zur Ethik als Disziplin
(Z. 719- 724)

737	I:	Würdest du dir solche Beiträge in Fachzeitschriften
738		wünschen?

739 B1: Da habe ich jetzt ehrlich noch nicht drüber nachgedacht, ich
740 vermisse es auch nicht. (..) Also sicherlich gibt es Themen,
741 die auch einen ethischen Hintergrund haben, aber das sind
742 ja so viele Fragen und so viele Aspekte, die da
743 angesprochen werden. Da die Ethik ja auch so vielseitig ist,
744 habe ich jetzt nicht konkret den Wunsch.

745 I: Und wie würdest du das Fortbildungsangebot bewerten?
746 Also gibt es deiner Meinung nach ausreichende
747 Fortbildungsangebote, die ethischen Themen aufgreifen,
748 und hast du solche Fortbildungen schon einmal besucht?

749 B1: (.) Nein, also nicht konkret, dass jetzt der Begriff Ethik in
750 dem Titel drin war. Habe ich so noch nicht gehabt und auch
751 noch nirgendwo gesehen. Sicherlich gibt es Fortbildungen,
752 die die Ethik aufgreifen, aber nicht direkt, zum Beispiel
753 Umgang mit Sterbenden oder Umgang mit Tod und
754 Sterben. In dem Pflegeheim gibt es eine Fortbildung, die
755 heißt „Wie viel Tod verträgt das Leben?" Das ist ja auch eine
756 moralische Frage oder eine ethische Frage, oder?

757 I: Absolut. (…) Findest du das Angebot ausreichend oder
758 würdest du dir mehr Fortbildungsangebote dieser Art
759 wünschen?

760 B1: (..) Wenn ich das jetzt mal vergleiche, Pflegeheim und
761 Krankenhaus, ich glaube, es ist ausreichend. Ich habe nie
762 das Gefühl gehabt, da brauche ich jetzt noch mehr Themen
763 zu moralisch-ethischen Fragestellungen. Ich würde mir
764 schon wünschen, dass die Fortbildungen öfter angeboten

38. Konzept
Sensibilität für ethisch implizierte Themen und Aspekte in Artikeln aus Fachzeitschriften, die keinen direkten Bezug zur Ethik nehmen, unter dem Hintergrund, dass Fachzeitschriften regelmäßig bezogen werden und Artikel mit ethischem Hintergrund aus ausreichend betrachtet werden
(Z. 728-744)

39. Konzept
Beurteilung des Fortbildungsangebotes im KH und PH als insgesamt ausreichend hinsichtlich der Themenvielfalt mit ethischen Implikationen bei bestehendem Wunsch, dass die Frequenz der Angebote erhöht wird
(Z. 749-766)

765	werden, aber vom Umfang her, von der Themenvielfalt,	**#M32** (767-769)
766	finde ich es ausreichend.	
767	I: Bist du denn Mitglied in einem Berufsverband? Du sagtest	**#M33** (770-772)
768	vorhin, vom DBfK kommt nicht so viel.	
769	B1: = Ja.	**40. Konzept**

#M32 (767-769)

#M33 (770-772)

765 werden, aber vom Umfang her, von der Themenvielfalt,
766 finde ich es ausreichend.

767 I: Bist du denn Mitglied in einem Berufsverband? Du sagtest
768 vorhin, vom DBfK kommt nicht so viel.

769 B1: = Ja.

770 I: Welche Informationen würdest du dir denn von wem
771 wünschen, um mehr Sicherheit in der Pflegeethik zu
772 bekommen, ganz allgemein?

773 B1: = Fortbildungen. Also über den Arbeitgeber.

774 I: Eine letzte Frage habe ich noch. Wie würdest du denn
775 insgesamt deine Kompetenzen einschätzen, wenn es um die
776 Ethik in der Pflege geht – ganz allgemein, unabhängig
777 davon, was jetzt alles dazugehören mag –, also wo sind
778 deine Stärken, was findest du in der Praxis eher schwierig?

779 B1: Also weniger gut ist der konkrete Begriff Ethik. Ich weiß
780 nicht, wie die Ausbildungen das jetzt handhaben, aber
781 damals kam das schon ein bisschen zu kurz. Auch wenn
782 Ethik jetzt nicht so mein Ding ist, aber ich fand, das kam
783 damals zu kurz, von daher ist mein Wissen auch nicht so
784 besonders groß. Ich muss sagen, ich vermisse es auch nicht.
785 (.) Und der Umgang auf Station mit ethischen Fragen (.)
786 entscheide ich aus dem Bauch heraus, entscheide ich
787 intuitiv. (.) Oder ich setze mich dann auch mit meinen
788 Kollegen auseinander, wie die das handhaben oder wie die
789 das finden, weil manchmal hat man doch irgendwo
790 moralische Bedenken, und dann würde ich mich mit meinen
791 Kollegen absprechen, Rücksprache halten.

40. Konzept

Wunsch nach Fortbildungen über den Arbeitgeber (Z. 773)

41. Konzept

Einschätzung des eigenen Wissens hinsichtlich ethischer Kompetenzen insgesamt als „nicht so groß" beurteilt, unter dem Hintergrund, dass Ethik in der Ausbildung nicht ausreichend thematisiert wurde, bei gleichzeitiger Feststellung, dass ethische Entscheidungen in der Pflegepraxis „intuitiv", „aus dem Bauch heraus" sowie nach einem Meinungs- und Erfahrungsaustausch mit Kollegen erfolgen (Z. 779-791)

Nr.	Konzepte	Zeilen
1.	Treffen der Berufswahlentscheidung Pflegeberuf aufgrund des Interesses an Menschen im Kontext mit Medizin aber ohne Studium	4-12
2.	Generelle Zufriedenheit mit Berufswahl, da kein Abitur, würde heute vor dem Hintergrund der Lebenserfahrung die Ausbildung nochmals aufnehmen, aber mit veränderten Rahmenbedingungen	15-28
3	Zweifel daran, den Pflegeberuf mit direktem Patientenkontakt bis in das Rentenalter auszuführen aufgrund der drei Bedingungen: (1) physische und psychische Anstrengung, (2) geringe Anerkennung der Pflegeleistungen durch Gesellschaft und Politik, (3) Unterschiede in den Rahmenbedingungen zwischen Pflegeberufen und hausintern, ungleiche Bezahlung, Personalmangel (4) Zunahme des Aufgabenspektrums Pflegender (Grund- und Behandlungspflege, Administration)	35-68
4	Versteht gute Pflege als Kombination aus Zeit für Klienten und zu erledigende Aufgaben, Empathie, Bedürfnisorientierung, fachlichem Know-how, dem Miteinander arbeiten und Befassen mit dem Klienten, vor dem Hintergrund, dass Aufgaben sonst schnell abgearbeitet werden	72-92
5	Misst der Biografiearbeit, dem ausbildungskonformen Arbeiten sowie der Pflegeplanung einen hohen Stellenwert bei, bei gleichzeitiger Feststellung, dass im Krankenhaus hierfür keine Zeit ist	95-109

6	Reflexion der Berufserfahrung mit Vergleich zwischen Krankenhaus (KH) und Pflegeheim (PH) und den Feststellungen: (1) die Zusammenarbeit mit Klienten und Angehörigen im PH ist intensiver und persönlicher (2) Fokus im PH eher auf der Grundpflege und im KH stärker auf Behandlungspflege, bei gleichzeitigem Einräumen, dass die Aufgaben und Bedürfnisse von der Bewohner-Klientel („Beatmungspflege") und der zu versorgenden Anzahl der Klienten („sieben Bewohner") abhängt	109-147
7	Reflexion der Rahmenbedingung Zeit bei der Feststellung, dass es insgesamt, sektoren-, bereichs- und zielgruppenunspezifisch einen Zeitmangel in der Pflege gibt	154-160
8	Identifikation von gefährlicher Pflege und ungenügender Fürsorge Pflegebedürftiger als ethische Problemsituation	165-169
9	Verantwortung Pflegender gegenüber Klienten („uns Anvertraute") löst Traurigkeit und moralische Bedenken aus im Hinblick auf den Zeitmangel, der dazu führt, dass Klienten im KH mit Medikamenten „abgespeist" werden und ohne Möglichkeit auf Beistand („Hand halten") vor sich hin „vegetieren", was insbesondere am Lebensende als unmoralisch empfunden wird	174-186
10	Annahme, dass Klienten Berührungen spüren, unabhängig von ihrem Bewusstseinszustand	182-184
11	Moralisches Urteil als „ethisch nicht vertretbar" hinsichtlich ungenügender Schmerzmedikation mit Morphin und künstlicher Ernährung bei palliativen/sterbenden Klienten im KH, was auf einen vermuteten ethischen Konflikt der KH-Ärzte („heilen und nicht töten") und dessen Angst vor Konsequenzen (für Klienten „Atemdepression" oder sich selbst: juristisch, hierarchisch, berufspolitisch) zurückgeführt wird und auf eigenen Erfahrungen mit der palliativen Pflege (PC) in der ambulanten/ integrierten Pflege (PH) basiert, wo im Vergleich großzügiger mit Morphin umgegangen wurde, die Hausärzte autark waren und eher im Sinne der PC und Therapiebegrenzung und somit klientengerecht handelten	187-236

12	Emotionale Belastung durch wahrgenommene Machtlosigkeit gegen Entscheidungen der Ärzte, die sowohl Pflegende (nicht mit den Ärzten reden können) als auch die Klienten (lebensverlängernde Maßnahmen trotz Patientenverfügung und palliativen Status) betrifft bei besonderer Betonung des Rechts der Klienten auf Autonomie	238-247
13	Häufiges Vorkommen von Situationen in der Pflege, in denen sich ethische Prinzipien (z. B. Fürsorgepflicht und Recht auf Autonomie) gegenüberstehen, bei höherer Gewichtung der Autonomie in Verbindung mit der Aufklärung des Klienten, der Dokumentation des Sachverhalts sowie ausschalten vermeidbarer Risiken, nach vorangehender Überprüfung der Handlungsfähigkeit des Klienten (kognitive Fähigkeiten, Orientiertheit)	259-279
14	Die Bewältigung von Situationen, die eine Handlungsentscheidung erfordern, erfolgt individuell und in Orientierung an verpflichtende Pflegestandards sowie dem Wunsch des Klienten, unter Berücksichtigung alternativer Vorschläge und nach Ausschalten aller Zugangsbarrieren (z. B. durch Anpassen der Kommunikation)	287-308
15	Unsicherheit über ethische Aspekte innerhalb der Standards in der Pflege, trotz dessen Bekanntheit	311-314
16	Maßnahmen wie die Information oder Aufklärung eines Klienten über dessen Durchführung und Zweck, werden nicht als ethisches Prinzip oder Pflegehandlung, sondern als automatisierte Selbstverständlichkeit betrachtet	315-326

17	Reflexion und Vergleich der Möglichkeiten des kollegialen Austausches zu ethischen Themen in PH und KH, auf Basis beruflicher Erfahrungen, mit der Feststellung, dass es im KH keine Möglichkeit gibt und der Austausch im PH intensiver stattfindet, was auf drei Bedingungen zurückgeführt wird: (1) die Zusammenarbeit mit Angehörigen und Ärzten ist im PH enger (2) Pflegenden sind Klienten im PH emotional stärker verbunden (3) Beratung der Pflegenden wurde im PH auch von Ärzten als Expertise akzeptiert, im KH sind Pflegende von Entscheidungen der Ärzte abhängig (4) Fachkompetenz Pflegender im KH abqualifiziert	332-356
18	Kollegialer Austausch innerhalb der Pflege bezieht sich auf Uneinigkeiten zwischen Pflegenden hinsichtlich der Art der Ausführung zu erledigender Aufgaben, i n Form von Meinungsäußerungen, aber ohne Versuch gemeinsam nach einer (der besten) Lösung zu suchen	376-383
19	Das Maß der pflegerischen Unterstützung und die Möglichkeit der ressourcenorientierten Pflege sind abhängig von der Zeit der Pflegenden	386-404
20	Resignation hinsichtlich der Vorstellung vorhandener Orientierungshilfen	415
21	Pflegemaßnahmen und Handlungen werden situativ in Abhängigkeit von dem variablen Faktor Zeit und dem Wunsch des Klienten getroffen, mit der Voraussetzung, dass der Wunsch bekannt ist	416-434
22	Generell gutes Zurechtkommen mit dem Prinzip der „goldenen Regel" zum Treffen von Entscheidungen bei unbekanntem Wunsch des Klienten, mit Akzeptanz des Risikos der Nonkonformität	437-451
23	Generelle Vorstellung von den Begriffen „Ethik" und „Kodex" bei definitorisch richtig vermuteter Ableitung und Unkenntnis über konkrete Inhalte des ICN-Ethikkodex	454-469

24	Keine verbale Thematisierung oder bewusste Anwendung des ICN-Ethikkodex in der Pflegepraxis, bei gleichzeitiger Annahme, dass es sich nicht um ein anwendbares Instrument handelt (nicht „anfassen" können), generell ethisch-moralische Vorstellungen existieren und angewandt aber nicht thematisiert werden und mit dem Leitbild der Einrichtung in Verbindung stehen	480-490
25	Intuitives Arbeiten in der Pflege unter der Voraussetzung des Vorhandenseins eines Ethos als generelles Kriterium für die Berufseignung und dessen Verstärkung durch berufliche Sozialisation in der Ausbildung, bei gleichzeitiger Annahme, dass das Ethos Menschlichkeit, Fürsorge und Empathie impliziert	496-521
26	Einschätzung, dass die Etablierung des ICN-Ethikkodex in der Pflegepraxis abhängt, von: (1) Kenntnissen über Inhalte, (2) Fortbildungen, (3) verpflichtendem Charakter (4) Vorbildfunktion der PDL (5) plakativer Präsenz am Arbeitsplatz und täglicher Konfrontation der Pflegenden, bei gleichzeitigen Zweifeln an der erfolgreichen Etablierung und der Annahme, dass das Agens von außen initiiert werden muss, weil: (1) Pflegenden das Eigeninteresse fehlt und (2) Instruktionen durch die PDL nicht zu erwarten sind	526-580
27	Reflexion eines möglichen Mehrwerts der Anwendung des Kodex in der Pflege mit der Vermutung, dass dieser Pflegenden als Erinnerungshilfe oder zur Verinnerlichung der Inhalte dienen kann, die Reflexion der eigenen Pflegehandlungen bewirkt	561-580
28	Differenzierung zwischen Situationen, dessen Handlungen sich aus einem verpflichtenden Standard („Fahrplan") ergeben und Situationen, die intuitiv (aus dem Bauch heraus) bewältigt werden	566-568

29	Die persönliche Sicherheit von der Richtigkeit einer Handlungsentscheidung ist in manchen Situationen nicht gegeben und wird hinterfragt sowie auf Basis künftiger beruflicher Erfahrung rückblickend als richtig oder falsch beurteilt mit der Erkenntnis, dass die Pflegende in der gleichen Situation heute anders gehandelt hätte	589-611
30	Akzeptanz eigener Handlungsgrenzen mit der verbundenen Hoffnung, dass der Klient keinen Schaden nimmt	611-622
31	Fehlende Vorstellung, wie ein Modell zur Begründung der eigenen Entscheidungen aussehen könnte	632-633
32	Ethische Modelle für SuS der Pflege vorstellbar, aber nicht notwendig für erfahrene Pflegende: (1) Lehrmittel: Den SuS vor dem Hintergrund mangelnder Erfahrung diverse Möglichkeiten schriftlich aufzeigen, (2) Kontroversen werden nicht verhindert durch mögl. Nachvollziehbarkeit der Entscheidungen anderer, (3) Entscheidungen Pflegender begründen sich auf dessen Intuition und Erfahrungen	634-665
33	Einschätzung der Existenz des ICN-Ethikkodex für die Pflegepraxis als unbedeutend, da das Prinzip der goldenen Regel als ausreichend betrachtet wird, wenngleich der Kodex das Bewusstsein für Pflegehandlung bei täglicher Betrachtung fördern würde	672-678
34	Resignation hinsichtlich der Rahmenbedingungen („lässt sich manchmal nicht anders bewerkstelligen") bei Akzeptanz des möglichen Auftretens von Fehlern oder Vernachlässigung von Klienten („zu kurz kommen"), mit der Folge emotionaler Belastung („tut mir persönlich leid")	678-682
35	Die Anwendung eines Standards für Ethik in der Pflege kann eine stärkere Reflexion der Handlungen, einen Abgleich der Inhalte des Standards mit der Realität sowie zu mehr Verständnis für die Situation der Klienten bewirken, vorausgesetzt der Annahme, dass alle Pflegenden ihn anwenden	692-697

36	Rückblickende Beurteilung des Ethikunterrichts bei geringer Erinnerung mit der Feststellung, dass der Unterricht eher „oberflächlich" war und den Vermutungen, dass der Ethikkodex sowie die Bedeutung der Ethik in der Pflege angesprochen aber nicht mit Fallbeispielen gearbeitet wurde	703- 714
37	Weitergabe der goldenen Regel in der praktischen Anleitung von Pflegeschülern mit bewusstem Ansprechen moralisch implizierter Pflegehandlungen, ohne direkten Bezug zur Ethik als Disziplin	719- 724
38	Sensibilität für ethisch implizierte Themen und Aspekte in Artikeln aus Fachzeitschriften, die keinen direkten Bezug zur Ethik nehmen, unter dem Hintergrund, dass Fachzeitschriften regelmäßig bezogen werden und Artikel mit ethischem Hintergrund aus ausreichend betrachtet werden	728-744
39	Beurteilung des Fortbildungsangebotes im KH und PH als insgesamt ausreichend hinsichtlich der Themenvielfalt mit ethischen Implikationen bei bestehendem Wunsch, dass die Frequenz der Angebote erhöht wird	749-766
40	Wunsch nach Fortbildungen über den Arbeitgeber	773
41	Einschätzung des eigenen Wissens hinsichtlich ethischer Kompetenzen insgesamt als „nicht so groß" beurteilt, unter dem Hintergrund, dass Ethik in der Ausbildung nicht ausreichend thematisiert wurde, bei gleichzeitiger Feststellung, dass ethische Entscheidungen in der Pflegepraxis „intuitiv", „aus dem Bauch heraus" sowie nach einem Meinungs- und Erfahrungsaustausch mit Kollegen erfolgen	779-791

Tab. 2: Übersicht der Konzepte aus Interview B1

3.5.1.2 Zweites Interview (B2)

Name/ Kennnummer:	B2
Datum der Aufnahme:	13.12.2017
Aufnahmeort:	Wohnzimmer des Befragten
Dauer des Interviews:	32:37 Min
Ausbildungsberuf:	Altenpflegerin
Tätigkeitsbereich:	Krankenhaus
Kennzeichnungen:	I= Interviewer
	Bx= Befragte Person und ihre Kennnummer

792 I: Zunächst interessiert mich, warum du einen Beruf in der
793   Pflege gewählt hast. Könntest du mir kurz erzählen, was die
794   entscheidenden Gründe für deine Berufswahl waren?

795 B2: Okay (.) Also ich habe bei meinem Mann gearbeitet und
796   habe den Laden bei ihm gemacht. Und dann hatte ich noch
797   so einen kleinen Wäscheservice und bin zu den Leuten nach
798   Haus gefahren. Da war eine ältere Dame, mit der bin ich
799   einkaufen gefahren und habe ihre Wäsche gewaschen und
800   die hat irgendwann mal zu mir gesagt: „Also Frau *(Name der*
801   *Befragten)*, Sie müssen unbedingt unter Menschen. Machen
802   Sie doch einfach mal eine Altenpflegeausbildung." Dann
803   habe ich mich mit 37 noch mal auf die Schulbank gesetzt
804   und war mit 40 fertig.

805 I: Und würdest du diesen Beruf heute wieder erlernen?

806 B2: = Ja.

807 I: Könntest du mir kurz begründen, warum?

42. Konzept

Treffen der
Berufswahlentscheidung
Pflegeberuf aufgrund
der Empfehlung eines
hilfsbedürftigen
Menschen, vor dem
Hintergrund des
vorausgehenden
sozialen Engagements in
der Hauswirtschaft
(Z. 796-804)

#M34 (Z. 796-804)

#M35 (Z. 805-806)

808 B2: Weil es mir einfach Spaß macht mit Menschen zu arbeiten,	**43. Konzept**
809 alten Menschen zu helfen, für sie da zu sein, ihre Hand zu	Generelle Zufriedenheit
810 halten, in schönen Zeiten, wie in schlechten Zeiten und (.)	mit Berufswahl in der
811 das ist einfach eine tolle Sache.	Pflege aufgrund der

808 B2: Weil es mir einfach Spaß macht mit Menschen zu arbeiten,

809 alten Menschen zu helfen, für sie da zu sein, ihre Hand zu

810 halten, in schönen Zeiten, wie in schlechten Zeiten und (.)

811 das ist einfach eine tolle Sache.

812 I: Okay, was würdest du denn sagen, ist deiner Vorstellung

813 nach gute Pflege? Also was zeichnet deiner Meinung nach

814 gute Pflege aus bzw. was zeichnet eine gute Pflegekraft

815 aus?

816 B2: = Also Zeit, (.) die man ja wirklich wenig hat. Ich muss

817 sagen, ich war ja früher auf einer anderen Station, da hat

818 man mir die Zeit gegeben, die ich brauchte. Da habe ich

819 aber auch sechs Mann gewaschen im Frühdienst. Heute

820 wasche ich zwei bis drei und habe die Zeit nicht für diese

821 intensive Pflege. Also das geht alles so schnell schnell

822 schnell und fertig.

823 I: Du sagtest gerade, heute seien weniger Patienten zu

824 waschen als auf der anderen Station. Woran liegt das denn,

825 dass heute weniger Zeit da ist, obwohl die Patientenzahl,

826 die gewaschen werden muss, gesunken ist?

827 B2: Es sind ja nur für mich zwei bis drei. Die Patienten werden

828 aufgeteilt unter den Schwestern, die waschen ja auch. Ja,

829 weil die zum OP gefahren werden müssen. (..) Ich bin ja

830 jetzt auf einer Diabetikerstation, da muss bei allen der

831 Blutzucker gemessen werden und Insulin gespritzt werden.

832 (.) Ganz viele Verbände. (.) Wir haben ja viele Patienten mit

833 amputierten Beinen oder Löchern in den Füßen. Da hat man

834 eben allein durch den Verbandwechsel mehr Aufwand und

835 da fehlt halt die Zeit.

836 I: Dass die Zeit fehlt, ist das jetzt ein grundsätzliches Problem	
837 in der Pflege oder nur auf dieser speziellen Station?	
838 B2: Nein, flächendeckend, weil einfach zu wenig Personal da ist.	
839 I: Und kommt man da als Pflegekraft in einen inneren	
840 Konflikt?	
841 B2: Wie meinst du das?	**#M37** (Z. 816-838)
842 I: Inwieweit bereitet dir das als Pflegekraft selbst auch Sorgen	
843 oder passt man sich dann einfach den Umständen an und	**#M38** (Z. 839)
844 sagt sich: „Okay, dann muss ich mich eben anders	
845 organisieren, dann mache ich eben mehr	**45. Konzept**
846 Behandlungspflege oder administrative Aufgaben und	Fokussierung der
847 weniger am Patienten"?	Patientenorientierung

836 I: Dass die Zeit fehlt, ist das jetzt ein grundsätzliches Problem

837   in der Pflege oder nur auf dieser speziellen Station?

838 B2: Nein, flächendeckend, weil einfach zu wenig Personal da ist.

839 I: Und kommt man da als Pflegekraft in einen inneren

840   Konflikt?

841 B2: Wie meinst du das?

842 I: Inwieweit bereitet dir das als Pflegekraft selbst auch Sorgen

843   oder passt man sich dann einfach den Umständen an und

844   sagt sich: „Okay, dann muss ich mich eben anders

845   organisieren, dann mache ich eben mehr

846   Behandlungspflege oder administrative Aufgaben und

847   weniger am Patienten"?

848 B2: Also ich muss sagen – für mich persönlich – ich nehme mir

849   die Zeit. Vom Waschen angefangen, Zähne putzen,

850   Ohrenpflege usw. und das Cremen. Dann muss ich halt

851   irgendwo anders Abstriche machen. Vielleicht wird dann

852   eben das Bett nur alle zwei Tage bezogen, wenn es noch

853   sauber ist. Der Patient steht für mich im Vordergrund, ja.

854 I: Es geht ja in der Pflege auch um Ethik. Das gerade eben war

855   ja schon ein gutes Beispiel für eine ethische Entscheidung,

856   die du triffst. Ich muss abwägen, Prioritäten setzen, Patient

857   oder Laken wechseln, mal ganz salopp gesagt. Was macht

858   denn im Pflegealltag eine Situation zu einer ethischen

859   Problemsituation?

860 B2: (...) ((B2 schaut fragend))

861 I: Also woran würdest du festmachen, genau das ist jetzt für

Kommentarspalte (rechts):

#M37 (Z. 816-838)

#M38 (Z. 839)

45. Konzept
Fokussierung der Patientenorientierung und dessen Grundpflege ohne zeitliche Einbußen, mit Abwägungsentscheidungen im Pflegealltag nach Prioritäten im Rahmen anderer Tätigkeiten (z. B. Bett beziehen) (Z. 848-853)

#M39 (Z. 854-859)

862   mich ein ethischer Konflikt?

863   B2: Wenn ich für den Patienten gar keine Zeit mehr hätte, das
864   wäre für mich das größte Problem. Wenn ich da morgen
865   nur rein gehe und sage: „Hier haben Sie Ihre Pillen und nun
866   sehen Sie zu." Das geht gar nicht.

867   I: Das ist dann schon eine richtige Dilemma-Situation. Und
868   wenn sich dir die Frage stellt: „Wie soll ich handeln in dieser
869   oder jener Situation" – ein Beispiel hatten wir eben
870   „Patient oder Bett beziehen".

871   B2: = also Patient.

872   I: Genau. Dann entscheidest du dich, je nach Situation, für
873   das eine oder andere. Wie geht es dir denn in solchen
874   Situationen und gibt es noch mehr Beispiele für
875   Situationen, wo du vor solchen Entscheidungen stehst?

876   B2: Ich muss sagen, dann geht es mir schlecht. Also wenn ich
877   für den Patienten keine Zeit mehr habe, dann versuche ich
878   mir die Zeit irgendwo weg zu knapsen und bin dann für den
879   Patienten da. Wichtig ist halt, (.) dass der Patient sich
880   wohlfühlt. Das ist ganz ganz wichtig. (.) Der Patient steht an
881   erster Stelle. Und wenn einer klingelt, der zur Toilette
882   gebracht werden möchte und dann klingelt noch einer, der
883   eine Selters möchte, dann steht der im Vordergrund, der
884   zur Toilette muss, der das alleine dort nicht hinschafft,
885   sondern nur mit Hilfe oder mit Unterstützung einer
886   Pflegekraft.

887   I: Wie oft kommen denn solche oder ähnliche Situationen vor
888   in der Pflege?

46. Konzept

Vorstellung des generellen Zeitmangels mit Einbußen in der direkten Versorgung der Patienten, ohne Möglichkeit der Aufgabenverteilung zugunsten der Fürsorge für den Klienten, stellt das größte moralische Problem und eine emotionale Belastung bei Pflegenden dar, vor dem Hintergrund, dass die Patientenorientierung und das Wohlbefinden der Klienten höchste Priorität haben (Z. 863-881)

889	B2: = Täglich.	

890 I: Und – im Großen und Ganzen – findest du solche
891 Situationen mitunter belastend oder hast du das Gefühl, du
892 kommst damit gut zurecht, weil du immer irgendwo die
893 richtigen Entscheidungen für dich triffst?

894 B2: Also ich persönlich komme damit sehr gut zurecht, weil ich
895 wäge ab, was in dem Moment am wichtigsten ist. Wie
896 gesagt, wenn Frau Müller klingelt und sagt, dass sie eine
897 Tasse Tee möchte und Herr Meyer klingelt, weil er auf die
898 Toilette muss oder ein Schmerzmittel braucht, steht Herr
899 Meyer an erster Stelle und Frau Müller an Zweiter.
900 ((Die Namen Müller und Meyer stehen symbolisch für jeden
901 beliebigen Namen und geben keine Patientendaten preis))

902 I: Das waren ja jetzt schon einige Beispiele für ethische
903 Problemsituationen. Und genau in solchen Situationen, wo
904 man sich fragt: „Was soll ich tun?", „Was ist die richtige
905 Entscheidung?": Patient A oder Patient B meinetwegen
906 oder (.) Handlung A oder Handlung B. (.) Woran orientierst
907 du bei der Lösung des Problems. (.) Also gibt es dafür
908 bestimmte Kriterien oder kommt das ehr aus dem Bauch
909 heraus?

910 B2: = Das kommt aus dem Bauch heraus.

911 I: Kannst du mir von Situationen berichten, in denen du dir
912 jemals unsicher warst oder du das Gefühl hattest, du hast
913 dich vielleicht falsch entschieden?

914 B2: ((Überlegt)) (...) Nein, war ich nie, hatte ich nie (...)

915 I: Was ist, wenn Fragen nicht so leicht zu beantworten sind

47. Konzept

Generelles zurechtkommen in der Pflegepraxis hinsichtlich der täglichen Prioritätensetzung in der Reihenfolge zu erledigender Aufgaben, mit der Orientierung an den Bedürfnissen der Klienten, dessen Dringlichkeit und Abhängigkeitsgrad, bei intuitiver Abwägung „aus dem Bauch heraus" (Z. 881-910)

48. Konzept

Reflexion ethischer Entscheidungen als Pflegende auf Basis bisheriger beruflicher Erfahrungen, ohne Zweifel an der Richtigkeit getroffener Entscheidungen (Z. 911-914)

#M40 (Z. 911-914)

916		wie die, ob ich dem einen Patienten erst das Schmerzmittel
917		und danach erst dem anderen den Tee bringe? Die sind –
918		wie du sagtest, leicht aus dem Bauch heraus zu
919		beantworten. Also Fragen, wo man mit sich hadert und
920		nicht so genau weiß, ist jetzt diese Entscheidung die
921		Richtige oder ist die andere Entscheidung die Richtige?
922	B2:	= Dann spricht man sich ab.
923	I:	Welche Möglichkeiten hast du denn, dich mit anderen
924		Kollegen auszutauschen?

#M41 (Z. 915-922)

925	B2:	Hatten wir gerade heute. Der Patient hat eine neue Leber
926		gekriegt, der Bauch war ganz okay – es ist ja ein riesen
927		großer Bauchschnitt – und der hatte noch einen
928		eingewachsenen Zehennagel und am Zehennagel wurde es
929		schon etwas krustig und unter dem großen Zeh war eine
930		offene Stelle mit Eiter drin. Jedenfalls habe ich den Verband
931		gemacht und habe so geguckt (.) – den Eiter haben wir
932		vorgestern schon raus gedrückt – und unter dem großen
933		Zeh sah mir das alles schon so komisch aus. Da habe ich zu
934		dem Patienten gesagt: „Warten Sie mal, ich muss mal eine
935		Kollegin holen. Wir müssen uns mal beraten, was wir da am
936		besten machen". Ein Pflaster konnte ich da jetzt nicht drauf
937		machen, weil das ziemlich rot und entzündet aussah. Und
938		dann ist meine Kollegin mitgekommen und wir haben uns
939		das beide noch mal angeguckt, und uns kurzgeschlossen,
940		und uns geeinigt, dass wir da einen trockenen Verband
941		machen mit einer Binde und gut.

49. Konzept
Bei Unsicherheiten hinsichtlich möglicher Handlungsoptionen, erfolgt die fachliche Beratung und Absprache zwischen Kollegen in der Pflege, mit dem Ziel, die beste Lösung für den Klienten zu finden (Z. 925-941)

942	I:	Ja, auch der Umgang mit fachlichen Fragen sind ja in der
943		Ethik von Bedeutung. Und welche Möglichkeit hast du denn
944		Ethikberater oder Ethikkommissionen hinzuzuziehen, wenn

945	eine Frage auch im Team mit den Kollegen nicht
946	beantwortet werden kann?
947	B2: Hast du dafür ein Beispiel?
948	I: Zum Beispiel, wenn es um die Frage nach künstlicher
949	Ernährung geht bei Nahrungsverweigerung; oder wenn ein
950	Patient eigentlich noch nicht entlassen werden kann
951	aufgrund seines Zustandes aber er und die Familie möchte,
952	dass die Behandlung eingestellt wird; wenn Patienten
953	Pflegemaßnahmen verweigern, die aber eigentlich
954	notwendig sind; wenn man einerseits seiner Fürsorgepflicht
955	nachkommen möchte und nur das Beste für den Patienten
956	möchte und auf der anderen Seite aber auch den Wunsch
957	des Patienten respektieren möchte. Wenn man sich in einer
958	Dilemma-Situation befindet, in einem Konflikt, den man
959	nicht so einfach lösen kann und in der scheinbar keine
960	Entscheidung für alle die Richtige ist. Gibt es dann die
961	Möglichkeit mit Ethikberatern zu sprechen oder gibt es
962	etwas wie ethische Fallbesprechungen?
963	B2: Nein, haben wir nicht. Also wüsste ich nicht, dass da
964	irgendwo ein Ethikberater ist. (..) Das machen bei uns die
965	Ärzte. Wenn der Patient das nicht möchte oder die
966	Angehörigen, dann wird nichts mehr gemacht, und wenn er
967	oder die Angehörigen das möchten, dann wird alles für den
968	Patienten getan.
969	I: Was würdest du sagen, gibt es auch Situationen in der
970	Pflege, in der ethische Entscheidungen völlig unabhängig
971	von den Ärzten und ihren Anordnungen sind, die also ganz
972	allein von den Pflegekräften entschieden werden, oder sind

50. Konzept

Option des Hinzuziehens von Ethikberatern ist in der Pflege nicht präsent, vor dem Hintergrund, dass ethische Entscheidungen ohne Hinzuziehen der Pflegekräfte von Ärzten getroffen werden, bei Wahrung des Rechts auf Autonomie der Klienten und dessen Angehörigen (Z. 963-975)

#M42 (Z. 963-975)

| 973 | ethische Entscheidungen immer von den Ärzten abhängig? |

| 974 | B2: | Ethische Entscheidungen sind immer von den Ärzten |
| 975 | | abhängig. Also wir dürfen da nichts entscheiden. |

976	I:	Ich würde gerne noch ein Beispiel einbringen:
977		Angenommen, ein Patient möchte im Nachtdienst nicht
978		gelagert werden. Er sagt, dass er jetzt durchschlafen
979		möchte, obwohl er eigentlich alle 2-3 Stunden gelagert
980		werden müsste. Würden die Pflegekräfte in dem Fall den
981		ärztlichen Bereitschaftsdienst anrufen oder wäre das etwas,
982		dass die Pflegenden dann selbst entscheiden?

983	B2:	Das entscheiden wir dann selber. Ich sag mal, Patienten, die
984		gelagert werden müssen, dafür gibt es ja immer einen
985		Grund (.) Dekubitus. Die müssen ja alle 2 Stunden gelagert
986		werden. Da halten wir uns dann schon dran. Ich sag mal, wir
987		lagern, aber wir lagern dann nicht so doll. Wir entlasten
988		dann mal den Po oder den Fuß, das machen wir dann
989		schon.

990	I:	Und wenn der Patient nun sagen würde, er möchte gar
991		nicht, dass jemand überhaupt das Zimmer kommt nachts
992		und verweigert den Positionswechsel komplett?

993	B2:	Wir haben die Pflicht, alle 2 Stunden in das
994		Patientenzimmer zu gehen und zu gucken – egal, ob der
995		jetzt gelagert werden muss oder nicht –, ob er am Leben ist.
996		Also es gibt ja Patienten, die sind suizidgefährdet, wo man
997		das gar nicht weiß. Wir hatten auf der Station schon eine
998		Oma mit 85 Jahren, die hat sich am Bettgalgen
999		aufgehangen und darum ist es unsere Pflicht – auch wenn
1000		der Patient sagt, er möchte keinen sehen – in das Zimmer

---

51. Konzept

Entscheidungsprozesse hinsichtlich des Handlungsrahmens Pflegender bezüglich der Variationen innerhalb ihres Aufgabenbereiches sind möglich und werden situativ in Abwägung der folgenden Bedingungen getroffen:

(1) Selbstbestimmung des Klienten unter Berücksichtigung der Handlungsfähigkeit

(2) Schutz des Klienten vor Schäden

(3) Fürsorgepflicht der Pflegenden

(4) Physiologischer Zustand des Klienten und Notwendigkeit der Maßnahme und dessen Intensität

(Z. 983-1012)

1001		zu gehen.

1002	I:	Nun sagt dieser Patient: „Sie dürfen in das Zimmer schauen
1003		und sich davon überzeugen, dass ich noch lebe, aber ich
1004		möchte nicht berührt oder in meiner Position verändert
1005		werden."

1006	B2:	Das muss man abwägen, wie der Patient geschaffen ist.
1007		Manchmal können die Patienten das ja gar nicht mehr
1008		selber einschätzen. Die haben zwar dieses Druckgefühl,
1009		man tut ihm weh, trotzdem man vorsichtig lagert. Manche
1010		sind auch druckempfindlich und haben Schmerzen, stehen
1011		aber unter Schmerzmitteln, haben ein Schema. (.) Da muss
1012		man gucken. Das kann man so nicht pauschal sagen.

1013	I:	Meinst du es gibt für solche oder ähnliche Situationen
1014		Orientierungshilfen, die dir dabei helfen können, dich zu
1015		entscheiden? Dass man dann als Pflegekraft sagen kann:
1016		„Ich entscheide mich jetzt nicht aus dem Bauch heraus,
1017		sondern habe mich aus diesem Grund so oder so
1018		entschieden oder habe nach diesem Prinzip so oder so
1019		gehandelt und kann mich jetzt darauf beziehen"?

| 1020 | B2: | Da gibt es nichts. (.) Das entscheiden wir aus dem Bauch |
| 1021 | | heraus. |

| 1022 | I: | Und würdest du dir manchmal eine Orientierungshilfe oder |
| 1023 | | eine gewisse Form von Unterstützung wünschen? |

1024	B2:	(.) Mh ja aber, (.) wenn man dann die Ärzte, den
1025		Bereitschaftsdienst anpiept, dann sagen die: „Entscheidet
1026		selber! Wenn er nicht gelagert werden möchte, dann wird
1027		er nicht gelagert."

52. Konzept

Reflexion einer möglichen Existenz von Orientierungshilfen für ethische Entscheidungen in der Pflege, auf Basis beruflicher Erfahrungen, mit dem Ergebnis, dass diese wünschenswert aber nicht denkbar sind, was auf den Annahmen begründet ist, dass:
(1) Orientierungshilfen direkte menschliche Expertisen und Empfehlungen sind,
(2) bislang Ärzte als Ansprechpartner für ethische Fragen in der Pflegepraxis gelten,
(3) Ärzte die selbstständige Entscheidung Pflegender, unter Berücksichtigung der Autonomie des Klienten, fordern und somit nicht der Orientierung dienen (Z. 1024-1033)

| 1028 | I: | Und könntest du dir vorstellen, dass eine andere Art |
| 1029 | | Orientierung Hilfe geben kann, unabhängig von den Ärzten? |

1030	B2:	Ich denke mal, (.) weiß ich nicht, (.) der müsste ja dann auch
1031		rund um die Uhr da sein oder ein Ansprechpartner müsste
1032		immer da sein. (.) Nein, glaube ich nicht, (.) da gibt es
1033		nichts.

| 1034 | I: | Hast du schon mal was von dem ICN-Ethikkodex gehört? |

| 1035 | B2: | = Nein. |

| 1036 | I: | Und sind dir andere Ethikkodizes bekannt? |

| 1037 | B2: | Nein ((B2 scheint leicht verunsichert)) |

1038	I:	Es ist alles gut. Es gibt keine falschen oder richtigen
1039		Antworten. Genau darum geht es ja in meiner Arbeit. Wäre
1040		klar, dass alle den Kodex kennen, bräuchte ich keine Arbeit
1041		darüber schreiben.

| 1042 | B2: | Okay ((lacht)) |

1043	I:	Der ICN ist ein Weltverband, der einen Ethikkodex für
1044		Pflegende entwickelt hat und ihnen dabei helfen möchte,
1045		ethische Entscheidungen zu treffen. Der Kodex versteht sich
1046		als Leitfaden, der pflegenden helfen soll, bestimmte
1047		Verhaltensnormen in die Praxis umzusetzen, also: „Wie soll
1048		ich in dieser oder jener Situation handeln"? Er soll
1049		sozusagen dabei helfen, Standards für ethische
1050		Verhaltensweisen zu entwickeln, um den Pflegekräften eine
1051		Orientierungshilfe zu sein. Du sagtest ja, dass der Kodex dir
1052		nicht bekannt ist. Was schätzt du denn, warum der Kodex
1053		so in der Berufspraxis noch keine Anwendung findet?

53. Konzept

Hinterfragen der Bekanntheit des ICN-Ethikkodex oder anderer Ethikkodizes in der Pflege mit dem Ergebnis, dass Ethikkodizes der Pflegenden unbekannt sind
(Z. 1035-1037)

1054	Welche Ideen oder Vermutungen hast du?	

1055 B2: Also (.) ich weiß nicht (.) bei uns gibt es keine
1056 Weiterbildungen. (.) Kann ich nicht beantworten. (.) Bei uns
1057 spricht keiner davon.

1058 I: Der Kodex soll ja eigentlich in der Praxis anwendbar sein.
1059 Wie könnte man denn deiner Meinung nach erreichen, dass
1060 der Kodex in der Praxis ankommt und er tatsächlich
1061 angewandt wird?

1062 B2: = Mit Weiterbildungen. Ja, mit Weiterbildungen.

1063 I: Wenn du mal auf deine Ausbildung zurückschaust, wie
1064 würdest du den Ethikunterricht in deiner Ausbildung
1065 bewerten?

1066 B2: (..) Kann ich nicht mehr so genau sagen. Ich weiß nur, dass
1067 ich in Ethik eine Zwei hatte. ((lacht))

1068 I: Okay. Und ganz grob, was waren denn so die Themen, die
1069 dir noch einfallen, die ihr im Ethikunterricht behandelt
1070 habt?

1071 B2: ((Pustet)) Kann ich nicht sagen. Weiß ich nicht. Hätte ich
1072 mich vorher belesen müssen. ((lacht))

1073 I: Nein, auf keinen Fall ((lacht)), das ist doch keine Prüfung.

1074 B2: ((lacht)) Das kann ich dir nicht genau sagen. Ich glaube das
1075 war eine Pfarrersfrau, die Ethik unterrichtet hat. Die hat uns
1076 nicht viel vermittelt. Die hat mehr so das Kirchliche
1077 vermittelt. (..) Mehr kann ich dir nich/ (...)

1078 I: Okay. Dann gehe ich davon aus, auch Fallbeispiele wurden

1079	nicht geübt.
1080	B2: = Nein.
1081	I: Wie ist das denn auf der Station? Werden ethische Fälle auf
1082	der Station mit den Schülern thematisiert?
1083	B2: Wir haben keine Schüler.
1084	I: Okay. Weiterbildungen haben wir schon kurz angesprochen.
1085	Mich interessiert, wie du grundsätzlich die
1086	Informationsangebote bewerten würdest, wenn es um
1087	ethische Themen geht, z. B. externe Fortbildungen,
1088	Fachzeitschriften, Medien oder Berufsverbände. Wird
1089	deiner Meinung nach ausreichend über ethische Themen
1090	berichtet?
1091	B2: Teilweise aber (..) Ich würde es nicht als ausreichend
1092	betrachten. Es müsste vielleicht ein bisschen mehr gemacht
1093	werden.
1094	I: Hast du in deiner Laufbahn bisher Fortbildungen mit
1095	ethischem Schwerpunkt besucht?
1096	B2: = Nein.
1097	I: Hast du regelmäßigen Zugang zu Fachzeitschriften?
1098	B2: Nein.
1099	I: Würdest du dir so etwas wünschen auf der Station?
1100	B2: Nein. Ich glaube, wenn sich da einer hinsetzen würde, um
1101	Zeitung zu lesen, wäre der andere bestimmt ein wenig
1102	sauer.

55. Konzept

Rückblickend keine Erinnerungen mehr an den Ethikunterricht in der Pflegeausbildung, was nach aktueller Einschätzung an den Bedingungen lag, dass die Ethiklehrerin nicht viel aber vor allem religiöse Aspekte vermittelte, nicht an Fallbeispielen aus der Pflege geübt wurde (Z. 1066-1080)

#M44 (Z. 1066-1080)

1103	I:	Das ist also etwas für die Freizeit.

1104 B2: Oder, wie gesagt, als Weiterbildung. Dafür kriegt man im
1105   Jahr bei uns 16 Stunden. Ja, also ich würde dafür plädieren,
1106   das als Weiterbildung anzubieten. Es müssen ja keine 8
1107   Stunden sein, es können ja 2 Stunden sein, dass man das
1108   einfach mal vermittelt, bestimmte Punkte.

1109 I: Die Frage: „Welche Informationen wünschst du dir von
1110   wem?" hast du im Prinzip schon teilweise beantwortet.
1111   Aber abgesehen von den Weiterbildungen, gibt es noch
1112   andere Informationsquellen, die dabei helfen könnten, die
1113   Ethik aus der Theorie in die Praxis zu bringen, die noch nicht
1114   genannt wurden?

1115 B2: Vielleicht untereinander. Dass man miteinander darüber
1116   spricht, was wir ja auch ab und zu mal machen, aber eben
1117   wenig. (.) Von Kollege zu Kollege, wenn man sagt: „Der
1118   Patient ist nicht gut drauf", oder „Wir müssen mal eine
1119   Lösung finden", der ist total am Boden zerstört, hat
1120   Probleme Zuhause, oder (.) dass man sich einfach mal fünf
1121   Minuten ans Bett setzt, einfach die Hand hält. Dass man
1122   dann einfach mit den Kollegen spricht und sagt: „Ich geh da
1123   jetzt noch mal rein und spreche mit ihm." Wenn nicht
1124   müssen wir mal den Arzt informieren, (.) ja. So lösen wir
1125   das. Also wenn wir nicht mehr wissen, wie es weitergeht,
1126   dann informieren wir schon den Arzt.

1127 I: Also hast du das Gefühl, dass ihr als Team schon gut
1128   funktioniert, wenn es um ethische Fragen geht, d. h. die
1129   Pflegekräfte und die Ärzte?

1130 B2: Als Team ja, (.) mit den Ärzten aber weniger, weil die sind

---

56. Konzept

Reflexion der genutzten Informationsquellen hinsichtlich ethischer Themen in der Pflege mit dem Ergebnis, dass (1) bisher keine Fortbildungen mit ethischem Schwerpunkt besucht wurden, was mit dem nicht ausreichenden Fortbildungsangebot begründet wird, bei gleichzeitigem Wunsch, dass diese stärker angeboten werden, (2) keine Fachzeitschriften bezogen werden (Z. 1091-1108)

1131 total (..) – wie soll ich das sagen? –, also die sind total	**57. Konzept**
1132 genervt, (.) wenn die Angehörigen kommen, wenn	Vergleich des kollegialen
1133 Problemfälle sind oder so. Viele Patienten verstehen nicht,	Austauschs mit
1134 was der Arzt sagt im Patientengespräch, dann kommen die	verschiedenen Akteuren in
1135 Angehörigen am nächsten Tag und fragen noch mal nach,	der Pflegepraxis, vor dem
1136 dann haben die manchmal kein Verständnis.	Hintergrund beruflicher

total (..) – wie soll ich das sagen? –, also die sind total
genervt, (.) wenn die Angehörigen kommen, wenn
Problemfälle sind oder so. Viele Patienten verstehen nicht,
was der Arzt sagt im Patientengespräch, dann kommen die
Angehörigen am nächsten Tag und fragen noch mal nach,
dann haben die manchmal kein Verständnis.

1137 I: Und was hat man da als Pflegekraft für Möglichkeiten (.)
1138 vielleicht wirksam zu werden?

1139 B2: Wir sind da eigentlich (.) ratlos (.). Nein, ratlos nicht. Ab und
1140 zu sagen wir den Patienten schon mal, sie sollen mal rüber
1141 zum sozialen Dienst gehen und mit denen das besprechen,
1142 wie es zu Hause weiterläuft, falls Hilfsmittel gebraucht
1143 werden. Vom Toilettenstuhl angefangen bis vielleicht zum
1144 Pflegebett oder Gehhilfen, Rollator oder so was. Also
1145 manche Ärzte opfern sich auf, aber manche Ärzte sind auch,
1146 wie gesagt, total genervt.

1147 I: Und die Leitungsebene in der Pflege, stellt die eine
1148 Unterstützung dar, wenn es um ethische
1149 Problemsituationen geht?

1150 B2: Teils, teils. (.) Also das entscheidet ja eigentlich der Arzt und
1151 wir können nur hinweisen. Wenn wir ein Problem haben,
1152 dann gehen wir zur Stationsleitung. Aber im Großen und
1153 Ganzen sind eigentlich die Ärzte dafür verantwortlich. Weil,
1154 wir sind ja nur die Ausführenden. (.) Also ich sage mal, (..)
1155 nein, dagegen haben wir keine Chance.

57. Konzept

Vergleich des kollegialen Austauschs mit verschiedenen Akteuren in der Pflegepraxis, vor dem Hintergrund beruflicher Erfahrungen, mit der Einschätzung, dass (1) der Austausch zwischen Pflegenden stattfindet, aber intensiver sein könnte, (2) die Ärzte bei Ratlosigkeit informiert werden, die Zusammenarbeit jedoch weniger gut ist, da diese teilw. „kein Verständnis" haben und „genervt" sind von Angehörigen und Problemsituationen, (3) der Verweis zu anderen Berufsgruppen (sozialer Dienst) möglich ist im Sinne einer lückenlosen Versorgung der Klienten (Z. 1115-1146)

58. Konzept

Chancenlos: Rolle der Pflegenden und der Stationsleitung als ausführende Kräfte wahrgenommen, die lediglich Hinweise geben können, aufgrund der Entscheidungs-verantwortung der Ärzte (Z. 1150-1155)

#M45 (Z. 1150-1155)

Nr.	Konzepte	Zeilen
42.	Treffen der Berufswahlentscheidung Pflegeberuf aufgrund der Empfehlung eines hilfsbedürftigen Menschen, vor dem Hintergrund des vorausgehenden sozialen Engagements in der Hauswirtschaft	796-804
43.	Generelle Zufriedenheit mit Berufswahl in der Pflege aufgrund der Freude mit Menschen zu arbeiten bei gleichzeitiger Fürsorge in allen Lebenslagen	806-811
44.	Betrachtung des Faktors Zeit als notwendige Bedingung und gleichzeitig mangelnde Ressource für intensive Pflege, was mit dem Mehraufwand durch Maßnahmen der Behandlungspflege sowie dem Personalmangel in der Pflege begründet wird, vor dem Hintergrund des Vergleiches der beruflichen Erfahrung auf einer Station, auf der ausreichend Zeit für die Grundpflege zur Verfügung stand	816-838
45.	Fokussierung der Patientenorientierung und dessen Grundpflege ohne zeitliche Einbußen, mit Abwägungs-entscheidungen im Pflegealltag nach Prioritäten im Rahmen anderer Tätigkeiten (z. B. Bett beziehen)	848-853
46.	Vorstellung des generellen Zeitmangels mit Einbußen in der direkten Versorgung der Patienten, ohne Möglichkeit der Aufgabenverteilung zugunsten der Fürsorge für den Klienten, stellt das größte moralische Problem und eine emotionale Belastung bei Pflegenden dar, vor dem Hintergrund, dass die Patientenorientierung und das Wohlbefinden der Klienten höchste Priorität haben	863-881
47.	Generelles zurechtkommen in der Pflegepraxis hinsichtlich der täglichen Prioritätensetzung in der Reihenfolge zu erledigender Aufgaben, mit der Orientierung an den Bedürfnissen der Klienten, dessen Dringlichkeit und Abhängigkeitsgrad, bei intuitiver Abwägung „aus dem Bauch heraus"	881-910
48.	Reflexion ethischer Entscheidungen als Pflegende auf Basis bisheriger beruflicher Erfahrungen, ohne Zweifel an der Richtigkeit getroffener Entscheidungen	911-914

49.	Bei Unsicherheiten hinsichtlich möglicher Handlungsoptionen, erfolgt die fachliche Beratung und Absprache zwischen Kollegen in der Pflege, mit dem Ziel, die beste Lösung für den Klienten zu finden	925-941
50.	Option des Hinzuziehens von Ethikberatern ist in der Pflege nicht präsent, vor dem Hintergrund, dass ethische Entscheidungen ohne Hinzuziehen der Pflegekräfte von Ärzten getroffen werden, bei Wahrung des Rechts auf Autonomie der Klienten und dessen Angehörigen	963-975
51.	Entscheidungsprozesse hinsichtlich des Handlungsrahmens Pflegender bezüglich der Variationen innerhalb ihres Aufgabenbereiches sind möglich und werden situativ in Abwägung der folgenden Bedingungen getroffen: (1) Selbstbestimmung des Klienten unter Berücksichtigung der Handlungsfähigkeit (2) Schutz des Klienten vor Schäden (3) Fürsorgepflicht der Pflegenden (4) Physiologischer Zustand des Klienten und Notwendigkeit der Maßnahme und dessen Intensität	983-1012
52.	Reflexion einer möglichen Existenz von Orientierungshilfen für ethische Entscheidungen in der Pflege, auf Basis beruflicher Erfahrungen, mit dem Ergebnis, dass diese wünschenswert aber nicht denkbar sind, was auf den Annahmen begründet ist, dass: (1) Orientierungshilfen direkte menschliche Expertisen und Empfehlungen sind, (2) bislang Ärzte als Ansprechpartner für ethische Fragen in der Pflegepraxis gelten, (3) Ärzte die selbstständige Entscheidung Pflegender, unter Berücksichtigung der Autonomie des Klienten, fordern und somit nicht der Orientierung dienen	1024-1033
53.	Hinterfragen der Bekanntheit des ICN-Ethikkodex oder anderer Ethikkodizes in der Pflege mit dem Ergebnis, dass Ethikkodizes der Pflegenden unbekannt sind	1035-1037

54.	Reflexion der Gründe dafür, dass der ICN-Ethikkodex in der Pflegepraxis keine Anwendung findet, wird auf Basis der eigenen Berufserfahrung auf die folgenden Bedingungen zurückgeführt: (1) keine Weiterbildungen hierzu, (2) wird innerhalb der Pflegeteams nicht thematisiert, bei gleichzeitiger Einschätzung, dass Weiterbildungen den ICN-Ethikkodex in der Pflegepraxis etablieren könnten	1055-1062
55.	Rückblickend keine Erinnerungen mehr an den Ethikunterricht in der Pflegeausbildung, was nach aktueller Einschätzung an den Bedingungen lag, dass die Ethiklehrerin nicht viel aber vor allem religiöse Aspekte vermittelte, nicht an Fallbeispielen aus der Pflege geübt wurde	1066-1080
56.	Reflexion der genutzten Informationsquellen hinsichtlich ethischer Themen in der Pflege mit dem Ergebnis, dass (1) bisher keine Fortbildungen mit ethischem Schwerpunkt besucht wurden, was mit dem nicht ausreichenden Fortbildungsangebot begründet wird, bei gleichzeitigem Wunsch, dass diese stärker angeboten werden, (2) keine Fachzeitschriften bezogen werden	1091-1108
57.	Vergleich des kollegialen Austauschs mit verschiedenen Akteuren in der Pflegepraxis, vor dem Hintergrund beruflicher Erfahrungen, mit der Einschätzung, dass (1) der Austausch zwischen Pflegenden stattfindet, aber intensiver sein könnte, (2) die Ärzte bei Ratlosigkeit informiert werden, die Zusammenarbeit jedoch weniger gut ist, da diese teilw. „kein Verständnis" haben und „genervt" sind von Angehörigen und Problemsituationen, (3) der Verweis zu anderen Berufsgruppen (sozialer Dienst) möglich ist im Sinne einer lückenlosen Versorgung der Klienten	1115-1146
58.	Chancenlos: Rolle der Pflegenden und der Stationsleitung als ausführende Kräfte wahrgenommen, die lediglich Hinweise geben können, aufgrund der Entscheidungsverantwortung der Ärzte	1150-1155

Tab. 3: Übersicht der Konzepte aus Interview B2

3.5.1.3 Drittes Interview (B3)

Name/ Kennnummer:	B3
Datum der Aufnahme:	14.12.2017
Aufnahmeort:	Öffentliches Café, separater und räumlich getrennter Sitzbereich, visuell aber nicht akustisch isoliert
Dauer des Interviews:	54:15 Min
Ausbildungsberuf:	Gesundheits- und Krankenpflegerin
Tätigkeitsbereich:	Krankenhaus
Kennzeichnungen:	I= Interviewer
	Bx= Befragte Person und ihre Kennnummer

1156	I:	Zunächst interessiert mich, warum du einen Beruf in der
1157		Pflege gewählt hast. Was waren denn die entscheidenden
1158		Gründe für deine Berufswahl? Erzähl doch mal.
1159	B3:	Okay, das ist gar nicht so einfach. Also ich glaube, ich habe
1160		den Beruf gewählt, weil er halt sehr umfangreich ist. Also
1161		einerseits hat mich das Medizinische interessiert, aber es
1162		wäre für mich auch nicht infrage gekommen Arzt zu
1163		werden. Das kam für mich gar nicht infrage. Ich finde es
1164		einfach schön, die Kombination aus anspruchsvolleren
1165		Aufgaben, wie ärztliche Tätigkeiten, die man übernimmt,
1166		aber halt auch einfache Aufgaben, wie Essen austeilen,
1167		Kleinigkeiten. Das war für mich so das Aufregende. Und ich
1168		konnte mir auch nicht vorstellen, einen Bürojob
1169		auszusuchen. Es sollte schon etwas sein, wo man auch läuft,
1170		also gut zu tun hat, sich bewegt, auch viel mit anderen
1171		Menschen zusammenarbeitet. Ja, also das ist so der
1172		Hauptgrund, wieso ich mir das so gedacht habe.
1173	I:	Du sagtest gerade, dass Medizin für dich nicht infrage kam.
1174		Würdest du mir sagen warum?

59. Konzept

Treffen der Berufswahlentscheidung Pflegeberuf aufgrund des Interesses an Medizin im Kontext mit einfachen Tätigkeiten, der Arbeit mit Menschen sowie einer Tätigkeit in Bewegung, unter Ausschluss eines Medizinstudiums, vor dem Hintergrund des Vergleichs der Berufe Arzt und Pfleger bei der Einschätzung, dass Ärzte weniger Zeit mit Patienten verbringen, die größere Verantwortung tragen und die anspruchsvollere Ausbildung absolvieren, was als beängstigend und nicht bewältigbar bewertet wird
(Z. 1159-1187)

1175	B3: Ja, ich weiß nicht. Da hat man ja noch viel mehr
1176	Verantwortung. Davor hätte ich persönlich Angst. Also ich
1177	hätte mir diesen Beruf auch gar nicht zugetraut. Schon
1178	dieses Studium (..) glaube ich nicht, dass ich das gepackt
1179	hätte. Das wäre mir einfach zu viel gewesen. Und die haben
1180	ja nicht nur mehr Verantwortung, ich finde, die haben auch
1181	viel weniger mit dem Patienten zu tun. Die sitzen ja
1182	vielmehr in ihrem Zimmer, trotzdem machen sehr wichtige
1183	Sachen, aber die haben mit dem Patienten nicht viel zu tun.
1184	Die sind eigentlich immer nur zur Visite da oder wenn sie
1185	mal irgendwelche Untersuchungen machen, aber mehr
1186	auch nicht. Und ich wollte schon was machen, wo man
1187	mehr am Patienten arbeitet. Ja, deshalb eigentlich.

#M46 (Z. 1159-1187)

[4 Sek. Auslassung]

((Nebengeräusche durch zahlende Gäste und Gastronomiemitarbeiter))

1188	I: Und würdest du diesen Beruf heute wieder wählen?
1189	B3: = Ja, also schon definitiv, weil ich wüsste jetzt auch keinen
1190	anderen Beruf, den ich mir so vorstellen könnte. Ich würde
1191	es auf jeden Fall machen. Obwohl ich schon sagen muss, die
1192	Bedingungen, die momentan so in der Pflege herrschen –
1193	man hört das ja jetzt überall – sind halt wirklich sehr
1194	schlecht. Also an sich ist es mein Traumberuf, aber unter
1195	den Bedingungen bin ich mir halt auch nicht sicher, wie
1196	lange ich den ausüben kann. Wenn man hört, wie lange
1197	man jetzt auch arbeiten soll, also was die Rente angeht, ich
1198	weiß halt nicht, ob ich das schaffe körperlich und halt auch
1199	psychisch. Aber an sich ist es mein Traumberuf und ich
1200	würde ihn auch jederzeit wieder wählen aber ich weiß halt

60. Konzept

Generelle Zufriedenheit mit der Berufswahl Pflegeberuf, würde die Ausbildung heute wieder aufnehmen, da „Traumberuf", bei gleichzeitigen Bedenken, ob die Tätigkeit langfristig ausgeübt werden kann, was mit der physischen und psychischen Belastung aufgrund der Rahmenbedingung „Personalmangel" begründet wird.
(Z. 1189-1213)

1201 nicht, wie lange ich das schaffe und deswegen würde ich es
1202 auch immer noch in Betracht ziehen, vielleicht irgendwann
1203 zu studieren.

1204 I: Du hast gerade die Bedingungen in der Pflege
1205 angesprochen. Was wäre das zum Beispiel?

1206 B3: = Der Personalmangel. ((lacht)) Also ich finde, das ist das
1207 größte Problem. Aber eben auch, dass die meisten
1208 Krankenhäuser immer versuchen an der falschen Stelle Geld
1209 zu sparen. Also das, finde ich, sind die größten Probleme.
1210 Und dann natürlich auch, neben dem Personalmangel, ist
1211 natürlich auch immer mal jemand krank, unbesetzte Stellen.
1212 (.) Ja, das spielt halt so alles zusammen. (.) Ja, ich finde, das
1213 sind halt so schlechte Bedingungen.

1214 I: Okay danke. Und wenn wir jetzt ein Stück von den
1215 schlechten Bedingungen weg gehen und an die guten
1216 Bedingungen denken, was ist denn deine Vorstellung von
1217 guter Pflege? (..) Also, wie sieht für dich gute Pflege aus?

1218 B3: Ja, dass man halt allen Anforderungen gerecht wird; dass
1219 man seine Patientengruppe, die man am Tag zu versorgen
1220 hat, anständig versorgt – so wie man es vorher geplant hat,
1221 laut Planung halt –; ähm ja (…) ja ((lacht))

1222 I: Was wären denn zum Beispiel solche Anforderungen, denen
1223 man gerecht werden muss?

1224 B3: Dass man alle Aufgaben, die man ja so im Laufe des Tages
1225 hat, schafft abzuarbeiten, aber unter den Vorschriften, (.)
1226 also wie man es auch machen sollte. Dass man halt sich Zeit
1227 lassen kann, man alle hygienischen Aspekte berücksichtigt,
1228 alles, was dazugehört und nicht nur schnell schnell schnell,

61. Konzept

Pflege wird als gut betrachtet, wenn die Klienten nach Pflegeplanung versorgt und Pflegende allen Anforderungen gerecht werden können, d. h. alle Aufgaben des Tages ohne Zeitdruck unter Berücksichtigung der Vorschriften und hygienischer Aspekte erledigt zu haben, bei Gewährleistung der Orientierung an und Kommunikation mit Patienten und Angehörige
(Z. 1218-1234)

1229	Hauptsache schnell fertig werden, sondern nebenbei auch
1230	mal ein bisschen Zeit hat mit dem Patienten zu reden oder
1231	mit den Angehörigen und nicht nur immer alles schnell
1232	abzuarbeiten und dabei fix und fertig zu sein. Also wirklich
1233	ganz in Ruhe alles machen zu können. Das wäre eigentlich
1234	schön, aber so ist es ja meist nicht.
1235	I: Was würdest du denn sagen, welche Eigenschaften müsste
1236	denn eine gute Pflegekraft mitbringen?
1237	B3: Oh einiges ((lacht)). Also ich finde, auf jeden Fall muss sie
1238	Empathie besitzen, Mitgefühl – ohne Empathie geht es ja
1239	gar nicht –, um sich in die Patienten, in die Angehörigen
1240	einfach hinein versetzen zu können. Sie muss auf jeden Fall
1241	flexibel sein, was auch die Arbeitszeiten angeht, weil es
1242	geht halt nicht immer, es ist halt kein Wunschkonzert, also
1243	man muss halt auch mal, wenn der Dienstplan steht, mit
1244	Änderungen einverstanden sein, wenn es heißt: „Kannst du
1245	vielleicht doch mal da einen Früh machen statt einen Spät",
1246	was Wochenenden angeht oder Schichtarbeit. Das muss
1247	man halt alles, sag ich mal, auch abkönnen. (.) Und halt
1248	auch mit seinen privaten Sachen vereinbaren können.
1249	Wenn man zum Beispiel eine junge Mutti gerade ist, ist ja
1250	heute auch alles nicht so einfach, wenn man
1251	alleinerziehend ist. Man muss auch auf jeden Fall (...) – wie
1252	sagt man – körperlich das auch mitmachen können. Nicht,
1253	dass man jetzt sportlich sein muss, aber man muss ja schon
1254	(gewiss?) ein bisschen fit sein, um das teilweise zu schaffen,
1255	wenn man da den ganzen Tag hoch und runter rennt.
1256	Psychisch muss man auf jeden Fall auch ein bisschen was
1257	mitbringen, weil es psychisch halt sehr anstrengend ist und
1258	man darf manches nicht zu sehr an sich ran kommen lassen.

1259	Also man muss schon auch drüber reden und das
1260	Verarbeiten aber aufpassen, dass man das nicht alles mit
1261	nach Hause nimmt, weil dann geht man auch irgendwann
1262	kaputt. Ja, was noch? (.) Dann muss man halt auch ein
1263	gewisses theoretisches Wissen mitbringen, ohne das geht
1264	es ja einfach nicht. Praktisches Können natürlich auch, dass
1265	man das Theoriewissen dann auch umsetzen kann. Dann
1266	auf jeden Fall auch Motivation – wie in jedem Beruf – und
1267	auch Motivation Neues zu lernen und auch immer auf dem
1268	aktuellen Stand zu bleiben, weil (.) in der Pflege ändert sich
1269	ja schon ständig was, gerade auch wegen der neuen
1270	technischen Sachen, die sicher immer nach und nach
1271	entwickeln. Da muss man einfach immer auf dem aktuellen
1272	Stand bleiben und gewillt sein, Neues zu lernen. Nicht wie
1273	manche Schwestern, die dann schon sehr lange dabei sind,
1274	die teilweise, naja (.) immer nicht wollen. (.) Die immer so
1275	sagen: „Das war so, das war schon immer so, das bleibt
1276	immer so", und sich Neuem nicht so zuwenden wollen. (..)
1277	Ja, ich glaube, das war so das Wesentliche.

#M47 (Z. 1237-1274)

63. Konzept

Kritische Betrachtung der berufserfahrenen Kollegen, die sich mit der Begründung der Gewohnheit, gegenüber Neuerungen in der Pflege verschließen, vor dem Hintergrund der Überzeugung, dass regelmäßige Änderungen und Neuerungen notwendigerweise die Bereitschaft erfordern Neues zu lernen, um auf dem „aktuellen Stand" zu bleiben

(Z. 1268-1276)

#M48 (Z. 1268-1276)

1278	I:	Wenn du nun an deine Arbeit denkst mit dem Patienten, an
1279		alltägliche Pflegesituationen und Pflegehandlungen. Gibt es
1280		da Situationen, die du als ethischen Konflikt oder als
1281		ethisches Problem empfindest?
1282	B3:	Ja, doch schon. Ich suche gerade nach einem Beispiel aber
1283		(...)
1284	I:	Dann frage ich mal so: Woran machst du das fest? Woran
1285		merkst du persönlich, dass diese Situation in der Pflege jetzt
1286		ethisch von Bedeutung ist?
1287	B3:	Ich finde, man versetzt sicher immer in die Lage des

1288	Patienten. Man muss sich immer vorstellen, dass man jetzt	**64. Konzept**
1289	an der Stelle des Patienten ist oder dass die eigene Mutti	Empathischer Abgleich
1290	oder generell eigene Angehörige da jetzt gerade liegen und	der Situation des
1291	dann möchte man ja auch, dass die gut behandelt werden.	Klienten mit dem

Patienten. Man muss sich immer vorstellen, dass man jetzt
an der Stelle des Patienten ist oder dass die eigene Mutti
oder generell eigene Angehörige da jetzt gerade liegen und
dann möchte man ja auch, dass die gut behandelt werden.
Also man versetzt sich da so rein und stellt sich vor, die
liegen da und dann denkt man sich halt: „Das würde ich
jetzt auch nicht gut finden, so wie es gerade läuft". Und
daran merkt man ja dann irgendwie, das ist nicht in
Ordnung. Ich würde das nicht schön finden, also wird der
Patient das jetzt auch nicht so schön finden, wie er es
gerade erlebt. Weißt du, was ich meine? ((lacht))

1299 I: Ja, ich weiß, was du meinst, ja.

1300 B3: Schon so ein bisschen auch nach dem eigenen Gefühl, wie
1301   man sich selbst dann fühlen würde an seiner Stelle. (..) Ja.
1302   ((lacht))

1303 I: Und welche Beispiele würdest du mir dafür nennen aus
1304   deiner Berufspraxis?

1305 B3: Mh (.) Mh (...) Ich überlege gerade ((räuspert)) (14") Jetzt
1306   fallen mir gar keine Beispiele ein, aber eigentlich ist das so
1307   oft, dass man sich das denkt. (.) Mh (..)

1308 I: Mal anders gesagt: Ethische Problemsituationen kann man
1309   ja vor allem auch daran erkennen, dass man mehrere
1310   Möglichkeiten hat, zu handeln und sich die Fragen stellt:
1311   „Wie soll ich handeln?" „Was ist das Richtige?" „Was ist
1312   moralisch die richtige Entscheidung?" (.) Das können auch
1313   fachliche Entscheidungen sein. (.) Wie zum Beispiel, wenn
1314   ein Patient auffällig ist. Es gibt also einen Personalmangel
1315   auf Station, ich bin alleine im Nachtdienst und der Patient

64. Konzept
Empathischer Abgleich
der Situation des
Klienten mit dem
persönlichen
Empfinden, Vorlieben
und Abneigung, bei der
Vorstellung die
Pflegende oder dessen
Angehörige wären in der
Rolle des Klienten, um
das Wohlbefinden eines
Klienten in einer
bestimmten Situation
nachempfinden und
beurteilen zu können
(Z. 1287-1302)

#M49 (Z. 1287-1302)

#M50 (Z. 1305-1307)

1316 ist motorisch unruhig. Die Frage, wie ich mit diesem

1317 Patienten umgehe, ist eine ethische Frage. Ich kann

1318 versuchen dem Patienten zu beruhigen, aber dafür fehlt

1319 vielleicht die Zeit, oder nachdenken über die Frage: „Ist

1320 jetzt die Fixierung legitim?" Da kann ich dann auch wieder

1321 entscheiden: medikamentöse Fixierung – als

1322 Bedarfsmedikation sind vielleicht Beruhigungsmittel

1323 angesetzt – oder mechanisch mit Gurten, was ja unter

1324 bestimmten Bedingungen kurzzeitig erlaubt ist, mit

1325 Absprache eines Arztes usw. Und die Frage ist dann: „Wofür

1326 entscheide ich mich?", fixiere ich ihn und wie, informiere

1327 ich dazu den Bereitschaftsdienst oder setze ich mich zu ihm

1328 ans Bett, beruhige ihn, was ist währenddessen mit den

1329 anderen Patienten usw. Das sind dann ethische

1330 [[Konfliktsituationen,

1331 B3: Stimmt, ja.

1332 I: wo]] man dann als Pflegekraft mehrere Möglichkeiten,

1333 mehrere Handlungsoptionen hat, die alle für sich betrachtet

1334 nicht falsch sind. Und man muss sich entscheiden für eine,

1335 die die Beste für den Patienten ist. Ist dir so etwas bekannt

1336 und wie oft kommt so etwas vor in deinem Berufsalltag?

1337 B3: Ja, ab und zu, aber ich finde jetzt nicht täglich. Aber ab und

1338 zu stimmt das schon, dass man dann bewusst abwägen

1339 muss, was dann halt in dem Fall das Beste wäre. Ich könnte

1340 jetzt nicht sagen wie häufig. (..) Ja, gelegentlich. Das ist

1341 unterschiedlich.

1342 I: Und fällt dir noch ein Beispiel ein, wo du vor so einem

1343 Konflikt standest und wusstest nicht sofort: Wie soll ich

65. Konzept

Situationen in denen Pflegende bewusst abwägen müssen, was das Beste für den Klienten ist, kommen gelegentlich aber nicht täglich vor (Z. 1337-1341)

1344		mich jetzt in dieser Situation entscheiden?
1345	B3:	Mh (.) Ich finde, es ist schwierig da gerade Beispiele zu
1346		finden.
1347	I:	Eins reicht.
1348	B3:	((lacht))
1349	I:	Du musst es ja auch nicht unbedingt selbst erlebt haben.
1350		Vielleicht hast du ja mal eine Situation beobachtet?
1351	B3:	Ich weiß nicht, ob das jetzt ein passendes Beispiel ist. (...)
1352		Ich finde es generell schwierig, wenn Patienten einen zum
1353		Beispiel Sachen fragen, wie (.) „Muss ich sterben?" (.) oder
1354		so. Und man weiß von den Ärzten: es wird bald passieren;
1355		und man weiß nicht: Was soll man darauf sagen. Ja, ich
1356		finde es halt schwierig, so eine Frage dann zu beantworten,
1357		wenn der Patient es einem so knallhart auf den Kopf zusagt,
1358		weil man halt eigentlich schon die Wahrheit sagen muss,
1359		aber man ja versucht, irgendwie doch noch ein bisschen
1360		Hoffnung reinzustecken.
1361	I:	Das ist ein sehr gutes Beispiel für eine ethische
1362		Problemsituation, wo man ja schon mehrere Möglichkeiten
1363		hat, darauf zu reagieren: Gehe ich auf die Frage ein oder
1364		gehe ich nicht auf die Frage ein? Allein das ist schon eine
1365		ethische Frage.
1366	B3:	= Ja genau (..) stimmt. (...)
1367	I:	Und dann die Frage, was ich sage. (.) Verweise ich auf den
1368		Arzt? Sage ich: „Ja, sie müssen sterben", oder „Sie müssen
1369		es nicht?"

66. Konzept

Generelle Schwierigkeit mit Fragen von Klienten, in denen die reine Wahrheit unangebracht ist bei dem gleichzeitig geltenden Prinzip, dass man nicht lügen darf, führt zu dem Bedürfnis nach Orientierung im Sinne eines „Mittelweges" (Z. 1352-1371)

#M51 (Z. 1352-1371)

1370   B3: = Nein, zu lügen, das geht ja gar nicht, finde ich. Aber so

1371   einen Mittelweg zu finden, wäre besser, finde ich (6")

1372   I: Ja, genau, das wäre auch eine ethische Entscheidung. Man

1373   hat ein Problem und in dem man sich entscheidet, löst man

1374   das Problem.

1375   B3: Ja. (5")

1376   I: Oder zum Beispiel, wenn ein Patient Unterstützung beim

1377   Waschen braucht und derjenige kann vielleicht noch etwas

1378   selbst. Dann kann ich demjenigen die Aufgabe abnehmen,

1379   obwohl er es auch selbst kann, aus Zeitmangel, oder ich

1380   gewähre dem Patienten trotzdem, sich selbst den

1381   Oberkörper zu waschen, auch wenn es länger [[dauert.

1382   B3: Ja stimmt]], = also das habe ich auch ganz häufig, muss ich

1383   sagen. Also im Frühdienst lasse ich das dem Patienten

1384   grundsätzlich machen, was er kann, aber bei uns ist halt das

1385   Schlimme, dass wir teilweise auch nachts waschen müssen,

1386   was ja grundsätzlich (.) nicht schön ist. Also als ich meinen

1387   ersten Nachtdienst da hatte, auf der Station, da wollte ich

1388   halt trotzdem die Patienten alles alleine machen lassen,

1389   aber die Schwester, mit der ich Dienst hatte, hat mir dann

1390   auch ziemlich klar gesagt: „Nachts ist dafür einfach keine

1391   Zeit". Morgens kann man das, so im Sinne von Wasch-

1392   Anzieh-Training, damit sie halt auch ihre Ressourcen

1393   nutzen, aber nachts ist dafür einfach keine Zeit. Ja, so ist

1394   das dann halt.

1395   I: Wie geht es dir denn dabei?

1396   B3: Ja schlecht, definitiv ja. Das ist auch genau das, was ich

1397   vorhin meinte. Also es ist definitiv mein Traumberuf, aber

67. Konzept

Reflexion der Rahmenbedingungen im Kontext zu der Versorgung der Klienten: Gewissenskonflikt aufgrund der gezwungenen Durchführung der Körperpflege bei Klienten im Nachtdienst ohne Einbezug der Ressourcen, was mit der Rahmenbedingung „Zeitmangel" begründet wird, im Vergleich zum Frühdienst, wo die Ressourcen vor dem Hintergrund des Trainings einbezogen werden, bei gleichzeitigen Zweifeln daran, wie lange dies mit dem Gewissen vereinbar ist (Z. 1382-1394)

1398	unter den Bedingungen, wie es zurzeit alles abläuft, weiß
1399	ich halt nicht, wie lange ich das alles so mit meinem
1400	Gewissen vereinbaren kann. Ich meine, (.) ja gut, (.)
1401	irgendwann stumpft man wahrscheinlich ab, so wie die
1402	meisten Schwestern nach 30 Jahren, aber das will ich halt
1403	auch erst gar nicht, dass ich irgendwann so abstumpfe und
1404	dann nur noch so kalt alles mache. Und momentan ist es
1405	noch so, dass man über vieles nachdenkt und dann halt
1406	auch ein schlechtes Gewissen hat, mit einem schlechten
1407	Gewissen nach Hause geht, damit einschläft und sich dann
1408	abends auch noch viele Gedanken macht. Und das weiß ich
1409	halt nicht, wie viele Jahre ich das noch so mitmachen kann,
1410	ja. Deswegen muss man halt gucken: entweder, dass man
1411	mal Glück hat und irgendwo ein Krankenhaus, eine Station
1412	findet, wo die Bedingungen besser sind oder, wenn man das
1413	halt nicht findet, dass man dann vielleicht doch noch mal
1414	was ganz Neues macht. Also doch studiert oder irgendwas,
1415	weil auf Dauer könnte ich das definitiv nicht.

1416 I: Du sagtest – um bei dem Beispiel zu bleiben –, du würdest
1417   das selbst für dich und deine Angehörigen nicht wollen, du
1418   gehst nach Hause und hast auch ein schlechtes Gewissen.
1419   Stellst du dir dann manchmal die Frage: „Soll ich das jetzt
1420   wirklich so machen oder gibt es doch noch alternative
1421   Handlungsmöglichkeiten"? Oder ist die Möglichkeit gar
1422   nicht da und du handelst einfach, wie es die
1423   Rahmenbedingungen eben vorgeben?

1424 B3: Ich versuche schon es irgendwie anders zu lösen, also es
1425   bestmöglich irgendwie hinzukriegen, sage ich mal. Das
1426   mache ich auch immer, aber manchmal – hauptsächlich
1427   durch den Zeitmangel – ist es so, (..) Es ist selten, dass man

68. Konzept

Spekulieren über die Zukunftsperspektive in dem Pflegeberuf vor dem Hintergrund, dass die aktuellen Rahmenbedingungen psychische Belastungen und ein schlechtes Gewissen bei Pflegender verursachen, welche ein dauerhaftes Arbeiten in dem „Traumberuf" Pflege aus Gründen des Selbstschutzes irgendwann nicht mehr ermöglicht und als Bewältigungsstrategie (1) den Arbeitsplatz-wechsel, (2) den Berufswechsel, (3) oder das eigentlich nicht gewollte Abstumpfen nach dem Beispiel der älteren Kollegen, nach sich zieht (Z. 1396-1415)

#M52 (Z. 1396-1415)

1428	nach Hause geht und sagt: „Ach heute ist alles perfekt.	**69. Konzept**
1429	Heute ist so ein Tag, da hätte ich nichts anders gemacht."	Beständiges Bestreben
1430	Es kommt zwar ab und zu mal vor, gerade jetzt so die	der Pflegerin stets
1431	letzten Tage, da war es etwas ruhiger, da konnte man das	bestmögliche
1432	machen, aber meistens ist es wirklich nicht möglich. So viel	Handlungsalternativen
1433	Mühe man sich auch geben will. Ich finde, gerade wenn	zu finden und sich Zeit
1434	man frisch mit der Ausbildung fertig ist, gibt man sich ja	für Klienten zu nehmen,
1435	schon noch sehr viel Mühe, was so die Schwestern, die	was selten erfolgreich
1436	schon länger dabei sind, nicht machen. Selbst wenn man	und wie gewünscht
1437	dann mal einen ruhigeren Tag hat, machen die alles nur	umgesetzt werden kann
1438	schnell schnell schnell und statt 30 Minuten, dann	und mit dem gegebenen
1439	anderthalb Stunden Pause. Wo ich mir dann denke, es	Zeitmangel in der Pflege
1440	reichen doch auch 30 Minuten Pause oder meinetwegen	begründet wird, bei
1441	auch 40 Minuten, aber dann kann man doch das mal	gleichzeitigem Vergleich
1442	ausnutzen, mal alles ganz in Ruhe machen, dass man mal	zwischen Pflegenden
1443	ein bisschen mehr Zeit hat für die Patienten; oder mal	kurz nach der
1444	andere Aufgaben erledigen, z. B. die Station aufräumen,	Ausbildung und nach
1445	Sachen, für die man sonst keine Zeit hat; oder einfach mal	vielen Jahren
1446	dem Patienten reden oder was weiß ich. Aber das geht halt	Berufserfahrung mit der
1447	irgendwann verloren, wenn man lange in dem Beruf ist,	Feststellung, dass
1448	finde ich. (.) Es gibt auch Ausnahmen. Wenn ich jetzt an	Letztere teilweise den
1449	meine Arbeitskollegen denke, da gibt es auch ein paar	Versuch selbst ohne
1450	Ausnahmen, die jetzt auch schon 30 Jahre dabei sind und	Zeitmangel nicht mehr
1451	trotzdem nicht so sind, wie ich gerade beschrieben habe.	unternehmen
1452	Aber (.) meistens sind es wenige Ausnahmen, muss ich	(Z. 1424-1453)
1453	sagen.	
		#M53 (Z. 1424-1453)

1454	I:	Okay. Ich würde gerne noch mal auf die ethischen
1455		Fragestellungen zurückkommen. Wenn du dich also fragst:
1456		„Was soll ich tun? Was ist die richtige Entscheidung?" Und
1457		du hast jetzt wirklich auch die Möglichkeit, dich für das eine

1458	oder das andere zu entscheiden: Woran machst du deine
1459	Entscheidung fest? Das heißt gibt es ein Schema, gibt es
1460	Kategorien, eine Strategie oder Methode, wonach du eine
1461	Entscheidung fällst?

1462	B3:	Mh ja es ist halt eigentlich schon nach, (.) ich will nicht
1463		sagen Bauchgefühl. (.) Also ich überlege halt, wenn ich da
1464		jetzt liegen würde, wie es mir am liebsten wäre, dann gehe
1465		ich schon immer davon aus, dass es dann so dem Patienten
1466		auch am liebsten wäre. (.) Also na klar, ist ja nicht jeder
1467		Mensch gleich, da muss und schon gucken und vergleichen.
1468		Jeder hat ja auch andere Prinzipien. Also zum Beispiel, was
1469		jetzt Religionen angeht, so etwas muss man dann auch
1470		immer einbeziehen. Aber grundsätzlich gehe ich schon
1471		immer danach, wie es mir am liebsten wäre.

70. Konzept

Grundsätzliche Orientierung in der Pflege von Klienten an der goldenen Regel, unter Einbezug von Abweichungen zu den eigenen Werten und Prinzipien, wie Religionen (Z. 1462-1471)

1472	I:	Wenn sich einmal Fragen stellen, die vielleicht nicht so
1473		einfach zu beantworten sind, wo du nicht so genau weißt:
1474		„Was ist jetzt das Richtige?": Hast du dann die Möglichkeit
1475		mit anderen Personen darüber zu reden? Kollegen zum
1476		Beispiel.

1477	B3:	Ja, das definitiv. Es ist auch egal, wer da ist, das kann man
1478		eigentlich mit jedem. Aber natürlich gibt es auch oft
1479		Meinungsverschiedenheiten, was die Sache dann noch
1480		schwieriger macht, wenn jeder was anderes sagt. Das ist
1481		dann manchmal gar nicht so einfach, wenn jeder was
1482		anderes sagt, weil man dann meist danach noch verwirrter
1483		ist. Aber grundsätzlich kann man bei uns mit jedem reden,
1484		auch mit den Ärzten oder anderen Berufsgruppen, ja.

| 1485 | I: | Fällt dir gerade so eine Situation ein, wie gerade |
| 1486 | | beschrieben, wo viele Kollegen anderer Meinung waren und |

1487	du danach noch verwirrter warst als vorher?
1488	B3: Also keine gravierenden Sachen, (.) nur so Kleinigkeiten, wo
1489	es immer so Meinungsverschiedenheiten gibt.
1490	I: Ach, gerade die Kleinigkeiten sind ja oft ganz wichtig in der
1491	Pflege.
1492	B3: Ja, stimmt. Was fällt mir da gerade ein? (17") Halt
1493	irgendwelche Kleinigkeiten, wo es manchmal so
1494	Meinungsverschiedenheiten gibt, (.) z. B. Patienten, die
1495	nicht mehr ausreichend von alleine trinken. Also auf der
1496	Station, auf der ich jetzt bin, kann man was Infusionen
1497	angeht, also einfach nur Flüssigkeit, E 153 – weiß nicht, ob
1498	dir das was sagt, bestimmt ja –, also da kann man halt
1499	ziemlich frei entscheiden. Wir müssen uns nicht, wie auf
1500	anderen Stationen, alles von den Ärzten anordnen lassen.
1501	Da kann man als Pflegekraft ziemlich frei und selbst
1502	entscheiden, hänge ich da jetzt noch eine an oder nicht.
1503	Natürlich muss man da immer aufpassen. Manche
1504	Patienten, wenn die mit den Nieren irgendwas haben, dann
1505	sollte man da lieber Rücksprache halten, ob es da vielleicht
1506	ein gewisses Limit gibt, was sie kriegen dürfen, aber sonst
1507	kann man da eigentlich relativ frei entscheiden. Und da gibt
1508	es dann manchmal auch Meinungsverschiedenheiten. Also
1509	ich finde generell, oft ist es so: Egal wie man es macht,
1510	macht man es falsch. Denkt man sich: „Ich hänge erst mal
1511	noch keine dran, kann ja der Spätdienst erst mal gucken,
1512	wie sich das entwickelt", und man übergibt das dann bei
1513	der Übergabe, dann gucken sie einen blöd an, so nach dem
1514	Motto: „Toll, jetzt müssen wir das wieder machen". Und
1515	manchmal hängt man dann noch eine dran und dann sagen

71. Konzept

Kollegialer Austausch mit Kollegen aus der Pflege, Ärzten und anderen Berufsgruppen ist grundsätzlich möglich und wird in Anspruch genommen, wird jedoch aufgrund von Meinungsverschiedenheiten auf Basis unterschiedlicher Beurteilungen einer Situation, bei relativer ärztlich zugelassener Entscheidungsfreiheit, als nicht hilfreich eingeschätzt hinsichtlich einer eindeutigen Problemlösung, bei gleichzeitiger Handlungsunsicherheit aufgrund der generellen Unzufriedenheit irgendeines Kollegen aus der Pflege mit der getroffenen Entscheidung und dem damit verbundenen Gefühl, man könne keine richtige Entscheidung treffen (Z. 1477-1518)

1516	sie: „Ah sicher, dass das nicht zu viel ist? Der läuft uns noch
1517	voll", oder so. Also ich finde, es sind dann immer so
1518	Kleinigkeiten, wo dann so unnötig diskutiert wird.

#M54 (Z. 1477-1518)

[6 Sek. Auslassung] ((Störung durch Gastronomiemitarbeiter))

72. Konzept

Handlungsentscheidung en auf Basis des aktuellen Zustandes und dem vermuteten künftigen Verhalten von Klienten zu begründen führt zu Missverständnissen zwischen Pflegenden, da nicht jede Pflegekraft die Veränderungen des Tagesverlaufs berücksichtigt, sondern sich jeweils auf die aktuelle Situation bezieht

(Z. 1523-1536)

1519	B3: Ja, also weißt du, was ich meine?
1520	I: Ja, ich weiß, was du meinst. (.) Wie werden diese
1521	verschiedenen Meinungen, also Infusion ja oder nein, dann
1522	zum Beispiel begründet?
1523	B3: Dass manche dann der Meinung sind: „Nein, das braucht er
1524	nicht, weil er bestimmt noch was trinken würde" und
1525	andere sind wieder anderer Meinung. Aber ich finde, das
1526	wechselt ja auch im Laufe des Tages. Manchmal ist es ja
1527	wirklich so, dass bestimmte Patienten vormittags nichts von
1528	alleine trinken, selbst wenn man danebensteht. Ich arbeite
1529	ja auch auf einer Station, wo viele Schluckstörungen haben
1530	und dann nichts mehr von alleine geht. Das ist ja dann auch
1531	noch mal eine andere Sache. Und zum Nachmittag hin sind
1532	sie dann auf einmal viel wacher, nicht mehr so schläfrig und
1533	trinken und machen dann doch wieder viel mehr mit. Und
1534	dann heißt es gleich: „Ja, was hat denn die vorhin erzählt,
1535	das stimmt doch gar nicht". Aber es ändert sich ja nun mal
1536	auch der Zustand der Patienten im Laufe des Tages.
1537	I: Das ist richtig gutes Beispiel, [[ja.
1538	B3: Ja? ((lacht))]]
1539	I: Und wichtig. Auch ein ganz wichtiges Thema.
1540	B3: Ja. (...)

1541	I:	Und solche Fragen werden die dann nur mit den Kollegen
1542		diskutiert, die dann auch im Dienst sind, die man sich auch
1543		gerade greifen kann? Oder kann man auch im Team,
1544		vielleicht für bestimmte Dinge, allgemeine Regelungen
1545		finden?

1546	B3:	Also wirkliche Regelungen gibt es bei uns nicht. Bei mir ist
1547		es immer so: Weil ich jetzt auch erst frisch fertig bin, dass
1548		ich, wenn ich mir nicht hundertprozentig sicher bin, dann
1549		einfach eine der anderen Schwestern frage, die mit im
1550		Dienst ist. Ich bin ja jetzt nun mal noch die jüngste auf
1551		Station, demnach haben die meisten viel mehr Erfahrungen
1552		als ich, egal wen ich da frage. Und dann frage ich halt
1553		immer noch mal irgendwen. Und auch was Insulin spritzen
1554		angeht, weil das ist halt auch oft nicht so mit großem
1555		Schema bei uns, wo wir halt auch viel selbst entscheiden
1556		dürfen, was für mich die Sache halt noch schwierig macht,
1557		weil ich halt auch teilweise noch nicht so die Erfahrung
1558		habe. Und wenn ich mir dann nicht hundertprozentig sicher
1559		bin, frage ich lieber einmal mehr nach, auch wenn mich
1560		dann vielleicht irgendwer mal blöd anguckt und die Augen
1561		verdreht, bevor ich einmal zu wenig frage und dann passiert
1562		irgendwas. (.) Also man kann auch oft mit anderen
1563		Berufsgruppen Rücksprache halten. Wir halten generell viel
1564		mit den Ärzten Rücksprache, auch wenn es nicht immer so
1565		gut klappt. Oder zum Beispiel auch mit den Logopäden, die
1566		sind der bei uns auch sehr wichtig. Wir haben eigentlich
1567		auch einmal die Woche so eine Teambesprechung, jeden
1568		Dienstag um 14:00 Uhr, wo alle sich zusammensetzen
1569		sollen, wo man wirklich mal so wichtige Sachen
1570		durchspricht, so Probleme, die vielleicht momentan da sind.

73. Konzept

Profitiert als vergleichsweise unerfahrene Pflegerin von den Erfahrungen anderer Pflegender hinsichtlich fachlicher Fragen, denen keine Regelungen unterliegen, vor dem Hintergrund Klienten keinem Schaden zuzufügen, bei gleichzeitiger Deutung der Reaktion Pflegender, dass diese nicht immer bereitwillig die Fragen beantworten („Augen verdrehen") (Z. 1546-1562)

74. Konzept

Wertschätzung der interdisziplinären Zusammenarbeit und angestrebten wöchentlichen Teambesprechungen auf der Pflegestation, bei gleichzeitigem Bedauern, dass diese aus Zeitmangel kaum stattfinden (Z. 1562-1585)

186

1571	Obwohl man sagen muss, dass oft die Zeit fehlt. Jetzt war
1572	mal nach Monaten wieder mal ein Dienstag, wo die wirklich
1573	stattgefunden hat und dann aber auch nur 15 Minuten oder
1574	so, weil es halt auch eine blöde Zeit ist, 14:00 Uhr. Da
1575	machen wir eigentlich unsere Übergabe und da ist auch halt
1576	sehr viel los noch auf Station. Das ist halt wirklich blöd, ja.
1577	(.) Also schön, dass es das überhaupt gibt. Auf den meisten
1578	Stationen kenne ich das überhaupt gar nicht. Ich kannte das
1579	nur von der Psychiatrie, da ist es ja ganz wichtig, aber von
1580	der normalen Station eigentlich nicht. Es ist ja schön, dass
1581	sie es noch versuchen, aber meistens ist es halt leider nicht
1582	möglich. Obwohl ich finde, das wäre wirklich wichtig, das
1583	regelmäßig zu machen, dass sich halt alle Berufsgruppen
1584	mal zusammensetzen, weil oft scheitert alles nur an der
1585	Kommunikation.

| 1586 | I: | Und worum, also um welche Themen geht es in diesen |
| 1587 | | Teambesprechungen? |

1588	B3:	Früher war es wohl so – wurde mir erzählt –, dass die jeden
1589		Patienten kurz genannt haben und dann halt gesagt haben,
1590		ob es irgendwelche Probleme oder Fragen momentan gibt
1591		und dann ging es zum nächsten Patienten. Aber jetzt, da wir
1592		nur noch so wenig Zeit haben, ist es so – also der Oberarzt
1593		leitet das dann meist –, dass der dann sagt: „So, dann
1594		fangen wir jetzt an, hat irgendwer Fragen?" Und wenn dann
1595		keiner eine Frage hat, dann ist das damit schon wieder
1596		beendet. Also es wird nicht mehr direkt jeder im Einzelnen
1597		besprochen. Das ist eigentlich schade.

| 1598 | I: | Und ging es dabei auch um ethische Themen bzw. könnten |
| 1599 | | in den Besprechungen theoretisch auch ethische Themen |

75. Konzept

Reflexion der Teambesprechungen früher und heute, mit bedauernder Feststellung, dass früher alle Klienten mit aktuellen Problemen, Fragen, ethischen Aspekten, im Sinne der lückenlosen Versorgung, mit verschiedenen Berufsgruppen besprochen wurden und die Besprechung heute in ihrer Ausführung durch den Oberarzt eher knapp sind, vor dem Hintergrund, dass die Teambesprechungen früher zeitlich nicht näher datiert und nur aus Erzählungen bekannt sind
(Z. 1588-1610)

#M55 (Z. 1588-1610)

1600	angesprochen werden?
1601	B3: Ja, teilweise auch. Also wenn dann eigentlich immer so um
1602	aktuelle Themen, um Sachen, die halt gerade so anstehen
1603	oder wenn man offene Fragen hat. Also wir haben ja auch
1604	Case Manager, die sich dann immer um die Reha kümmern
1605	und die sind dann auch immer mit dabei. Dass jeder dann
1606	auf dem aktuellsten Stand ist. Sowohl, was aktuelle
1607	Pflegeprobleme angeht, aber auch, wie es jetzt mit der
1608	Reha weitergehen soll, oder mit Untersuchungen, so
1609	ärztliche Sachen, also schon alles. Wenn dann die Zeit ist,
1610	dann versucht man schon alle Sachen anzusprechen.

1611 I: Sind auch Ethikberater dabei involviert?

1612 B3: = Nein. Also ich muss sagen, so etwas habe ich bei uns noch
1613 nie gesehen.

1614 I: Und hast du in deiner Einrichtung schon mal davon gehört,
1615 dass es die Möglichkeit gäbe, Ethikberater oder Ähnliches
1616 hinzuzuziehen?

1617 B3: = Ja, das habe ich schon mal in meiner Ausbildung gehört,
1618 dass man das jederzeit machen könnte. Ich glaube auch, bei
1619 Transplantationen spielt es auch eine große Rolle.

1620 I: Das ist jetzt natürlich auch eines der großen Themen [[in
1621 der Ethik.

1622 B3: = Ja, ja, genau.]] (..) Also in der Ausbildung war ich auf sehr
1623 vielen Stationen. Entweder länger, ich habe aber auch
1624 Sondereinsätze gehabt, die dann kürzer waren. Also ich
1625 kenne viele Stationen in dem Krankenhaus, aber ich habe
1626 noch nie erlebt, dass das Mal irgendwie so zu Wort

76. Konzept

Die Möglichkeit Ethikberater zu einem Problem hinzuzuziehen ist nur aus der Pflegeausbildung bekannt und wird spontan mit der Transplantationsmedizin in Verbindung gebracht (Z. 1612-1619)

#M56 (Z. 1612-1619)

1627		gekommen ist: „Hier müssen wir mal jemanden hinzuziehen
1628		von der Ethikkommission". Habe ich wirklich noch nie
1629		gehört. Ich kenne das wirklich nur aus der Schule, den
1630		Begriff.

1631	I:	Ein bisschen hast du die nächste Frage auch schon
1632		beantwortet. Denke bitte noch mal daran, wenn du vor
1633		solchen Situationen stehst: „Was soll ich tun?", „Was ist die
1634		richtige Entscheidung?": Würdest du dir in solchen
1635		Situationen eine bestimmte Form der Unterstützung oder
1636		eine Orientierungshilfe wünschen, die deine Entscheidung
1637		vielleicht etwas leichter macht? Dass es vielleicht eine Art
1638		Leitfaden, eine Handreichung gibt?

1639	B3:	= Ja, das auf jeden Fall, ja. Manchmal ist man ja doch
1640		überfordert, weil man sich dann fragt: „Ist das überhaupt
1641		richtig, was ich jetzt hier mache?" Dann wäre es doch nicht
1642		schlecht, wenn man so eine Art Standard oder Leitfaden –
1643		wie du gesagt hast – hätte, wo man sich so ein bisschen
1644		orientieren kann. (.) Aber so etwas gibt es irgendwie nicht
1645		so wirklich, (..) ja.

| 1646 | I: | Hast du denn schon einmal was von dem ICN-Ethikkodex |
| 1647 | | gehört? |

| 1648 | B3: | Ja, das sagt mir was, aber ich weiß nicht mehr so genau, |
| 1649 | | was das war. |

1650	I:	O. k., aber dir sagt das etwas. Wirf doch zunächst einfach
1651		mal so ein paar Stichworte in den Raum, was dir ganz
1652		spontan dazu einfällt und was du damit verbindest, so grob.

| 1653 | B3: | Ja, dass es schwierig. Das war irgendwie so eine |

77. Konzept

Keine Begegnung und praktischen Erfahrungen mit Ethikberatungen auf diversen Stationen während der Pflegeausbildung, bei vorliegender Vermischung der beiden Begriffe Ethikberater und Ethikkommission und der Kenntnis, dass Letzterer in der theoretischen Ausbildung erwähnt wurde
(Z. 1622-1630)

78. Konzept

Bestehender Wunsch nach Orientierung in Form eines Standards oder einer Leitlinie aufgrund von Überforderung mit Situationen in der Pflege, in denen die Richtigkeit einer Entscheidung nicht unmittelbar feststeht, bei gleichzeitiger Annahme, dass es einen solchen Standard nicht gibt
(Z. 1639-1645)

| 1654 | | Unterteilung in verschiedene Bereiche oder so (..) |

| 1655 | I: | Nur so ganz grob. |

1656	B3:	Also ich habe jetzt nur so – wenn ich daran denke –, so eine
1657		große Tabelle in Erinnerung, wo so verschiedene Aspekte
1658		standen, die damit einspielen. Was das aber genau jetzt
1659		war, weiß ich auch nicht mehr.

| 1660 | I: | Okay, was der Ethikkodex grundsätzlich ist, was er bezweckt |
| 1661 | | oder wofür er da ist: Fällt dir dazu noch etwas ein? |

1662	B3:	Na ich denke allgemein mal, an was für Werte und Normen
1663		man sich in dem Beruf halten sollte. Die für den Beruf halt
1664		ziemlich allgemeingültig sind. Aber wie das ganz genau
1665		unterteilt war, das weiß ich nicht mehr.

1666	I:	Ja genau, so etwas steht darin. Es geht um Werte und
1667		Normen in der Pflege. Sind dir denn andere Ethikkodizes
1668		bekannt?

| 1669 | B3: | = Nein. |

1670	I:	Ja, der Ethikkodex versteht sich als Leitfaden, der den
1671		Pflegenden helfen soll, bestimmte Verhaltensnormen in die
1672		Praxis umzusetzen. Er dient sozusagen als Standard für
1673		ethische Verhaltensweisen. Er ist dir ja ein wenig bekannt:
1674		Inwieweit ist er dir denn in der Berufspraxis begegnet?

1675	B3:	= Gar nicht ((lacht)). (.) Also wir hatten das irgendwann Mal
1676		am Anfang der Ausbildung gehabt aber (.) ich glaube die
1677		meisten Schwestern und Pfleger auf Station wissen davon
1678		gar nichts. Wahrscheinlich setzt man vieles davon
1679		unbewusst um, aber so die reine Theorie, das hab ich ja
1680		jetzt gerade nicht mal mehr so wirklich im Kopf und dann

79. Konzept

Vage Erinnerung an den ICN-Ethikkodex hinsichtlich der Einteilung in Bereiche im Kontext zu der Vermutung, dass dieser allgemeingültige Werte und Normen für die Pflegeberufe formuliert (Z. 1648-1665)

1681 die älteren Schwestern wahrscheinlich erst recht nicht. Also	

1681   die älteren Schwestern wahrscheinlich erst recht nicht. Also

1682   ich denke mal schon, dass man vieles davon oft umsetzt,

1683   aber halt so unbewusst, ohne darüber nachzudenken.

1684   I: Was meinst du denn, woran das liegt, dass der in der Praxis

1685   nicht bekannt ist und nicht umgesetzt wird?

1686   B3: Weil halt einfach die Theorie dazu fehlt. Das ist bei den

1687   meisten so lange her und es ist ja auch nicht so, dass der

1688   irgendwo auf Station aushängt. Es gibt ja Sachen, die auf

1689   Station aushängen, aktuelle Standards oder

1690   Hygienerichtlinien und so, aber so etwas hängt halt einfach

1691   auf Station nicht aus. Deswegen ist das halt einfach so „aus

1692   den Augen, aus dem Sinn". Da denkt keiner drüber nach,

1693   denke ich mal.

1694   I: Meine nächste Frage ist: Wovon ist denn deiner Meinung

1695   nach abhängig, ob sich der Kodex als praktischer und

1696   anwendbarer Leitfaden in der Pflege auf Station

1697   durchsetzt? Einen Punkt hast du ja schon genannt: dass

1698   man ihn zum Beispiel aushängt. Würde man ihn also

1699   aushängen, dann würdest du auch große Chancen sehen,

1700   dass er wirklich auch ankommt bei den Pflegenden?

1701   B3: Also, wenn man ihn jetzt nur einfach auf einmal so

1702   irgendwohin hängen würde, dann denke ich mal nicht. Es

1703   müsste dann schon nochmal irgendeine Fortbildung

1704   dazugeben. Oder es müssten welche auf Station kommen

1705   und man sich zusammensetzt, und einem das nochmal

1706   erläutern. Ich denke mal, dann hätte das schon Chancen,

1707   aber ich denke mal auch eher bei den Jüngeren, wie bei mir.

1708   Ich denke mal, bei den älteren Schwestern wäre es auch

1709   schwierig. Aber grundsätzlich denke ich schon, dass das

1710	Chancen hätte. Aber es müsste wirklich jemand auf Station
1711	kommen, weil so ganz alleine (.), es muss halt jemand	Einschätzung der
1712	ansprechen, das Thema.	Möglichkeit einer

1713 I: Und bei den Älteren ist es schwierig, sagtest du. Aus
1714 welchem Grund?

1715 B3: Ich habe die Erfahrung gemacht, dass die älteren
1716 Schwestern meist nicht mehr so offen gegenüber Neuem
1717 sind. Die machen ihre Sachen, wie sie sie immer machen
1718 und wenn dann mal jemand kommt und einem irgendwas
1719 Neues sagen will, dann sind sie halt immer sehr skeptisch –
1720 was jetzt nicht heißt, dass sie sich nie neuen Sachen
1721 anpassen –, aber jetzt solche Sachen wie Ethik. (...) Also,
1722 wenn ich das jetzt auf Station ansprechen würde, ich
1723 glaube, da würden die meisten gleich die Augen verdrehen
1724 und würden sich gar nicht dafür interessieren, weil sie sich
1725 denken: „Das habe ich sonst auch nie berücksichtigt und
1726 kam sonst auch klar, dann brauche ich das jetzt auch nicht
1727 mehr", sage ich mal.

1728 I: Okay, wenn du noch mal an deine Ausbildung zurückdenkst,
1729 die hast du ja schon angesprochen: Wie würdest du denn
1730 den Ethikunterricht so ganz allgemein beurteilen?

1731 B3: Also ich muss sagen, wir hatten nicht viel Ethik und auch
1732 nicht über drei Jahre, sondern nur so am Anfang zeitweise.
1733 Es war teilweise schon sehr intensiv. Manche Themen hat
1734 man schon sehr intensiv, stundenlang diskutiert, aber ich
1735 finde, es hätte insgesamt noch ausführlicher sein können.
1736 Aber dadurch, dass es halt so viele Fächer sind, die man in
1737 der Ausbildung, in den drei Jahren lernen muss, war halt
1738 auch einfach die Zeit nicht dafür. Ich denke mal auch aus

1739	dem Aspekt, weil Ethik (.) in dem Sinne, (.) keinerlei
1740	prüfungsrelevant ist und wahrscheinlich halten sie es
1741	deswegen relativ gering, weil sie müssen ja auch den
1742	ganzen anderen Stoff durchkriegen, so Anatomie und so
1743	was, wo man halt auch eine gewisse Zeit braucht, um das
1744	alles zu verstehen, was halt auch wirklich wichtig für die
1745	Prüfung ist. Deswegen denke ich mal, wird das so gering
1746	gehalten. Das ist halt eigentlich schade so.

1747	I:	Du sagtest gerade: „Manche Themen wurden recht
1748		ausführlich besprochen." Welche Themen waren das zum
1749		Beispiel?

1750	B3:	Ich denke da gerade an irgendwelche Diskussionen mit
1751		Transplantation. Das wurde am Anfang mal länger
1752		besprochen aber (.) ja (..) und am Anfang halt auch so
1753		allgemein: Was ist Ethik, was sind Werte, was sind Normen,
1754		einfache Definitionen und so.

| 1755 | I: | Die Transplantation ist ja eines der großen Themen in der |
| 1756 | | Ethik, das Für [[und Wider beispielsweise |

| 1757 | B3: | Ja, genau.]] (..) |

1758	I:	Dies ist ja eines der Themen, die zwar wichtig sind, aber die
1759		entscheiden Pflegekräfte im Praxisalltag ja nicht, [[ob
1760		jemand die Transplantation bekommt oder ob nicht.

| 1761 | B3: | = Nein, genau.]] |

1762	I:	Aber wie war das denn mit Themen, die in erster Linie die
1763		Pflege betreffen, die unabhängig von den Ärzten sind,
1764		wurden die im Ethikunterricht besprochen?

| 1765 | B3: | (...) Also ich kann mich jetzt nicht direkt erinnern. Vielleicht |

82. Konzept
Bedauern darüber, dass Ethik in der Pflegeausbildung einen eher geringen Teil einnahm, wobei der Schwerpunkt bei grundlegenden Definitionen (Ethik, Werte, Normen) und den großen Themen der Medizinethik (Transplantation und Sterbehilfe) lag und pflegeethische Themen und Fragestellungen im Ethikunterricht nicht thematisiert wurden, was mit der fehlenden Prüfungsrelevanz und den geringen zeitlichen Kapazitäten für das Fach Ethik begründet wird (Z. 1731-1770)

#M57 (Z. 1731-1770)

1766	mal so Kleinigkeiten, unbewusst. Aber so richtig nicht. Also
1767	was halt auch immer ein großes Thema war, war
1768	Sterbehilfe. Obwohl es ja auch nicht nur uns betrifft. Das
1769	waren eigentlich die zwei großen Themen, die einzigen die
1770	wirklich so ausführlich besprochen worden sind, ja.

1771	I:	Okay und diese vielen Themen, die man im Pflegealltag oft
1772		so als Kleinigkeiten abtut, die aber auch ethische
1773		Entscheidungen sind, wir hatten da ja ein paar [[Beispiele.

1774	B3:	= Ja, also teilweise.]] (.) Nicht im Ethikunterricht, der war ja
1775		nur sehr kurz, aber einfach dann mal so im Laufe der
1776		Ausbildung, in anderen Fächern. Manchmal schweift man ja
1777		auch mal vom Thema ab, also vielleicht jetzt nicht
1778		unbedingt in Anatomie, da kommt man jetzt so nicht drauf,
1779		aber vielleicht in Fächern wie Psychologie. Da hat man
1780		schon ab und zu mal so was besprochen. Wir haben ja dann
1781		auch oft in der Schule mal so eigene Situationen
1782		geschildert. Wir hatten dann auch so einen
1783		Auswertungsunterricht, immer nach dem Praxisturnus, wo
1784		wir dann bloß mit unserer Klassenlehrerin mal so
1785		besprochen haben, wie unsere letzten drei Wochen waren,
1786		wo jeder halt wirklich kurz erzählt hat, wie es einem
1787		ergangen ist, ob es irgendwelche Probleme gab und da hat
1788		man dann schon ein bisschen so was besprochen und
1789		erzählt, was einem nicht gefallen hat und was man hätte
1790		besser machen können. Also ich denke mal, das ging schon
1791		so in die Richtung.

| 1792 | I: | Und da konnten dann auch ethische Themen und ethische |
| 1793 | | Fragestellungen angesprochen werden? |

83. Konzept

Reflexion der Thematisierung ethischer Themen und Fragestellungen im fachübergreifenden Unterricht anderer Lernfelder innerhalb der Pflegeausbildung, mit der Erfahrung, dass pflegeethische Themen nicht im Ethikunterricht, aber in anderen Fächern in Form des „Abschweifens" und des Schilderns moralisch aufgeladener Situationen besprochen wurden
(Z. 1774-1782)

#M58 (Z. 1774-1782)

1794 B3: Ja, ich denke, (.) das schon.

1795 I: Wurden dann zum Beispiel auch Lösungsvorschläge
1796 angeboten, gemeinsam nach Lösungen gesucht oder
1797 Strategien vorgeschlagen, wie man zu Lösungen findet?

1798 B3: Ja, das schon. Würde ich schon sagen. (..)

1799 I: Was wäre zum Beispiel so eine Strategie oder
1800 Lösungsansatz?

1801 B3: Mhh, (.) das eine gute Frage. (..) Also nicht direkt jetzt, dass
1802 wir gesagt haben, was man aus dem Thema Ethik hätte
1803 machen können, aber so indirekt, wurde uns schon gesagt,
1804 was man hätte besser machen können. Weißt du, was ich
1805 meine? Also nicht direkt theoretisches Wissen aber es
1806 wurden einem schon so Tipps gegeben wie: „Überleg mal,
1807 hättest du das nicht vielleicht anders lösen können?" Aber
1808 ohne genauer darauf einzugehen.

1809 I: Also wenn ich das richtig verstehe, ging das schon in die
1810 Richtung Sensibilisierung und die Empfehlungen bezogen
1811 sich dann immer auf dieses spezielle Problem oder auf
1812 diese spezielle Frage. Aber so ein Grundprinzip, das man
1813 universell anwenden kann oder auf andere Probleme
1814 übertragen kann, gab es [[das?

1815 B3: = Nein.]] Nicht direkt, nein.

1816 I: Würdest du sagen, dass die Kompetenz systematisch
1817 Lösungen für ethische Probleme zu finden zu kurz kam?

1818 B3: = Ja, doch. Also das kam eigentlich generell sehr kurz alles,
1819 (.) deswegen kann ich mich auch kaum noch daran
1820 erinnern, weil es nur mal hier und da angesprochen wurde,

84. Konzept

Rückblickend auf die Praxisauswertung mit der Klassenlehrerin nach einem Turnus innerhalb der Pflegeausbildung betrachtet, in der aufgetretene Probleme auf den jeweiligen Stationen besprochen wurden, besteht eine Verbindung zur Ethik insofern, dass diese Probleme teilweise moralisch aufgeladen sind und die Impulse der Lehrerin zum selbstständigen Ermitteln alternativer Lösungsansätze, hinsichtlich eines bestimmten Ethos sensibilisierte, ohne dabei ethisch reflektierte Instrumente und Strategien zur Lösungsfindung anzuwenden oder anwenden zu lassen (Z. 1782-1821)

#M59 (Z. 1782-1821)

1821   aber relativ kurz halt.

1822   I: Wäre das Fach Ethik prüfungsrelevant, denkst du, das
1823   würde etwas daran ändern und dann wäre Ethik im
1824   Unterricht auch intensiver?

1825   B3:   = Ja, auf jeden Fall, dass denke ich schon. Im Endeffekt läuft
1826   doch alles auf die Prüfung hinaus und man hat schon
1827   gemerkt, dass das, was nicht prüfungsrelevant war, hat man
1828   auch nicht so intensiv unterrichtet bekommen wie die
1829   Sachen, die halt wirklich wichtig für die Prüfung sind. Aber
1830   das macht auch Sinn. Wir hätten uns wahrscheinlich auch
1831   nicht gefreut, wenn wir gefühlt monatelang nur über Ethik
1832   reden, kurz vor den Prüfungen, obwohl es gar nicht
1833   prüfungsrelevant ist. Man will ja dann auch das gesagt
1834   kriegen, was man sich merken muss für die Prüfung, weil (.)
1835   im Endeffekt hat man auch nichts davon, wenn man die
1836   Prüfung nicht schafft, wenn man in Ethik topfit ist.

1837   I: Ich würde gerne noch mal nachhaken, was die Struktur der
1838   Ausbildung betrifft. Wurdet ihr eher in Lernfeldern
1839   unterrichtet oder schon eher in Fächern?

1840   B3:   Also das ist bei uns etwas verwirrend gewesen an der
1841   Schule. Also theoretisch wurden wir nach Lernfeldern
1842   unterrichtet aber im Stundenplan standen bei uns trotzdem
1843   immer die Fächer. Also das war total verwirrend, aber die
1844   konnten das auch nie anders umsetzen, weil die halt auch
1845   einfach zu wenig Lehrer hatten. Sprich, in unserem
1846   Stundenplan stand zum Beispiel schon Montag zwei Blöcke
1847   Anatomie, zwei Blöcke Psychologie und dann zwei Blöcke
1848   Krankenpflege. Also das ist schon nach Fächern gewesen,
1849   aber im Endeffekt wurden wir schon nach Lernfeldern

85. Konzept

Die Vorstellung das Fach
Ethik wäre in der
Pflegeausbildung
prüfungsrelevant, lässt
den Schluss zu, dass
Ethik intensiver
behandelt werden
würde, was damit
begründet wird, dass die
Prüfung und somit
prüfungsrelevante
Inhalte im Fokus der
gesamten Ausbildung
stehen, vor dem
Hintergrund, dass der
Unterricht
fächerorientiert unter
dem Deckmantel der
Lernfeldorientierung
durchgeführt wurde,
was an der Schule mit
dem vorherrschenden
Lehrermangel
begründet wurde
(Z. 1825-1871)

#M60 (Z. 1825-1871)

1850	unterrichtet. Also wir haben dann immer so Deckblätter
1851	bekommen, die man sich dann so vorheften kann im Hefter
1852	und da stand dann oft zum Beispiel (..) ja, also oft auch nach
1853	den ATLs zum Beispiel (.) aber es gab noch andere Sachen.
1854	Und das Problem war aber, dass wir dann nicht so ein
1855	großes Thema hatten, das dann sozusagen in allen Fächern
1856	abgearbeitet wurde, sondern wir hatten dann mehrere von
1857	diesen Deckblättern gleichzeitig und das ging dann eben
1858	immer so kreuz und quer. Wenn wir dann zum Beispiel
1859	Anatomie hatten zum Thema (..) Nieren und wenn wir
1860	danach Krankenpflege hatten, dann nicht auch zu dem
1861	Thema, sondern – wenn wir vielleicht schon damit fertig
1862	waren – ein ganz anderes Thema. Dadurch hatten wir
1863	manchmal am Tag so viele verschiedene Themen, dass es
1864	halt auch sehr anstrengend – sage ich mal – war. Sehr
1865	verwirrend. Und allein schon Ordnung zu halten, wie man
1866	sich das dann am besten alles weggeheftet, um überhaupt
1867	später zur Prüfung alles wiederzufinden. Aber das haben die
1868	Lehrer dann später auch gesagt, dass sie es auch nicht
1869	schön fanden. (.) Aber irgendwie war es nicht anders
1870	umsetzbar, haben sie gesagt, dadurch, dass sie nicht so
1871	viele Lehrer haben.
1872	I: Ja, das verstehe ich, dass das verwirrend ist.
1873	B3: Ja.
1874	I: Hast du den jetzt Schüler auf deiner Station?
1875	B3: Ja. Also als ich noch Schüler war, also meine praktische
1876	Prüfung Anfang Juli hatte, war ich ja noch auf einer anderen
1877	Station, und nachdem ich die dann abgelegt hatte, bin ich
1878	auf die Station gekommen, auf der ich jetzt arbeite. Bis

86. Konzept

Identifikation mit Pflegschülern und Freude darüber, mit diesen arbeiten zu können vor dem Hintergrund, dass die Ausbildung selbst erst abgeschlossen wurde und die Station aufgrund von Problemen erst seit Kurzem wieder Ausbildungsstation sein darf
(Z. 1875-1889)

#M61 (Z. 1875-1889)

1879	dahin war es noch so, dass die Station keine
1880	Ausbildungsstation mehr war, das war aber erst seit zwei
1881	Jahren so, weil es davor wohl Vorfälle gab mit großen
1882	Problemen, die Schüler haben sich alle nur noch beschwert
1883	in der Schule. Deswegen wurde der Station der Titel
1884	sozusagen weggenommen, dass es eine Ausbildungsstation
1885	ist. Und jetzt seit August – die hatten sich nämlich wieder
1886	neu beworben – ist es wieder eine Ausbildungsstation.
1887	Sprich seit August sind jetzt auch wieder Schüler da, was ich
1888	auch sehr gut finde, weil (.) ich war es ja bis vor Kurzem
1889	selbst noch. Ich finde das sehr schön, muss ich sagen.
1890	I: Und du findest das schön, weil?
1891	B3: Es ist einfach schön, jetzt fertig zu sein und dann auch mit
1892	den Schülern arbeiten zu können. Also ich schätze das auch
1893	alles noch viel mehr. Manche sehen das dann eben so –
1894	wenn es jetzt zum Beispiel Schüler aus dem ersten Lehrjahr
1895	sind, die noch nicht so viel alleine machen können –, die
1896	sehen das dann als zusätzliche Belastung. Ja klar, ist es ja
1897	auch, weil, wenn man alles schnell alleine machen würde,
1898	dann ist man meistens schneller, als wenn man das mit dem
1899	Schüler macht. Weil die meisten, wenn sie schnell alleine
1900	machen, immer so ein bisschen pfuschen, sich nicht so an
1901	alles halten, an das man sich halten sollte und mit dem
1902	Schüler müssen sie ja dann alles den aktuellen Standards
1903	entsprechend machen und dann dauert das natürlich alles
1904	ein bisschen länger. Deswegen sehen die meisten das als
1905	Belastung, aber ich finde, es macht halt an sich Spaß. Mir
1906	jedenfalls jetzt noch, weil ich bis vor kurzem selbst Schüler
1907	war. Und es macht Spaß, denen alles erklären zu können,
1908	aber manchmal auch nicht, aber dann guckt man eben

87. Konzept

Verständnisvoller und Freude bereitender Umgang mit Pflegeschülern im ersten Ausbildungsjahr, die mehr Zeit, Anleitung und Unterstützung brauchen, aufgrund der Identifikation mit ihnen als Schüler, bei gleichzeitiger Kritik, dass erfahrene Pflegende die Schüler zum Teil als Belastung sehen, was damit begründet wird, dass allein arbeitende Pflegende ihre Aufgaben schneller erledigen können und weniger auf Pflegestandards achten müssen

(Z. 1891-1909)

1909		gemeinsam nach. Als ich finde, es macht halt Spaß.
1910	I:	Thematisierst du mit deinen Schülern auch ethische
1911		Themen?
1912	B3:	Also bis jetzt muss ich sagen, (.) nicht, weil ich bis jetzt auch
1913		noch nicht so viel mit den Schülern zusammengearbeitet
1914		habe. (.) Ja, wir haben ja spezielle Mentoren, die für die
1915		Schüler da sind und wenn die Mentoren da sind, arbeiten
1916		die auch immer mit den Schülern. Und bisher war das halt
1917		so, dass es hieß, wenn halt kein Mentor da ist: „Du gehst
1918		heute mal mit auf die Seite zu mir oder zu der anderen
1919		Schwester", aber da war halt auch nicht die Zeit so
1920		ausführlich manches zu besprechen.
1921	I:	Okay. Was würdest du denn sagen, hinsichtlich der
1922		ethischen Themen, welche auch immer das sein mögen: Ob
1923		das eben die großen ethischen Fragen sind oder die
1924		Kleinigkeiten – wobei gerade die Kleinigkeiten ja oft keine
1925		Kleinigkeiten sind, sondern ganz wichtig und sehr sehr
1926		bedeutend für die Patienten sind, deswegen ist so eine
1927		Bezeichnung schwierig –: Was würdest du sagen, wie ist
1928		denn das Informationsangebot? Also gibt deiner Meinung
1929		nach genug Fortbildungsangebote, wird in Fachzeitschriften
1930		oder anderen Medien ausreichend darüber berichtet,
1931		informieren Berufsverbände? Um nur mal ein paar Beispiele
1932		zu nennen.
1933	B3:	Ja, also ich finde, bei uns jetzt in der Klinik, was so
1934		Fachzeitschriften angeht, wird nicht so viel auf die Ethik
1935		eingegangen. Aber was Weiterbildungen oder
1936		Fortbildungen angeht, ist eigentlich schon ein relativ gutes
1937		Angebot da. Also wir haben schon ein relativ dicken Katalog

88. Konzept

Keine intensive Auseinandersetzung mit Pflegeschülern hinsichtlich ethischer Themen oder Fragestellungen, aufgrund der bisher zahlenmäßig geringen Zusammenarbeit mit SuS, des Zeitmangels im Falle der Zusammenarbeit sowie des Aufgabenfeldes der Mentoren, die intensive Anleitungen und Gesprächsführungen übernehmen (Z. 1912-1920)

#M62 (Z. 1912-1920)

1938 für Fortbildungen, der jedes Jahr rauskommt, weil wir ja	**89. Konzept**

1938   für Fortbildungen, der jedes Jahr rauskommt, weil wir ja

1939   auch verpflichtet sind, Weiterbildungen zu machen, dann

1940   müssen wir ja auch pro Jahr eine gewisse Anzahl leisten,

1941   was ich auch gut finde, dass das jeder machen muss. Die

1942   meisten älteren Schwestern – ich will nicht immer auf die

1943   älteren Schwestern eingehen, aber es ist ja so –, die

1944   meckern ja meistens auch immer. Die würden ja, wenn es

1945   keine Pflicht wäre, gar keine oder kaum noch

1946   Weiterbildungen machen. Deswegen finde ich es auch gut

1947   so, diese Pflicht, dass man das bei uns machen muss und da

1948   gibt es bei uns schon auch einiges, was auch irgendwie so in

1949   die Richtung der Ethik geht.

1950   I: Hast du ein Beispiel für so ein Thema einer Fortbildung?

1951   B3: Das ist eine gute Frage. Wir müssen uns jetzt auch für das

1952   nächste Jahr langsam mal anmelden. Ich habe da jetzt noch

1953   nicht so reinguckt aber mh (10"). Das ist gar nicht so

1954   einfach ein Beispiel zu finden. (8") Ich finde jetzt kein

1955   Beispiel.

1956   I: Hast in deiner Einrichtung bisher schon Fortbildungen

1957   besucht?

1958   B3: Nein, also ich hab als Schüler (.) – also klar, hätte man das

1959   als Schüler auch machen können –, (..) also keiner von uns

1960   hat in der Ausbildung schon irgendwelche Weiterbildungen

1961   gemacht. Ich denke schon, man hätte daran teilnehmen

1962   können, aber man hatte so viel um die Ohren, dass man

1963   dafür jetzt nicht wirklich die Zeit gefunden hat oder halt

1964   auch wollte. Und jetzt ist es ja für mich auch das erste Jahr,

1965   wo ich mich für Weiterbildungen anmelden muss, (..)

1966   deswegen bin ich da jetzt noch relativ unerfahren, was

89. Konzept

Generelle Zufriedenheit mit dem internen Fortbildungsangebot in der Pflege, welches auf den Umfang des Katalogs zurückgeführt wird und mit der Vermutung verbunden ist, dass dieses auch Angebote zu ethischen Themen enthält, ohne ein beispielhaftes Thema benennen zu können oder selbst bereits Fortbildungen besucht zu haben, bei gleichzeitiger Annahme, dass lediglich die Verpflichtung über eine bestimmte Anzahl an Fortbildungen ältere Kollegen dazu motiviert, daran teilzunehmen (Z. 1933-1969)

1967		Weiterbildungen angeht, aber ich werde mich jetzt auch
1968		kümmern müssen, dass ich nächstes Jahr ein paar mache,
1969		(..) ja.

1970	I:	Noch mal zu den Fachzeitschriften. Beziehst du selbst
1971		Fachzeitschriften oder werden Fachzeitschriften ausgelegt
1972		bei euch auf Station?

1973	B3:	Ja, also ich wüsste nicht, dass man bestimmte
1974		Fachzeitschriften abonnieren kann, also habe ich zumindest
1975		noch nie gehört, also ich will jetzt nichts Falsches sagen,
1976		vielleicht gibt es das auch. Aber auf jeden Fall gibt es dann
1977		schon ein paar, die dann auf Station immer abgegeben
1978		werden, die dann frei zugänglich für alle sind.

| 1979 | I: | Welche sind das zum Beispiel? |

1980	B3:	Oh, ich weiß gar nicht, wie die alle heißen. Aber manchmal
1981		liegen die auch irgendwo rum. Es gibt ja in den
1982		Hauptgebäuden – unten meistens – immer so ein Infostand
1983		und da gibt es dann auch immer so Stände, wo kostenlos
1984		Zeitschriften zur Verfügung stehen.

| 1985 | I: | Eine Fachzeitschrift ist zum Beispiel „Die Schwester Der |
| 1986 | | Pfleger". Hast du [[davon schon mal gehört? |

| 1987 | B3: | = Ach ja, die kenne ich.]] Damals in der Schule haben sie uns |
| 1988 | | ja auch manchmal welche ausgehändigt. |

1989	I:	Ja, da gibt es noch viele Weitere, z. B. die Heilberufe oder
1990		die Altenpflege hat auch spezielle Fachzeitschriften. Aber
1991		ich möchte jetzt keine Werbung machen.

| 1992 | B3: | ((lacht)) Ja, ich kann mir meistens die Namen gar nicht |

90. Konzept

Geringe Erfahrungen mit Fachzeitschriften der Pflegeberufe aufgrund der bisher fehlenden Beschäftigung mit dieser Möglichkeit als Informationsquelle, bei der Erinnerung daran, dass in der Pflegeschule manchmal welche ausgeteilt wurden (Z. 1973-1993)

| 1993 | | merken. |

1994 I: Das ist gar nicht schlimm. Aber die kann man im Prinzip alle
1995   auch abonnieren, wenn man das möchte.

1996 B3: Ach ja.

1997 I: Bist du Mitglied in einem Berufsverband?

1998 B3: Mh, nein. Ver.di oder sowas?

1999 I: Der DBfK zum Beispiel ist ein Berufsverband. Ver.di ist ja
2000   eine Gewerkschaft, die sich in erster Linie für die
2001   Arbeitsbedingungen einsetzt, also auch, was die Gehälter
2002   betrifft. Und der Berufsverband eben um die Themen, die
2003   die Pflegekräfte auch wirklich in der Pflegepraxis betreffen.
2004   Die kümmern sich sozusagen um das Bild der Pflege, d. h.
2005   auch das Fachliche oder die Ausbildung oder Fortbildungen.
2006   [[Okay.

2007 B3: Ach stimmt]] ja (.)

2008 I: Der Berufsverband DBfK hat zum Beispiel auch den ICN-
2009   Ethikkodex herausgegeben hier in Deutschland.

2010 B3: Ach so.

2011 I: Du bist ja auch noch nicht so lange im Beruf. Ich denke,
2012   bisher hast du noch alle Informationen gekriegt aus der
2013   Schule, [[die du so für deine Arbeit brauchtest.

2014 B3: = Ja genau, deswegen.]] Also ich muss sagen, da habe ich
2015   bisher noch gar nicht drüber nachgedacht. Ich bin halt
2016   gerade erst frisch fertig geworden und da ist man erst mal
2017   froh, dass man seine Ruhe mal kurz hat.

91. Konzept

Ausschluss der Berufsverbände als Informationsquelle für pflegeethische Themen aufgrund fehlender Mitgliedschaft und Bekanntheit
(Z. 1998)

92. Konzept

Die Informationsquelle Schule innerhalb der Pflegeausbildung, wurde bislang als ausreichende Informationsquelle für Pflegethemen betrachtet, was mit der erst vor Kurzem beendeten Ausbildung begründet wird, sodass bisher kein Bedarf, keine Inanspruchnahme oder Beschäftigung mit anderen Informationsquellen erfolge, bei dem Bedürfnis, sich erst einmal einzuarbeiten
(Z. 2014-2018)

2018	I:	Ja, erstmal richtig einarbeiten [[und dann
2019	B3:	Ja genau.]]
2020	I:	Mal unabhängig davon, womit du selbst schon Erfahrungen
2021		gemacht hast, was meinst du denn, welche Informationen
2022		von wem benötigt werden auf Station? Also, um das Thema
2023		Ethik in die Praxis zu bringen, Kompetenzen zu fördern und
2024		eben die Pflegekräfte einfach in der Praxis zu erreichen, (.)
2025		alle Pflegekräfte, auch die älteren? Was meinst du, was
2026		würde da am besten funktionieren?
2027	B3:	Na, wenn halt wirklich aktuelle Sachen immer auf Station
2028		kommen zum Beispiel, wenn es neue Standards oder so
2029		gibt, dann werden die auch bei uns ausgedruckt, laminiert
2030		und irgendwo hingehangen. (..) Oder, dass man das
2031		verpflichtend macht, wenn die Stationsschwester jetzt
2032		wieder neue Besprechungen hat mit den
2033		Pflegedienstleitungen und so, dann muss sie uns das ja
2034		wirklich auch allen mitteilen, in Form einer kleinen
2035		Fortbildung, wo wir dann auch alle unterschreiben müssen,
2036		dass wir über die gewissen Punkte informiert worden sind.
2037		Und wenn man das in so einer Form machen würde, weil
2038		das ist ja dann wieder verpflichtend. (…) Wenn man das
2039		jetzt nur in eine Zeitung schreibt und irgendwo hinlegt, das
2040		kuckt sich halt nicht jeder an. = Aber so wären wir ja wieder
2041		gezwungen, uns das anzuhören und auch dafür zu
2042		unterschreiben, und dann würden auch alle wirklich
2043		hinhören. (.) Das denke ich, (..) wäre vielleicht eine gute
2044		Möglichkeit.
2045	I:	Eine letzte Frage habe ich noch: Wie würdest du denn
2046		grundsätzlich und im Großen und Ganzen deine ethischen

93. Konzept

Einschätzung auf Basis der Erfahrungen, dass das Thema Ethik in der Pflegepraxis die Pflegenden im Allgemeinen nur über offizielle Aushänge, Besprechungen mit der Stationsleitung oder verpflichtende Fortbildungen gegen Unterschrift erreicht, da ein gewisser Zwang als notwendige Bedingung betrachtet wird (Z. 2027-2044)

2047 Kompetenzen einschätzen, also was das Wissen über	**94. Konzept**
2048 Normen und Werte betrifft – die musst du jetzt aber nicht	Generelle Einschätzung
2049 alle benennen –, was die Kompetenz betrifft Lösungen für	ethischer Kompetenzen
2050 ethische Probleme zu finden und überhaupt alles, was dir	hinsichtlich der Werte
2051 zur Ethik einfällt?	und Normen, die eine

2052 B3: Also ich würde sagen, was jetzt nur so Werte und Normen

2053 angeht, was man auch so mitbringen muss als

2054 Krankenschwester, also das ist (.) Durchschnitt, würde ich

2055 sagen. Aber was jetzt irgendwelche Modelle angeht, was es

2056 da für Möglichkeiten gibt, dazu weiß ich wirklich nicht viel,

2057 muss ich sagen. (.) Weil es in der Schule auch nicht so

2058 ausführlich behandelt wurde und da es halt auch nicht

2059 prüfungsrelevant war, hat man halt auch nie irgendwelche

2060 Tests dazu geschrieben. Man hat es sich halt nur mal ein

2061 bisschen in Form einer PowerPoint angehört, aber da man

2062 das auch nie lernen musste für irgendwelche Arbeiten, ist

2063 halt auch nicht viel hängen geblieben. Da man halt auch auf

2064 Station nicht viel davon mitgekriegt, da habe ich nicht viel

2065 Wissen zu, nein.

Pflegekraft mitbringen
muss, als
durchschnittlich, bei der
Feststellung, dass
Modelle der Ethik nicht
bekannt sind, was damit
begründet wird, dass es
in der Schule nicht
ausführlich behandelt
wurde, nur in Form
einer PowerPoint
angehört wurde, Ethik
nie ein Thema für
Leistungstests war und
daher nie gelernt
werden musste, das
wenige vermittelte
Wissen schnell
vergessen wurde und
das Thema auf den
Stationen nie präsent
war
(Z. 2052-2065)

#M63 (Z. 2052-2065)

204

Nr.	Konzepte	Zeilen
59.	Treffen der Berufswahlentscheidung Pflegeberuf aufgrund des Interesses an Medizin im Kontext mit einfachen Tätigkeiten, der Arbeit mit Menschen sowie einer Tätigkeit in Bewegung, unter Ausschluss eines Medizinstudiums, vor dem Hintergrund des Vergleichs der Berufe Arzt und Pfleger bei der Einschätzung, dass Ärzte weniger Zeit mit Patienten verbringen, die größere Verantwortung tragen und die anspruchsvollere Ausbildung absolvieren, was als beängstigend und nicht bewältigbar bewertet wird	1159-1187
60.	Generelle Zufriedenheit mit der Berufswahl Pflegeberuf, würde die Ausbildung heute wieder aufnehmen, da „Traumberuf", bei gleichzeitigen Bedenken, ob die Tätigkeit langfristig ausgeübt werden kann, was mit der physischen und psychischen Belastung aufgrund der Rahmenbedingung „Personalmangel" begründet wird	1189-1213
61.	Pflege wird als gut betrachtet, wenn die Klienten nach Pflegeplanung versorgt und Pflegende allen Anforderungen gerecht werden können, d. h. alle Aufgaben des Tages ohne Zeitdruck unter Berücksichtigung der Vorschriften und hygienischer Aspekte erledigt zu haben, bei Gewährleistung der Orientierung an und Kommunikation mit Patienten und Angehörige	1218-1234
62.	Reflexion der Vorstellung von einer guten Pflegekraft, die folgende Eigenschaften mitbringt: (1) Empathie, Mitgefühl, Verständnis für Klienten und Angehörige, (2) Flexible Anpassungsfähigkeit an Arbeitszeiten, (3) Kompetenzen für Theorie und Praxis in der Pflege, (4) Motivation und Bereitschaft zum lebenslangen Lernen (5) physische und psychische Voraussetzungen, um den Belastungen des Berufs standzuhalten, bei Bewahrung der Work-Life-Balance (6) Aufgeschlossenheit gegenüber Neuerungen in der Pflege, vor dem Hintergrund, dass berufserfahrenen Pflegenden diese Bereitschaft manchmal fehlt	1237-1274

63.	Kritische Betrachtung der berufserfahrenen Kollegen, die sich mit der Begründung der Gewohnheit, gegenüber Neuerungen in der Pflege verschließen, vor dem Hintergrund der Überzeugung, dass regelmäßige Änderungen und Neuerungen notwendigerweise die Bereitschaft erfordern Neues zu lernen, um auf dem „aktuellen Stand" zu bleiben	1268- 1276
64.	Empathischer Abgleich der Situation des Klienten mit dem persönlichen Empfinden, Vorlieben und Abneigung, bei der Vorstellung die Pflegende oder dessen Angehörige wären in der Rolle des Klienten, um das Wohlbefinden eines Klienten in einer bestimmten Situation nachempfinden und beurteilen zu können	1287- 1302
65.	Situationen in denen Pflegende bewusst abwägen müssen, was das Beste für den Klienten ist, kommen gelegentlich aber nicht täglich vor	1337- 1341
66.	Generelle Schwierigkeit mit Fragen von Klienten, in denen die reine Wahrheit unangebracht ist bei dem gleichzeitig geltenden Prinzip, dass man nicht lügen darf, führt zu dem Bedürfnis nach Orientierung im Sinne eines „Mittelweges"	1352- 1371
67.	Reflexion der Rahmenbedingungen im Kontext zu der Versorgung der Klienten: Gewissenskonflikt aufgrund der gezwungenen Durchführung der Körperpflege bei Klienten im Nachtdienst ohne Einbezug der Ressourcen, was mit der Rahmenbedingung „Zeitmangel" begründet wird, im Vergleich zum Frühdienst, wo die Ressourcen vor dem Hintergrund des Trainings einbezogen werden, bei gleichzeitigen Zweifeln daran, wie lange dies mit dem Gewissen vereinbar ist	1382- 1394
68.	Spekulieren über die Zukunftsperspektive in dem Pflegeberuf vor dem Hintergrund, dass die aktuellen Rahmenbedingungen psychische Belastungen und ein schlechtes Gewissen bei Pflegender verursachen, welche ein dauerhaftes Arbeiten in dem „Traumberuf" Pflege aus Gründen des Selbstschutzes irgendwann nicht mehr ermöglicht und als Bewältigungsstrategie (1) den Arbeitsplatzwechsel, (2) den Berufswechsel, (3) oder das eigentlich nicht gewollte Abstumpfen nach dem Beispiel der älteren Kollegen, nach sich zieht	1396- 1415

69.	Beständiges Bestreben der Pflegerin stets bestmögliche Handlungsalternativen zu finden und sich Zeit für Klienten zu nehmen, was selten erfolgreich und wie gewünscht umgesetzt werden kann und mit dem gegebenen Zeitmangel in der Pflege begründet wird, bei gleichzeitigem Vergleich zwischen Pflegenden kurz nach der Ausbildung und nach vielen Jahren Berufserfahrung mit der Feststellung, dass Letztere teilweise den Versuch selbst ohne Zeitmangel nicht mehr unternehmen	1424-1453
70.	Grundsätzliche Orientierung in der Pflege von Klienten an der goldenen Regel, unter Einbezug von Abweichungen zu den eigenen Werten und Prinzipien, wie Religionen	1462-1471
71.	Kollegialer Austausch mit Kollegen aus der Pflege, Ärzten und anderen Berufsgruppen ist grundsätzlich möglich und wird in Anspruch genommen, wird jedoch aufgrund von Meinungsverschiedenheiten auf Basis unterschiedlicher Beurteilungen einer Situation, bei relativer ärztlich zugelassener Entscheidungsfreiheit, als nicht hilfreich eingeschätzt hinsichtlich einer eindeutigen Problemlösung, bei gleichzeitiger Handlungsunsicherheit aufgrund der generellen Unzufriedenheit irgendeines Kollegen aus der Pflege mit der getroffenen Entscheidung und dem damit verbundenen Gefühl, man könne keine richtige Entscheidung treffen	1477-1518
72.	Handlungsentscheidungen auf Basis des aktuellen Zustandes und dem vermuteten künftigen Verhalten von Klienten zu begründen führt zu Missverständnissen zwischen Pflegenden, da nicht jede Pflegekraft die Veränderungen des Tagesverlaufs berücksichtigt, sondern sich jeweils auf die aktuelle Situation bezieht	1523-1536
73.	Profitiert als vergleichsweise unerfahrene Pflegerin von den Erfahrungen anderer Pflegender hinsichtlich fachlicher Fragen, denen keine Regelungen unterliegen, vor dem Hintergrund Klienten keinem Schaden zuzufügen, bei gleichzeitiger Deutung der Reaktion Pflegender, dass diese nicht immer bereitwillig die Fragen beantworten („Augen verdrehen")	1546-1562
74.	Wertschätzung der interdisziplinären Zusammenarbeit und angestrebten wöchentlichen Teambesprechungen auf der Pflegestation, bei gleichzeitigem Bedauern, dass diese aus Zeitmangel kaum stattfinden	1562-1585

75.	Reflexion der Teambesprechungen früher und heute, mit bedauernder Feststellung, dass früher alle Klienten mit aktuellen Problemen, Fragen, ethischen Aspekten, im Sinne der lückenlosen Versorgung, mit verschiedenen Berufsgruppen besprochen wurden und die Besprechung heute in ihrer Ausführung durch den Oberarzt eher knapp sind, vor dem Hintergrund, dass die Teambesprechungen früher zeitlich nicht näher datiert und nur aus Erzählungen bekannt sind	1588-1610
76.	Die Möglichkeit Ethikberater zu einem Problem hinzuzuziehen ist nur aus der Pflegeausbildung bekannt und wird spontan mit der Transplantationsmedizin in Verbindung gebracht	1612-1619
77.	Keine Begegnung und praktischen Erfahrungen mit Ethikberatungen auf diversen Stationen während der Pflegeausbildung, bei vorliegender Vermischung der beiden Begriffe Ethikberater und Ethikkommission und der Kenntnis, dass Letzterer in der theoretischen Ausbildung erwähnt wurde	1622-1630
78.	Bestehender Wunsch nach Orientierung in Form eines Standards oder einer Leitlinie aufgrund von Überforderung mit Situationen in der Pflege, in denen die Richtigkeit einer Entscheidung nicht unmittelbar feststeht, bei gleichzeitiger Annahme, dass es einen solchen Standard nicht gibt	1639-1645
79.	Vage Erinnerung an den ICN-Ethikkodex hinsichtlich der Einteilung in Bereiche im Kontext zu der Vermutung, dass dieser allgemeingültige Werte und Normen für die Pflegeberufe formuliert	1648-1665
80.	Keine praktischen Erfahrungen in der Anwendung des ICN-Ethikkodex, bei der Annahme, dass er unbewusst angewandt wird, aber die meisten Pfleger auf der Station ihn nicht kennen, was auf der Begründung basiert, dass (1) der ICN-Ethikkodex ein Bereich der theoretischen Ausbildung ist und das Wissen darüber schnell verloren geht, (2) Pflegende auf Station nicht visuell mit ihm konfrontiert werden ("Aushang")	1675-1693

81.	Einschätzung der Möglichkeit einer Etablierung des ICN-Ethikkodex in der Pflegepraxis mit dem Ergebnis, dass ein Aushang nur in Verbindung mit Fortbildungen oder Anleitungen Erfolg versprechend seien sowie der Annahme, dass tendenziell eher jüngere als ältere Pflegende hieran Interesse zeigen würden, was auf Basis der Erfahrung begründet, dass berufserfahrene häufig das Gewohnte als ausreichend für ihre Arbeit erachten	1701-1727
82.	Bedauern darüber, dass Ethik in der Pflegeausbildung einen eher geringen Teil einnahm, wobei der Schwerpunkt bei grundlegenden Definitionen (Ethik, Werte, Normen) und den großen Themen der Medizinethik (Transplantation und Sterbehilfe) lag und pflegeethische Themen und Fragestellungen im Ethikunterricht nicht thematisiert wurden, was mit der fehlenden Prüfungsrelevanz und den geringen zeitlichen Kapazitäten für das Fach Ethik begründet wird	1731-1770
83.	Reflexion der Thematisierung ethischer Themen und Fragestellungen im fachübergreifenden Unterricht anderer Lernfelder innerhalb der Pflegeausbildung, mit der Erfahrung, dass pflegeethische Themen nicht im Ethikunterricht, aber in anderen Fächern in Form des „Abschweifens" und des Schilderns moralisch aufgeladener Situationen besprochen wurden	1774-1782
84.	Rückblickend auf die Praxisauswertung mit der Klassenlehrerin nach einem Turnus innerhalb der Pflegeausbildung betrachtet, in der aufgetretene Probleme auf den jeweiligen Stationen besprochen wurden, besteht eine Verbindung zur Ethik insofern, dass diese Probleme teilweise moralisch aufgeladen sind und die Impulse der Lehrerin zum selbstständigen Ermitteln alternativer Lösungsansätze, hinsichtlich eines bestimmten Ethos sensibilisierte, ohne dabei ethisch reflektierte Instrumente und Strategien zur Lösungsfindung anzuwenden oder anwenden zu lassen	1782-1821

85.	Die Vorstellung das Fach Ethik wäre in der Pflegeausbildung prüfungsrelevant, lässt den Schluss zu, dass Ethik intensiver behandelt werden würde, was damit begründet wird, dass die Prüfung und somit prüfungsrelevante Inhalte im Fokus der gesamten Ausbildung stehen, vor dem Hintergrund, dass der Unterricht fächerorientiert unter dem Deckmantel der Lernfeldorientierung durchgeführt wurde, was an der Schule mit dem vorherrschenden Lehrermangel begründet wurde	1825-1871
86.	Identifikation mit Pflegeschülern und Freude darüber, mit diesen arbeiten zu können vor dem Hintergrund, dass die Ausbildung selbst erst abgeschlossen wurde und die Station aufgrund von Problemen erst seit Kurzem wieder Ausbildungsstation sein darf	1875-1889
87.	Verständnisvoller und Freude bereitender Umgang mit Pflegeschülern im ersten Ausbildungsjahr, die mehr Zeit, Anleitung und Unterstützung brauchen, aufgrund der Identifikation mit ihnen als Schüler, bei gleichzeitiger Kritik, dass erfahrene Pflegende die Schüler zum Teil als Belastung sehen, was damit begründet wird, dass allein arbeitende Pflegende ihre Aufgaben schneller erledigen können und weniger auf Pflegestandards achten müssen	1891-1909
88.	Keine intensive Auseinandersetzung mit Pflegeschülern hinsichtlich ethischer Themen oder Fragestellungen, aufgrund der bisher zahlenmäßig geringen Zusammenarbeit mit SuS, des Zeitmangels im Falle der Zusammenarbeit sowie des Aufgabenfeldes der Mentoren, die intensive Anleitungen und Gesprächsführungen übernehmen	1912-1920
89.	Generelle Zufriedenheit mit dem internen Fortbildungsangebot in der Pflege, welches auf den Umfang des Katalogs zurückgeführt wird und mit der Vermutung verbunden ist, dass dieses auch Angebote zu ethischen Themen enthält, ohne ein beispielhaftes Thema benennen zu können oder selbst bereits Fortbildungen besucht zu haben, bei gleichzeitiger Annahme, dass lediglich die Verpflichtung über eine bestimmte Anzahl an Fortbildungen ältere Kollegen dazu motiviert, daran teilzunehmen	1933-1969

90.	Geringe Erfahrungen mit Fachzeitschriften der Pflegeberufe aufgrund der bisher fehlenden Beschäftigung mit dieser Möglichkeit als Informationsquelle, bei der Erinnerung daran, dass in der Pflegeschule manchmal welche ausgeteilt wurden	1973-1993
91.	Ausschluss der Berufsverbände als Informationsquelle für pflegeethische Themen aufgrund fehlender Mitgliedschaft und Bekanntheit	1998
92.	Die Informationsquelle Schule innerhalb der Pflegeausbildung, wurde bislang als ausreichende Informationsquelle für Pflegethemen betrachtet, was mit der erst vor Kurzem beendeten Ausbildung begründet wird, sodass bisher kein Bedarf, keine Inanspruchnahme oder Beschäftigung mit anderen Informationsquellen erfolge, bei dem Bedürfnis, sich erst einmal einzuarbeiten	2014-2018
93.	Einschätzung auf Basis der Erfahrungen, dass das Thema Ethik in der Pflegepraxis die Pflegenden im Allgemeinen nur über offizielle Aushänge, Besprechungen mit der Stationsleitung oder verpflichtende Fortbildungen gegen Unterschrift erreicht, da ein gewisser Zwang als notwendige Bedingung betrachtet wird	2027-2044
94.	Generelle Einschätzung ethischer Kompetenzen hinsichtlich der Werte und Normen, die eine Krankenschwester mitbringen muss, als durchschnittlich, bei der Feststellung, dass Modelle der Ethik nicht bekannt sind, was damit begründet wird, dass es in der Schule nicht ausführlich behandelt wurde, nur in Form einer PowerPoint angehört wurde, Ethik nie ein Thema für Leistungstests war und daher nie gelernt werden musste, das wenige vermittelte Wissen schnell vergessen wurde und das Thema auf den Stationen nie präsent war	2052-2065

Tab. 4: Übersicht der Konzepte aus Interview B3

3.5.2 Memos und Forschungstagebuch

Das Forschungstagebuch diente der Verfasserin zur Strukturierung ihres gesamten Forschungsprozesses von der Idee bis zum Abschließen der Untersuchung. Die Inhalte, z. B. Notizen zu der Recherche, Erkenntnisse, Probleme und Fragestellungen usw., wurden in den entsprechenden Kapiteln verarbeitet und sollen an nicht weiter aufgeführt werden. Im Fokus dieses Kapitels stehen die Memos.

Das Verfahren des Memo-Schreibens ist ebenso ein Teil des analytischen Prozesses (Strauss & Corbin, 1996, S. 5). „Memos beziehen sich auf alle Ideen, die während des Forschungsprozesses auftauchen. Demzufolge gibt es sehr verschiedenartige Memos, solche zu methodischen Aspekten, zu inhaltlichen Hypothesen, spekulative und Ergebnis-Memos, Memos über Memos etc." (Wiedemann, 1995, S. 444). Die Verfasserin fertigte stets Memos an, wenn sich eine Idee zu dem Forschungsprozess – in Bezug auf die Interviewauswertung –, den Inhalten oder zur Kritik der eigenen Forschungsarbeit ergab. Da die Form der Memos ist nicht standardisiert ist, können diese sowohl als einfache Stichpunkte als auch als Frage formuliert sein. Die Memos sind thematisch nicht geordnet und werden fortlaufend geführt. Im Sinne der Transparenz und besseren Nachvollziehbarkeit sollten Memos Bezüge zu den Daten bzw. jeweiligen Textstellen enthalten (Wiedemann, 1995, S. 444). Damit die jeweiligen Ausgangspunkte in den Daten auffindbar und den Memos entsprechend zuordenbar sind, wurden diese von der Verfasserin mit #M1, #M2, #M3 etc. sowie den entsprechenden Zeilennummern gekennzeichnet und können daher wechselseitig leicht und schnell erfasst werden.

#M1   Gibt es einen Zusammenhang zwischen der Motivation zur Berufswahl und der ethischen Grundhaltung sowie der Fähigkeit sich hinsichtlich ethischer Fragestellungen zu orientieren?

#M2   Kritik: Geschlossene Fragestellung durch die Verfasserin.

#M3   Kritik: Geringer bis kein Informationsgehalt wegen geschlossener Anschlussfrage.

#M4 Kritik: Subjektive Einflussnahme der Verfasserin auf das Antwortspektrum.

#M5 Vorstellung von guter Pflege weist Parallelen auf zu Wertvorstellungen des ICN-Ethikkodex, den pflegebedürftigen Menschen in den Mittelpunkt professioneller Pflege zu stellen sowie fachliche Kompetenzen zu wahren

#M6 Zeitmangel kollidiert mit dem Anspruch sich Zeit für Klienten zu nehmen.

#M7 Verhindern Rahmenbedingungen, dass eine gute Pflege nach Maßstäben der Ausbildung mit Fokus auf den Klienten durchgeführt werden kann?

#M8 Bezug Sampling: Unterschiede in den Aufgabenbereichen zwischen den Settings Krankenhaus und Pflegeheim. Inwieweit spiegelt sich dieser Unterschied zwischen den Pflegeberufen GuK/KS und AP hinsichtlich des Bereiches Ethik wieder? Der nächste Interviewpartner sollte evtl. aus der Altenpflege kommen.

#M9 Unsicherheiten in der Definition für ethische Problemsituationen bei Interviewpartner oder unklare Fragestellung?

#M10 Deutlichwerden des Verantwortungsbewusstseins und der Empathie der Pflegenden, was auf eine klientenorientierte Wertvorstellung/ Grundhaltung aber in Bezug auf die genannten Rahmenbedingungen auch auf einen Gewissenskonflikt schließen lässt.

#M11 Es gilt nicht nur die ethischen Kompetenzen der Pflegenden, sondern auch die ethischen Kompetenzen der Ärzte zu hinterfragen. Nicht jedoch in dieser Arbeit.

#M12 Sind Pflegende weniger machtlos und können durchsetzungsfähiger gegen Ärzte argumentieren, wenn sie ethische Prinzipien konkret benennen sowie gezielt und bewusst auf Einzelfälle anwenden können?

#M13 Kritik: Geschlossene Fragestellung.

#M14 Auch der ICN-Ethikkodex ist ein Standard und könnte den Stellenwert anderer Pflegestandards erreichen.

#M15 Kritik: Erneut geschlossene Fragestellung.

#M16 Die Bezeichnungen Ethik, ethisch oder moralisch erscheinen nicht explizit in primär fachspezifischen Standards der Pflege. Die Aufklärungspflicht mit einem ethischen Prinzip in Verbindung zu bringen erfordert, dass das Prinzip bekannt ist.

#M17 Einerseits soll die Arbeit mit ethischen Prinzipien selbstverständlich sein, doch andererseits soll diese nicht im „Untergrund" stattfinden, sondern als mitunter herausfordernder Entscheidungsprozess sowie wesentlicher Aspekt in der Professionalisierung und Qualitätssicherung entsprechende Anerkennung in der Pflege und gegenüber anderen Berufsgruppen finden.

#M18 Ärztedominanz in Krankenhäusern mit Folge der Kontrolle über Pflegemaßnahmen, der Abqualifizierung pflegespezifischer Kompetenzen und der Demoralisierung Pflegender?

#M19 Sind ethische Themen im Bewusstsein Pflegender stets ärztliche oder medizinische Themen?

#M20 Ethische Kompetenzen in der Pflege betreffen: einzelne Pflegende, Pflegeteams, Multiprofessionelle Teams

#M21 Tendenz zur moralischen Mitte: Goldene Regel: Behandele andere so, wie du selbst behandelt werden möchtest! Was du nicht willst, dass man dir tu', das füg auch keinem andern zu! Mögliche Abweichungen im Einzelfall!

#M22 Spontane alltagsweltliche Vorstellung darüber, was die Begriffe „Ethik" und „Kodex" implizieren.

#M23 Allgemeine Vorstellung vom „Richtigen" und „Guten" und die Annahme, dass jede Pflegekraft diese Vorstellung Teilt, spricht für einen gewissen Idealismus hinsichtlich des Bildes von der „guten Pflegekraft".

#M24 Beruf oder Berufung? Kann es beides gleichzeitig sein?

#M25 Im Prinzip, was der ICN-Ethikkodex auch vorschlägt.

#M26 Es gibt nicht für alle fachlichen Maßnahmen einem Standard. Und nicht jede Frage, für die es keinen Standard gibt, muss aus dem Bauch heraus entschieden werden.

#M27 Kritik: Geschlossene Fragestellung.

#M28 Eine entsprechende Vorbereitung auf ethische Fragestellungen gibt den Pflegenden vor den jeweiligen Situation die Kompetenzen und das Handwerkszeug an die Hand, dass sie für ihren Entscheidungsprozess brauchen.

#M29 Kein Lehrbuch, in dem es richtige und falsche Antworten gibt. Pflegende können SuS den Umgang mit Modellen zur Entscheidungsfindung (z. B. den ICN-Ethikkodex) nur vermitteln, wenn sie ihn „vormachen": Theorie-Praxis-Kluft.

#M30 Kritik: Kein Informationsgehalt, wegen geschlossener Fragestellung.

#M31 Bezug Sampling: Ausbildung vor der Reform des Krankenpflegegesetzes 2004 absolviert, d. h. vor der Lernfeldorientierung usw. Zweiter Interviewpartner aus der AP (siehe #M8) und ggf. dritter Interviewpartner mit Ausbildung nach 2004!

#M32 Kritik: Kein Informationsgehalt, fehlerhafte Fragestellung.

#M33 Kritik: Subjektive Einflussnahme.

#M34 Berufung, Berufsbild, Habitus: Nicht nur Pflegende, auch Klienten und potentielle Klienten haben eine Vorstellung von guter Pflege und dem Bild einer guten Pflegekraft. Ist dieses Bild identisch? (Vielleicht ein Thema für eine andere Arbeit).

#M35 Kritik geschlossene Fragestellung.

#M36 Die Grundpflege hat in der Pflege einen höheren Stellenwert als die Behandlungspflege.

#M37 Trotz des Personalmangels übernehmen Pflegende noch immer zahlreiche ärztliche, administrative oder logistische Aufgaben. Müssen Klienten tatsächlich von Pflegenden in den OP gefahren werden, wenn dafür eigentliche Pflegeaufgaben vernachlässigt werden, oder kann dies nicht von hausinternen Transportdiensten übernommen werden? Muss sich Pflege neu strukturieren? Müssen sich neue Berufsbilder stärker etablieren, die die allgemeine Pflege mehr entlasten, z. B. Wundexperten, die auf allen Stationen die Verbände machen? Dies erfordert eine stärkere inter-disziplinäre Zusammenarbeit.

#M38 Kritik: Unklare Fragestellung durch den Interviewer.

#M39 Kritik: erneut unklare Fragestellung.

#M40 Kritik: Informationsgehalt nur unter Berücksichtigung der vorausgehenden Fragestellung, wegen fehlerhafter Formulierung der Anschlussfrage.

#M41 Kritik: Geringer bis kein Informationsgehalt, fehlerhafte Fragestellung.

#M42 Ausgeprägte Medizindominanz auf den Stationen der Kliniken bezüglich ethisch relevanter Fragestellungen bei mangelnder interdisziplinärer Zusammenarbeit und vermutlich geringer Anerkennung der Expertise Pflegender.

#M43 Fortbildungen, Schulungen, Coachings mit dem gesamten Team, Supervision

#M44 Stellenwert der Ethik in der Pflegeausbildung? Welche Voraussetzungen brauchen Lehrer, die Ethik unterrichten? „Pfarrersfrau"? Warum nicht die

Pflegepädagogen? Berührungsängste? Ethik ist eine Sache, Religion eine ganz andere! Logik und Vernunft vs. Glaube und Hoffnung!

#M45 Hierarchien im Krankenhaus

#M46 Auferlegte Ärztedominanz? Oder fühlen sich Pflegende gerade deswegen sicherer, vielleicht ein stückweit behüteter, weil sie Angst vor der Verantwortung haben und schwierige Entscheidungen nicht alleine treffen müssen? Doch trägt die Pflege auch eine sehr hohe Verantwortung. Inwieweit spielt der Vergleich mit der Medizin eine Rolle bei der Identifikation mit dem Beruf Pflege? Identifikation als Teil der Medizin vs. eigenständige Profession Pflege?

#M47 Es ist Interessant, dass die Pflegende den Erhalt der eigenen Gesundheit und die Notwendigkeit der Entwicklung von Bewältigungsstrategien als Eigenschaft für gute Pflegekräfte einschließt. Die aufopfernde Pflege im tradierten Sinne, die die Gesundheit der Klienten fokussiert aber die eigene vernachlässigt, ist nach diesem Verständnis obsolet und führt dazu, dass den physischen und psychischen Belastungen nicht stand gehalten werden kann.

#M48 „Das haben wir schon immer so gemacht!": Widerspricht jedem Ansatz einer Professionalisierung und steht einer ethischen Auseinandersetzung im Wege.

#M49 Goldene Regel

#M50 Kritik: Keine Nachfrage, die „...dass man sich das denkt" expliziert, daher kein Informationsgehalt. „Das" könnte sich beziehen auf „Das würde ich jetzt auch nicht gut finden" oder das allgemeine in die Situation hineindenken um sie abzugleichen mit dem eigenen Epfinden.

#M51 Setzen von Maximen: Man soll immer die Wahrheit sagen, man soll nicht lügen, lässt auf eine deontologische Haltung (Tugendethik/ Pflichtenethik) schließen. Schwer vereinbar mit einem Mittelweg. Und ist der gewünschte Mittelweg die beste Lösung für den Klienten oder für die Pflegende? Stellt nicht erst die Mitte aus zwei Prinzipien das eigentliche Problem dar? Wäre nicht die Orientierung an bestimmte Prinzipien wie das Wohlbefinden oder der Schutz des

Klienten hilfreicher in Bezug auf die Entscheidung ob „A oder B" und der Mittelweg stellt sich lediglich auf kommunikativer Ebene in der Formulierung dar?

#M52 Es macht mich sehr traurig, wenn das „Abstumpfen", der Wechsel oder der Ausstieg aus der direkten Pflege von jungen Pflegern als einzige Möglichkeit gesehen wird, mit den Rahmenbedingungen fertig zu werden.

#M53 Allmähliche Resignation

#M54 viele Meinungen ermöglichen viele Perspektiven, was grundsätzlich hilfreich sein kann, wenn diese auch nachvollziehbar begründet werden.

#M55 Eine Teambesprechung, die von dem Oberarzt geleitet wird mit der Frage, ob jemand zu irgendeinem Klienten Fragen hat suggeriert, dass in dieser Besprechung nur Fragen relevant seien, die die Medizin betreffen.

#M56 Die Option Ethikberater hinzuzuziehen für Themen, die die Pflege unmittelbar betreffen, z. B. für ethische Fallberatungen, interne Coachings zur Förderung ethischer Kompetenzen etc. ist nicht präsent.

#M57 Ethik spielt in nahezu allen Pflegethemen und Lernfeldern eine Rolle

#M58 Themen, die durch sog. Abschweifen angesprochen werden, gehören nicht offiziell zum Unterrichtsstoff und werden somit nicht als unterrichtsrelevante Inhalte wahrgenommen. Wenngleich diese Themen das Interesse wecken können, bleiben sie nur am Rande erwähnte und zweitrangige Themen.

#M59 Über das Problem reden und den Anstoß zu weiterdenken oder hinterfragen zu geben, stellt noch keine fundierte ethische Reflexion dar.

#M60 Was ist wichtig, um die Prüfung zu bestehen? Was ist wichtig, um eine gute Pflegekraft zu werden? Sind diese Dinge wirklich identisch? Was sind von der Schule vermittelte Prioritäten? Ethik muss ein Prüfungsthema sein und die Fähigkeit Handlungen auf ethische Aspekte hin zu überprüfen muss in alle Lernfelder integriert werden, um den tatsächlichen Stellenwert der Ethik in der Pflege zu erfassen und zu vermitteln.

#M61 Was muss vorfallen, damit einer Station die Erlaubnis Schüler auszubilden aberkannt wird und inwieweit wurden diese Probleme tatsächlich behoben? Wirkt sich dies auch auf die Einarbeitung neuer Mitarbeiter aus?

#M62 Da jede Handlung in der Pflege moralisch valent ist, sollte dieser Aspekt immer und von allen Pflegenden berücksichtigt werden in der Zusammenarbeit mit Schülern, nicht nur von Mentoren.

#M63 Es entsteht der Eindruck, Ethik sei ein unwichtiges Thema. Interessante Beobachtung: Die Bezeichnung Krankenschwester wird benutzt als Bezeichnung für Pflegende im Allgemeinen oder im Rahmen der eigenen Identifikation mit dem Beruf, obwohl die Befragte GuK ist und die Reformierung der Krankenpflege bereits 15 Jahre her ist.

3.5.3 Subjektivität im Forschungsprozess

„Nicht die Untersuchung des Objekts, sondern die des Beobachters eröffnet uns einen Zugang zum Wesen der Beobachtungssituation" (Devereux, 1992, S. 20 zitiert nach Kalitzkus, 2003, S. 36).

Da es sich bei dieser Studie um eine analytisch-interpretative Arbeit handelt, die durch ein Subjekt vorgenommen wurde und dessen Daten auf Basis der Interaktion zwischen Subjekten erhoben wurden, kann ein gewisser subjektiver Einfluss einerseits nicht ausgeschlossen werden und ist andererseits auch für den Forschungsprozess erforderlich. Mruck & Breuer betrachten sowohl die Subjektivität, als auch die Reflexion der Subjektivität als mögliche relevante Erkenntnisquellen des qualitativen Forschungsprozess (2003, S. 7).

Reichertz konstatiert, dass zahlreiche Versuche einer Definition des Begriffes Subjektivität scheiterten und dieser nicht fix in seiner Bedeutung abgegrenzt werden kann, sodass er folglich vielmehr das beschreibt, was Forscher „antreibt, die Forschung so zu betreiben, wie nur sie es tun, weil genau das ihnen eine Form innerer Befriedigung gibt, weil es ihre Arbeit "befeuert" oder aber dämpft [...] Kurz:

[...] die innere (emotionale) Bewegtheit, die dazu führt, [...] dass manche Forschung sie nicht berührt, andere dagegen sehr" (2015, o. S.).

Folglich gehen alle Interpretationen und Deutungen der Daten von einer subjektiven Position aus, die bestimmte Dinge erkennt und andere Dinge wiederum nicht (Mruck & Breuer, 2003, S. 7 zitiert nach Rosaldo, 1993, S. 383). Welche Dinge dies sind, ist abhängig von persönlichen Erfahrungen und Interessenlagen, von sozialen oder (sub-)kulturellen Bedingungen sowie (berufs-) biographischen Vorbedingungen, die bestimmen, was der Forschende wie erlebt, wahrnimmt, versteht und schließlich veröffentlicht, daher ist die Nachvollziehbarkeit subjektiver Einflüsse notwendig (Mruck & Breuer, 2003, S. 7).

Da subjektive Einflüsse den Forschungsprozess folglich in eine bestimmte Richtung beeinflusst haben könnten, ist ein hohes Maß an Selbstreflexion erforderlich. Wesentliche Aspekte, die im Rahmen dieser Untersuchung berücksichtigt werden müssen, sollen an dieser Stelle erwähnt werden und schließlich in dem Kapitel „Zusammenfassung und Diskussion der Ergebnisse" im Kontext zu den entsprechenden Deutungen Reflektiert und konkretisiert werden.

Einen wesentlichen subjektiven Einfluss auf die Forschungsarbeit hatte der berufliche Hintergrund der Verfasserin, welche selbst elf Jahre lang als Gesundheits- und Krankenpflegerin in verschiedenen Fachbereichen und Sektoren arbeitete. Dies bringt gewisse Erfahrungen hinsichtlich der persönlichen Sensibilität, der Bewertung, des Umganges und dessen Konsequenzen in Bezug auf erlebte und durchgeführte Pflegehandlungen mit sich. Der Verfasserin ist es mitunter nicht gelungen im Zuge ihrer Fragestellungen implizierte Erwartungen an die Befragten auszuschalten. Deutlich wurde dies beispielsweise in der folgenden Frage: „Welche Informationen würdest du dir denn von wem wünschen, um mehr Sicherheit in der Pflegeethik zu bekommen [...]?" (Z. 770-772). Die Forscherin orientiert sich bei der Fragestellung zu eng an dem Leitfaden und unterstellt dem Interviewpartner somit eine Unsicherheit hinsichtlich ethischer Entscheidungsprozesse, die vorher nicht als empfundene Unsicherheit geäußert wurde. Augenscheinlich kommen für die unglückliche Formulierung zwei Gründe in Betracht: erstens die mangelnde

220

Flexibilität de Forscherin aufgrund der geringen Erfahrungen im Führen eines Interviews oder zweitens die Erwartung einer Problemdefinition hinsichtlich einer Orientierungslosigkeit auf Seiten der Befragten.

„Gewöhnlich weist jeder den Wörtern, die er hört oder sieht, Bedeutungen zu, die dem allgemeinen Gebrauch oder der Erfahrung entspringen. Weil wir selber in einer bestimmten Art handeln und fühlen, glauben wir oft, daß unser Gesprächspartner selbstverständlich auch das gleiche mit seinen Worten meint. Dieser Glaube ist nicht notwendigerweise richtig" (Strauss & Corbin, 1996, S. 61).

Ein weiterer subjektiver Einfluss betrifft ebenfalls die beruflichen Erfahrungen der Verfasserin, die sich im Rahmen ihrer Lehrtätigkeit sowie ihres – zum großen Teil berufsbegleitenden – Studiums bestimmte Kenntnisse im Bereich Pflege und Ethik angeeignet hat, welche über die für die Ausübung eines Pflegeberufes erforderlichen Kenntnisse hinausgehen.

Beispielsweise kann ein gewisses Grundverständnis und ein allgemeines Interesse an Ethik als selbstverständlich erachtet werden, für jemanden, der sich hiermit aktiv beschäftigt, da Ethik schließlich jeden Menschen betrifft, unsere Handlung maßgeblich prägen und für ein gelingendes Zusammenleben verantwortlich ist. Doch ist Ethik als Disziplin aus verschiedenen Gründen – kein Pflichtfach an allgemeinbildenden Schulen, Qualität des Unterrichts etc. – nicht jedem zugänglich. Es ging in der Befragung nicht um Idealismus, sondern um die Erfassung der beruflichen Wirklichkeit Pflegender hinsichtlich der Wirksamkeit des ICN-Ethikkodex aus ihrer Perspektive in der Pflegepraxis. Die Verfasserin dieses Buches musste sich stets bewusst machen, was von beruflich Pflegenden abverlangt und erwartet werden kann. Auf Grundlage der theoretischen Beschäftigung mit dem Kodex war der Verfasserin dieser bekannt, das konnte jedoch nicht von den Befragten erwartet werden, sodass keine detaillierten und den Inhalt betreffenden Fragen zum Kodex gestellt wurden.

Zu der Gefahr, dass das theoretische Wissen aufgrund der Beschäftigung im Vorfeld und die Erfahrungen in der Pflege die Ergebnisse und die Befragung beeinflussen, gab es einen das persönliche Verhältnis betreffenden Einflussfaktor. Zwei der drei interviewten Pflegenden waren der Verfasserin persönlich bekannt. Diese gehörten nicht zu den ehemaligen Kollegen und waren auch keine ehemaligen Schüler, sodass die Verbindung nicht beruflicher, sondern ausschließlich privater Natur ist. Inwieweit dieses soziale Verhältnis die Antworten der Gesprächspartner beeinflussten, wurde nicht evaluiert. Die Interpretation der Verfasserin bezog sich ausschließlich auf die transkribierten Daten, sodass die Auswertung nicht aufgrund der persönlichen Verbindung beeinflusst werden sollte. Dies kann die Verfasserin als Subjekt in dieser Situation nicht selbst beurteilen, sollte jedoch aus Gründen der Transparenz uns Reflexion erwähnt werden.

Der Ort der Befragung im Dritten Interview ist ein weiterer Einfluss, der in erster Linie die Befragte betraf. Es kann nicht ausgeschlossen werden, dass die Antworten auf die Leitfragen an einen nicht öffentlichen Ort anders ausgefallen wären.

3.5.4 Entwicklung der Kategorien

Nach dem Schritt des Konzeptualisierens, welcher insgesamt 94 Konzepte aus drei Interviews hervorbrachte, folgt der Schritt des Kategorisierens. Die Konzepte werden durch ständiges Vergleichen auf ihr Phänomen, auf ihre zentrale Idee und auf vorhandene Ähnlichkeiten hin überprüft (Strauss & Corbin, 1996, S. 45). Die Konzepte werden schließlich gruppiert und mit einem abstrakten Namen versehen, welcher nach logischen Kriterien geeignet ist, die Daten der jeweiligen Gruppe anschaulich zu repräsentieren (Strauss & Corbin, 1996, S. 47ff.).

Die nachfolgende Tabelle enthält die entwickelten Kategorien und die Nummern-bezeichnung der entsprechenden Konzepte, aus denen die Kategorie gebildet wurde.

Nr.	Kategorien	Konzepte (Nr.)
I.	Berufliches Selbstverständnis Pflegender	1, 2, 4, 5, 10, 16, 42, 43, 59, 61, 62, 63, 69
II.	Ethischer Handlungsrahmen in der Pflegepraxis	3, 6, 7, 9, 12, 17, 18, 19, 30, 34, 44, 46, 49, 50, 57, 58, 60, 67, 68, 71, 73, 74, 75, 76, 77,
III.	Ethische Orientierung in der Pflegepraxis	8, 11, 13, 14, 15, 20, 21, 22, 23, 24, 25, 26, 27, 28, 29, 31, 32, 33, 35, 45, 47, 48, 51, 52, 53, 54, 64, 65, 66, 70, 72, 78, 79, 80, 81
IV.	Ethische Bildung in der Pflege	36, 37, 38, 39, 40, 41, 55, 56, 82, 83, 84, 85, 86, 87, 88, 89, 90, 91, 92, 93, 94

Tab. 5: Entwickelte Kategorien mit der Grounded Theory

4. Ergebnisse der Untersuchung

„Wissenschaftliche Erkenntnis ist in großen Teilen eher eine Erfindung oder eine Entwicklung als eine Nachahmung; Konzepte, Hypothesen und Theorien können nicht vorgefertigt in der Wirklichkeit gefunden werden, sondern müssen konstruiert werden" (Strauss & Corbin, 1996, S. 41 zitiert nach Diesing, 1971, S. 14). Strauss & Corbin beschreiben die Analyse als Interpretationsarbeit, welche notwendigerweise die Technik des Fragenstellens erfordert, da diese Fragen analytisch und erkenntnisgenerierend sind (1996, S. 5, S. 41).

Auf Basis des offenen Kodierens, wurden vier Kategorien entwickelt, die schließlich axial kodiert werden. Jede Kategorie besteht aus verschiedenen Konzepten, besitzt Phänomene, ursächliche Bedingungen, kontextuelle und intervenierende Bedingungen, Subkategorien, Handlungs- und interaktionale Strategien sowie Konsequenzen (Strauss & Corbin, 1996, S. 78). Die Verbindung dieser Aspekte stellt das Kodier-Paradigma nach Strauss & Corbin dar, das dem Forschungsprozess des axialen Kodierens entspricht (1996, S.78ff.).

Die nachfolgenden vier Unterkapitel beziehen sich jeweils auf eine von der Verfasserin entwickelten Kategorien. In Anwendung des axialen Kodierens werden die jeweiligen paradigmatischen Modelle eingehend dargelegt, die einzelnen Aspekte der erhobenen Daten systematisch und wechselseitig in Beziehung gesetzt und dessen Komplexität verdeutlicht. Dem vorausgehend stellt die Verfasserin die jeweiligen Phänomene in ihrer notwendigen Ausführlichkeit vor.

4.1 Kategorie: Berufliches Selbstverständnis Pflegender

Die Kategorie „Berufliches Selbstverständnis Pflegender" stellt dar, was Pflegende motiviert, in einem Pflegeberuf zu arbeiten. Ebenso wird verdeutlicht, was diese mit ihrem Beruf verbinden und welche dieser Aspekte die Identifikation mit der Rolle als Pflegende prägen. Die in der Kategorie enthaltenden Phänomene „Berufswahlentscheidung" und „Rollenidentifikation" lassen zudem auf eine grundsätzliche Werthaltung der Pflegenden schließen, die auf ihre Analogie hin mit dem ICN-Ethikkodex abgeglichen wird.

Irgendwann im Leben eines Menschen stellt sich die Frage, welchen Beruf er ausüben möchte. Diese Entscheidung kann zu unterschiedlichen Zeitpunkten des Lebens und aus den verschiedensten Gründen getroffen werden. Da der ICN für die Anwendung des Ethikkodex für Pflegende eine grundlegende Werthaltung impliziert, wurden die Interviewpartner u. a. nach den Gründen ihrer Berufswahl befragt.

Es konnten verschiedene ursächliche Bedingungen für die Berufswahlentscheidung der Pflegenden identifiziert werden. Zwei der Befragten hatten klare Motive, die bei ihrer Entscheidung für einen Pflegeberuf von Bedeutung waren. Das grundlegende Interesse an der Medizin im Kontext zur Arbeit mit Menschen (Interview B1, Z. 5-8; Interview B3, Z. 1161, Z. 1170-1171) waren entscheidende Gründe. Eine weitere ursächliche Bedingung stellt die direkte Empfehlung einer hilfsbedürftigen Person dar, welche im Rahmen einer vorausgehenden berufsbiografischen Erfahrung, des sozialen Engagements der Befragten vor Aufnahme der Berufsausbildung, intervenierend auf den Entscheidungsprozess einwirkte:

> „Also Frau (Name der Befragten), Sie müssen unbedingt unter Menschen. Machen Sie doch einfach mal eine Altenpflegeausbildung." (Interview B2, Z. 800-802)

Eine bildungsbiografische intervenierende Bedingung ist die Prämisse, dass es sich bei der Wahl nicht um ein Studium handeln sollte, bei zum Teil nicht gegebenen Zugangsvoraussetzungen zum Zeitpunkt der Berufswahl (Interview B1, Z. 22) sowie das für die Wahl eines Arztberufes mangelnde Selbstvertrauen:

„Da hat man ja noch viel mehr Verantwortung. Davor hätte ich persönlich Angst. Also ich hätte mir diesen Beruf auch gar nicht zugetraut." (Interview B3, Z. 1175-1177)

Die Angst vor der Verantwortung kann sich auch innerhalb der Ausübung des Pflegeberufes negativ auf die Sicherheit hinsichtlich des Treffens einer (ethischen) Entscheidung ausüben. Entscheidungen, die aus Angst oder Vorsicht getroffen werden, sind nicht notwendigerweise die besten Entscheidungen für den Klienten (z. B. wenn Pflegestandards mit dem Recht auf Autonomie eines Klienten kollidieren). Eine Entscheidung kann schließlich zulasten der Klienten oder des Gewissens des Pflegers gehen. Orientierungs- und Reflexionsinstrumente können eine entsprechende Handlungssicherheit bieten.

Es fand eine bewusste und kontextuelle Abwägungshandlung statt, im Sinne des bewussten Vergleiches der Berufe „Arzt" und „Pfleger". So schien die Möglichkeit interessant, sowohl ärztliche Tätigkeiten (Interview B3, Z. 1165) zu übernehmen, als auch:

„... einfache Aufgaben, wie Essen austeilen, Kleinigkeiten." (Interview B3, Z. 1166-1167)

Darüber hinaus bezog sich die bewusste Abwägung gegen den Arztberuf und zugunsten des Pflegeberufes auf die Verbindung zum Klienten, der – wie sich an späterer Stelle deutlicher zeigen wird – eine wesentliche Rolle in der Orientierung Pflegender spielt:

„... ich finde, die haben auch viel weniger mit dem Patienten zu tun. [...] Die sind eigentlich immer nur zur Visite da oder wenn sie mal irgendwelche Untersuchungen machen, aber mehr auch nicht. Und ich wollte schon was machen, wo man mehr am Patienten arbeitet." (Interview B3, Z. 1180-1187)

Folglich stellt der Pflegeberuf insbesondere wegen der Nähe zum Klienten, aber auch insgesamt eine gute Alternative zum Arztberuf dar:

„… da war der Beruf Krankenschwester eigentlich für mich die ideale Lösung." (Interview B1, Z. 11-12)

Einen besonderen Einzelfall stellt die Berufswahl aufgrund des subjektinitiierten entscheidungsfördernden Impulses (Interview B2, Z. 800-802) dar, der die Befragte schließlich dazu veranlasste, eine Pflegeausbildung zu absolvieren. Sowohl die Handlung der Pflegenden, als auch die intervenierende Bedingung stehen in einem engen Zusammenhang mit dem nächsten Phänomen, der „Rollenidentifikation". Die Rollenidentifikation bezeichnet die Identifizierung mit dem Rollenverständnis des Pflegeberufes als eigene interpretierte Bedürfnisse und geht u. a. einher mit den Vorstellungen von pflegerischen Aufgaben und Verantwortungsbereichen sowie mit Erwartungen an den Habitus der Pflegenden (Wied et al., 2007, S. 648). Im Gegensatz zu den ersten beiden Fällen identifizierte sich nicht zuerst die Pflegende mit dem Beruf, sondern die Hilfsbedürftige, der man im übertragenden Sinne die Rolle der Klientin zuschreiben könnte. Folglich haben sowohl Pflegende, als auch Klienten eine Vorstellung und Erwartungshaltung an Pflegende in ihrer Berufsrolle, welcher die Befragte aus der Perspektive der Klientin augenscheinlich gerecht wurde. Erst nach dem Hinweis, dass sich die Befragte als Altenpflegerin eignen würde, identifizierte diese sich mit dem Beruf und nahm in der Konsequenz die Ausbildung auf.

Die Identifikation basiert grundlegend auf der individuellen Vorstellung von dem Bild des Pflegeberufes und dem Abgleich mit der eigenen Werthaltung. Dabei entsteht diese Haltung nicht spontan oder bewusst. Intervenierende Einflüsse wie das gesellschaftliche Rollenbild von Pflege sowie auf Sozialisation zurückzuführende biografische Bedingungen, sind bei der Entwicklung einer Werthaltung ebenfalls von Bedeutung, können aus dem Datenmaterial hingegen nicht abgeleitet werden. Als Eigenschaften und kontextuelle Bedingungen für gute Pflege konnten verschiedene Faktoren identifiziert werden, die aus Sicht der Befragten den Pflegeberuf im Allgemeinen charakterisieren:

„…was einfach auch diesen Beruf ausmacht…" (Interview B1, Z. 81)

Die Kombination (Interview B1, Z. 76-77) aus Eigenschaften wie Empathie, Mitgefühl, Verständnis für Klienten und ihre Angehörigen sowie die Orientierung an dessen Bedürfnisse (u. a. Interview B1, Z. 74-75, Z. 82; Interview B3, Z. 1238, Z. 1240), stellt für Pflegende eine notwendige Bedingung für gute Pflege dar:

> „... ohne Empathie geht es ja gar nicht..." (Interview B3, Z. 1238-1239)

In der Beschreibung spiegelt sich der besondere Fürsorgegedanke des Berufsethos Pflegender wider, der sich insgesamt der Verpflichtung verschrieben hat:

> „... Menschen zu helfen, für sie da zu sein, ihre Hand zu halten, in schönen Zeiten, wie in schlechten Zeiten..." (Interview B2, Z. 809-810)

Und zwar, unabhängig von dem Bewusstseinszustand des Klienten:

> „Ich bin der Meinung, die merken das, auch wenn sich vielleicht ganz woanders sind, die merken das trotzdem." (Interview B1, Z. 182-184)

Des Weiteren wird gute Pflege in kontextueller Hinsicht identifiziert, mit den Bedingungen allen Anforderungen im Rahmen der Berufsausübung gerecht zu werden und ausbildungskonform (Interview B1, Z. 97-98) zu arbeiten, wozu u. a. das Einhalten der Pflegeplanung oder der hygienischen Vorschriften gehört (Interview B3, Z. 1219-1221), was das Vorhandensein berufsspezifischer Kompetenzen im theoretischen und fachlichen Wissens- und Könnensbereich (Interview B1, Z. 76; Interview B3, Z. 1263-1265) voraussetzt. Schließlich müssen Pflegende ebenso körperliche Bedingungen (Interview B3, Z. 1253-1255) erfüllen und arbeitszeitbedingte Flexibilität (Interview B3, Z. 1241) mitbringen, um physischen, psychischen und institutionellen Herausforderungen Stand zu halten.

Auf Basis des Bewusstseins der Pflegenden zu dem Kontext, dass sich in der Medizin und Pflege aufgrund des Fortschrittes, neuer Technologien und Erkenntnisse, neue Anforderungen für die einzelnen Pflegenden ergeben, konstatieren diese, die Motivation Neues zu lernen, als notwendige Bedingung:

„...Motivation Neues zu lernen und auch immer auf dem aktuellen Stand zu bleiben, weil (.) in der Pflege ändert sich ja schon ständig was, gerade auch wegen der neuen technischen Sachen, die sicher immer nach und nach entwickeln. Da muss man einfach immer auf dem aktuellen Stand bleiben..." (Interview B3, Z. 1267-1272)

Gleichzeitig wird – vor dem intervenierenden Hintergrund der erst vor Kurzem abgeschlossenen Berufsausbildung – kritisiert, dass sich insbesondere manche ältere Pflegende, die schon sehr lange in dem Beruf arbeiten, Neuem gegenüber verschließen:

„Das war so, das war schon immer so, das bleibt immer so" (Interview B3, Z. 1277-1276)

Pflegende sind „persönlich verantwortlich und rechenschaftspflichtig für die Ausübung der Pflege sowie für die Wahrung ihrer fachlichen Kompetenz durch kontinuierliche Fortbildung" (ICN & DBfK, 2014, S. 2). Der Hintergrund dieser Verhaltensnorm ist nicht zuletzt der, Fehler und Schäden beim Klienten zu vermeiden. Schließlich können folgende Ursachen für das Auftreten von Fehlern in der Pflege verantwortlich gemacht werden: Entweder wird eine der Gesundheit förderliche Maßnahme unterlassen, eine den Klienten gefährdende Situation wird nicht erkannt oder eine gefährdende Maßnahme wird durchgeführt (Borgwart & Kolpatzik, 2010, S. 5). Alle Fälle basieren i. d. R. auf Unwissenheit und können schwerwiegende Konsequenzen für die Klienten haben. Die Kritik an dem Desinteresse bzw. der Verweigerung von Fortbildungsmaßnahmen stellt bereits per se ein ethisches Urteil im Sinne des ICN dar.

In der Reflexion der Gründe zur Wahl eines Pflegeberufes würden alle befragten Pflegenden den Beruf aus heutiger Perspektive wieder wählen:

„Ich würde mich wieder entscheiden für diesen Beruf [...] ich mag den Beruf. Ich bin gerne Krankenschwester." (Interview B1, Z. 15-26)

„Weil es mir einfach Spaß macht..." (Interview B2, Z. 808)

In dem Vergleich zwischen den Vorstellungen von guter Pflege und der Betrachtung der Realität in der Pflegepraxis wird ein Widerspruch deutlich, der folglich zu Handlungseinschränkungen der Pflegenden hinsichtlich der Durchführung erforderlicher Pflegemaßnahmen führt. Als ursächliche Bedingung wird der Faktor Zeit genannt (Interview B1, Z. 72-74; Interview B2, Z. 816):

> „Biografiearbeit ist mit das Wichtigste, aber ich habe keine Zeit dafür."
> (Interview B1, Z. 98-99)

Das Pflegehandeln unter der strukturellen Bedingung des Zeitmangels beeinflusst dessen Ausprägung in der Durchführung und wird als „halbherzig" (Interview B1, Z. 91) empfunden. Hieraus resultiert das Bedürfnis, mehr Zeit mit den Klienten zu verbringen, wobei auffällig ist, dass die Pflegenden die aktuellen Bedingungen, d. h. die Realität der Pflege auf Station auf sehr ähnliche Weise beschreiben:

> „Also nicht nur, von A nach B und von B nach C huschen und rennen und alles nur im Schnellverfahren erledigen..." (Interview B1, Z. 86-88)

> „... schnell schnell schnell und fertig." (Interview B2, Z. 821-822)

> „... nicht nur schnell schnell schnell, Hauptsache schnell fertig werden, sondern nebenbei auch mal ein bisschen Zeit hat mit dem Patienten zu reden oder mit den Angehörigen und nicht nur immer alles schnell abzuarbeiten und dabei fix und fertig zu sein." (Interview B3, Z. 1228-1232)

Der Widerspruch zwischen Anspruch und Realität kollidiert mit dem Berufsethos und macht Handlungsstrategien erforderlich, die den Pflegenden dabei helfen, diesen Rollenkonflikt auf physischer und psychischer Ebene zu bewältigen (Interview B3, Z. 1259-1265). Der Rollenkonflikt impliziert, dass Pflegende erstens Individuen mit Wert- und Moralvorstellungen sind, zweitens Berufsangehörige mit entsprechenden wissenschaftlichen und theoretischen Erkenntnissen und Verpflichtungen sind und drittens Mitarbeiter einer hierarchischen Organisation sind (Großklaus-Seidel, 2002, S. 161). Stehen sich gleichwertige Interessen gegenüber, können Pflegende in einen Gewissenskonflikt geraten und es kann das

Bedürfnis nach Orientierung entstehen. Möglicherweise hinterfragen sie ihre berufliche Rolle. Es besteht die Gefahr, dass der Zeitmangel eine förderliche intervenierende Bedingung für die Entscheidung eines Berufswechsels, der Frustration oder der Resignation zulasten der Pflegequalität und Klientenversorgung (nur noch Dienst nach Vorschrift), oder für die Entstehung gesundheitlicher Schäden (physisch oder psychisch) darstellt. Im Hinblick auf den ICN-Ethikkodex für Pflegende wurde deutlich, dass das Wohl des Einzelnen und dessen Familie, die klienten- und bedürfnisorientierte Versorgung nach hohen fachlichen Standards ein persönliches Anliegen der Befragten ist. Diese Haltung geht konform mit den Normen des ICN-Ethikkodex. Doch wurde auch betont, dass im Zuge der Erfahrungen mit anderen Pflegekräften innerhalb eines Pflegeteams, diese Haltung nicht zwangsläufig auch mit allen anderen Pflegern geteilt werden kann. Aktuelle berufliche Bedingungen, wie etwa der Mangel an Zeit, können konsequentermaßen die Werthaltung Pflegender und damit den generellen Umgang mit ethischen Entscheidungen, negativ beeinflussen.

4.2 Kategorie: Ethischer Handlungsrahmen in der Pflegepraxis

Die Kategorie „Ethischer Handlungsrahmen in der Pflegepraxis" beschreibt die Möglichkeiten der Pflegenden, innerhalb ihrer pflegepraktischen Berufsausübung ethisch zu handeln. Einer fundamentalen Rolle kommen dabei die organisatorischen und institutionellen Strukturen der Pflegeeinrichtungen zu. In der vorherigen Kategorie wurde bereits gezeigt, dass die Pflegenden einem Mangel der Ressource Zeit ausgesetzt sind, welche sich auf die Versorgung der Klienten auswirken kann. Der Aufschluss wird in dieser Kategorie erneut aufgenommen und expliziert.

In die Phänomene „Beeinträchtigung der Berufsausübung" und „Interprofessionelle Zusammenarbeit" sind kontextuell eng die beruflichen Rahmenbedingungen sowie der kollegiale Austausch eingebettet. Die Pflegendenden befinden sich in einem Rollenkonflikt, wenn sie ihren eigenen einem Professionsverständnis unterlie-genden Anforderungen, den Wünschen der Klienten und dessen Angehörigen, den Vorgaben der Einrichtung und schließlich den Haltungen und Gewohnheiten der

Pflegekollegen und Ärzten gerecht werden wollen. Es ist eine Sache, wenn sich innerhalb einer spezifischen Situation zwei Handlungsoptionen ergeben, die nach – mehr oder weniger – eingehender ethischer Reflexion zu lösen sind. Es ist hingegen eine andere Sache, wenn sich aufgrund von dauerhaftem Zeitmangel gute und klientenorientierte Pflege nicht mehr realisieren lässt, ohne die Konsequenzen mit sich bringende Verletzung anderer Anforderungen und Prinzipien. Diesen Zustand nennt man eine Dilemma-Situation, die mit ausgeprägten Belastungsempfindungen und Folgen für Pflegende und Klienten einhergehen kann.

Im Sinne intervenierender Bedingungen haben die Pflegenden einerseits ein hohes Verantwortungsgefühl sowie ein Bewusstsein für die Fürsorgepflicht gegenüber ihren Klienten, was beispielsweise in Äußerungen, wie der Folgenden deutlich wird:

„... Patienten sind ja uns Anvertraute." (Interview B1, Z. 175)

Zum anderen besitzen sie eine ausgeprägte Werthaltung gegenüber den Klienten, dessen Bedürfnisse sie fokussieren, wie bereits in der ersten Kategorie gezeigt wurde:

„Der Patient steht für mich im Vordergrund, ja." (Interview B2, Z. 853)

Dieses berufliche Selbstverständnis ist jedoch nicht in Einklang zu bringen mit einem Zeitmangel, der die Pflegenden in den Pflegehandlungen nach ihren professionellen Vorstellungen einschränkt. Diese Beeinträchtigung ihrer Berufsausübung kann prinzipiell alle Pflegemaßnahmen betreffen, wobei kontextuell klare Prioritäten aufgrund struktureller Bedingungen in der Pflegepraxis erkennbar sind:

„...da muss bei allen der Blutzucker gemessen werden und Insulin gespritzt werden. [...] Da hat man eben allein durch den Verbandwechsel mehr Aufwand und da fehlt halt die Zeit." (Interview B2, Z. 830-835)

Alle Befragten waren zum Zeitpunkt der Befragung in Krankenhäusern tätig und beschrieben den institutionell bedingten hohen Zeitaufwand durch die hohe Frequenz anfallender Aufgaben der Behandlungspflege und administrativer Aufgaben, die zulasten pflegerischer Aufgaben gehen.

„... wir machen ja wirklich alles. Von Pflege, anfassen, waschen, bis hin zur Behandlungspflege, Medikamentengabe, dann diese ganze Verwaltung, die ganze Administration." (Interview B1, Z. 63-66)

Weitere Ausprägungen sind, dass die Klienten von den Pflegenden zum OP gefahren werden (Interview B2, Z. 829) oder – wie sich aus einem der Nachgespräche ergab – es gehört auch das Staubwischen in den Zimmern zu den täglichen Aufgaben Pflegender. Zwar sind Maßnahmen der Behandlungspflege ebenfalls Maßnahmen am Klienten, doch werden diese als weniger intensiv bewertet, als die Grundpflege und die Kommunikation, die insbesondere auf der Befriedigung der Grundbedürfnisse der Klienten oder der Prophylaxen in der Pflege abzielt.

„Dass ich jetzt nicht nur am Patienten selber agiere, sondern mich mit seiner Geschichte auch befasse: Warum ist er im Krankenhaus, auch Biografiearbeit, wie es auch in der Schule gelehrt wird." (Interview B1, Z. 95-98)

Pflegende, die über Berufserfahrung sowohl in einem Krankenhaus als auch in Einrichtungen der Altenpflege verfügen haben die Möglichkeit, beide Sektoren direkt zu vergleichen. Es wurde angemerkt, dass zwar überall, d. h. in jedem Sektor und auf jeder Station bzw. in jedem Bereich die Ressource Zeit – mehr oder weniger – knapp wäre (Interview B1, Z. 154), dass hingegen die Behandlungspflege in einem Krankenhaus ein höheres Aufkommen hat (Interview B1, Z. 108-123) und die Zusammenarbeit in den Pflegeheimen sowohl mit den Klienten, als auch mit Angehörigen insgesamt intensiver ist:

„Im Pflegeheim ist das nochmal was anderes, da ist die Arbeit am Patienten bzw. mit dem Bewohner intensiver [...], weil natürlich auch die Aufgaben anders sind." (Interview B1, Z. 109-115)

Im Vergleich mit verschiedenen Stationen eines Krankenhauses gibt es ebenfalls Unterschiede in der rückblickenden Reflexion, mit dem gleichen Resultat, dass die Aufgaben der Grundpflege im Prinzip als Hauptaufgaben innerhalb der Identifikation mit dem Pflegeberuf gewertet werden (Interview B2, Z. 816-818), die

Behandlungspflege der Formulierungen und dem Anschein nach eher als zusätzliche Aufgaben, die die Grundpflege verhindern.

Die Pflegenden betrachten den Zeitmangel als ursächliche Bedingung für die Beeinträchtigung ihrer Berufsausübung, sodass es zu Situationen in der Pflegepraxis wie der Folgenden kommt:

> „... palliative Patienten, die vegetieren dann so vor sich hin. Im Krankenhaus hatten wir neulich den Fall. Eine Patientin, die wurde dann mit 2 × 5 mg Morphin abgespeist. [...] sie liegt da und wartet darauf, dass ihre Organe versagen. Aber sonst bleibt sie da liegen. Ich habe dann nicht die Zeit, mich einfach mal 5 Minuten da hinzusetzen und ihre Hand zu halten. [...] Das finde ich moralisch schon bedenklich, muss ich sagen." (Interview B1, 175-185)

Als ursächliche Bedingungen für den Zeitmangel hingegen können insbesondere der Personalmangel (Interview B1, Z. 53; Interview B2, Z. 838; Interview B3, Z. 1206), welcher zu einem niedrigeren Personalschlüssel führt, sowie betriebsökonomische Bedingungen (Interview B3, Z. 1207-1209) identifiziert werden.

> „... dass die meisten Krankenhäuser immer versuchen an der falschen Stelle Geld zu sparen." (Interview B3, Z. 1207-1209)

Grundsätzlich bewerten alle Pflegenden den Mangel an Zeit zulasten der Klienten kritisch, moralisch bedenklich (Interview B1, 184-185) oder ethisch nicht vertretbar (Interview B1, Z. 195-196), was eine persönliche Traurigkeit (Interview B1, Z. 178), ein schlechtes Gefühl (Interview B3, Z. 1396) oder ein schlechtes Gewissen (Interview B3, Z. 1400) auslöst. Solche oder ähnliche Bewertungen können sich als intervenierende Bedingungen förderlich oder hemmend auf die Bewältigungs-strategie auswirken insofern, dass man etwas dagegen unternimmt oder sich den Bedingungen ergibt. Wie bereits in dem theoretischen Teil erwähnt, sind Handlungen niemals wertneutral, sodass sowohl das „Tun" als auch das „Unter-lassen" ethisch implizierte Handlungen darstellen (Lindner, 1999, S. 55 zitiert nach Lay, 2012, S. 163).

Im Idealfall ist der Rollenkonflikt durch Pflegende zu bewältigen, indem aus ihrer Sicht noch genügend zeitliche Ressourcen zur Verfügung stehen, um die eigene Arbeitsorganisation im Sinne der Klientenversorgung aktiv zu gestalten:

> „Also ich muss sagen [...] ich nehme mir die Zeit. [...] Dann muss ich halt irgendwo anders Abstriche machen. Vielleicht wird dann eben das Bett nur alle zwei Tage bezogen, wenn es noch sauber ist. Der Patient steht für mich im Vordergrund [...] Wenn ich für den Patienten gar keine Zeit mehr hätte, das wäre für mich das größte Problem. Wenn ich da morgen nur rein gehe und sage: „Hier haben Sie Ihre Pillen und nun sehen Sie zu." Das geht gar nicht." (Interview B2, Z. 848-866)

Insbesondere, wenn Pflegende im Sinne ihrer eigenen Haltung agieren, besteht die Chance, dass die Handlungen im Sinne der Klienten auch moralisch richtig sind und auch so empfunden werden (Interview B2, Z. 914), was sich positiv auf die Interaktion mit dem Klienten sowie auf die Zufriedenheit mit dem eigenen beruflichen Handeln auswirkt.

Ein vorliegender Zeitmangel und ein schnelles Abarbeiten der pflegerischen Tätigkeiten kann, wie bereits erwähnt, zu Pflegefehlern führen. Insbesondere, wenn die auferlegten Rahmenbedingungen und die Arbeitsdichte keine Alternativen innerhalb des Handlungsrahmens Pflegender zulassen, kommt es vor, dass Pflegende mit Resignation auf die Situation reagieren, weil sie für sich keine Alternativen Handlungsmöglichkeiten sehen:

> „Natürlich mache ich auch Fehler oder dann kommt der eine Patient mal zu kurz. Das ist nun mal so, dann habe ich ihn eben nur einmal in 8 Stunden gesehen, das tut mir leid, aber es lässt sich manchmal nicht anders bewerkstelligen. Das tut mir persönlich auch leid." (Interview B1, Z. 678-682)

Die persönliche Betroffenheit ist einerseits, die Resignation und das Gefühl, nichts an der Situation ändern zu können, ist andererseits deutlich spürbar, wenn die empfundenen oder vermittelten Handlungsgrenzen akzeptiert werden. Gleichzeitig begleitet die Hoffnung, dass die Klienten keinen Schaden davontragen (Interview

B1, Z. 621-622) den Berufsalltag, was als zusätzliche emotionale Belastung für Pflegende betrachtet werden kann und zudem auf die persönliche Werthaltung hinsichtlich der Sicherheit der Klienten schließen lässt.

Um unethischen Rahmenbedingungen zu begegnen, bedarf es u. a. ein gewisses Maß an berufliches Selbstvertrauen. Dies ist so weit eine Common-Sense-Theorie. Es ist anzunehmen, dass Pflegende, die als neue Mitarbeiter auf eine Station kommen, die Strukturen und Bedingungen zunächst kennenlernen wollen. Die Verfasserin erlaubt sich das relativierende Votum, dass wohl die wenigsten Menschen bereits in der Einarbeitungszeit Kritik an dem vorgefundenen System äußern würden. So kommt es dazu, dass sich Pflegende den institutionellen Bedingungen anpassen und es zu Situationen wie dieser kommt:

> „... bei uns ist halt das Schlimme, dass wir teilweise auch nachts waschen müssen, was ja grundsätzlich (.) nicht schön ist." (Interview B3, Z. 1384-1386)

Das geplante nächtliche Waschen von Klienten ist ein längst überholtes Relikt aus vergangenen Zeiten – im Sinne des Vorarbeitens –, das zum Teil noch immer durchgeführt wird. Diese Handlung wird – zu Recht – als unethisch empfunden, aber in der Pflegepraxis dennoch durchgeführt. Grundsätzlich muss keine Pflegende Aufgaben gegen ihre moralische Überzeugung übernehmen, wenn die Maßnahme beispielsweise die Würde der Klienten verletzt.

Im Kontext zu den Rahmenbedingungen, die einen zeitlich engen Raum für Pflegetätigkeiten vorgeben, den physischen und psychischen Anstrengungen (u. a. Interview B1, Z.35-41; Interview B3, Z. 1256-1257), der unterschiedlichen Bezahlung zwischen der Kranken- und der Altenpflege (Interview B1, Z. 48-52) sowie der mangelnden Wertschätzung auf gesellschaftlicher und politischer Ebene entwickeln sich Konsequenzen, die sowohl für die Pflegenden als auch für die Klienten und dessen Angehörige langfristige Folgen haben können.

„... finde ich nicht, dass der Beruf wertgeschätzt wird, also dass man sich bewusst ist, was Pflegekräfte eigentlich machen tagtäglich." (Interview B1, Z. 58-60)

In der Konsequenz, dass das Maß des Angebotes an Pflegemaßnahmen von dem Faktor Zeit abhängt, ist eine klientenorientierte Versorgung nach ethischen Maßstäben nicht realisierbar. Dies widerspricht grundsätzlich einer Pflege im Sinne des ICN-Ethikkodex. Ebenso können Schäden des Klienten als Resultat aus den beschriebenen Bedingungen hervorgehen, die verschiedenste Ausprägungen haben können (physisch, psychisch, sozial) oder mit juristischen Folgen für Pflegende einhergehen.

Darüber hinaus besteht die Gefahr, dass – bei dauerhaftem Konflikt zwischen den Bedürfnissen der Klienten und den widersprechenden Rahmenbedingungen, Pflegende aus der Gewohnheit sich stets den Rahmenbedingungen anzupassen – eine Desensibilisierung hinsichtlich der Bedürfnisse entsteht und Pflegende emotional „abstumpfen" (Interview B3, Z. 1401). Dies wäre weder für die Klienten, noch für die Pflegenden eine Entwicklung, die der Pflegequalität zuträglich wäre.

Die mögliche Resignation hinsichtlich der Ausübung des Berufes stellt eine weitere mögliche Konsequenz dar, die bereits jetzt schon in Betracht gezogen wird:

„... ich weiß halt nicht, ob ich das schaffe körperlich und halt auch psychisch." (Interview B3, Z. 1197-1199)

„Also ich kann mir nicht vorstellen, wirklich bis Mitte sechzig in dem Beruf zu arbeiten. Zumindest nicht direkt am Patientenbett." (Interview B1, Z. 41-43)

„Also es ist definitiv mein Traumberuf, aber unter den Bedingungen, wie es zurzeit alles abläuft, weiß ich halt nicht, wie lange ich das alles so mit meinem Gewissen vereinbaren kann." (Interview B3, Z. 1397-1400)

Die beschriebenen Konsequenzen stellen bereits jetzt intervenierende Bedingungen dar, hinsichtlich einer erneuten Orientierung in der Wahl eines anderen Berufes, wenn nicht ein Arbeitgeber oder ein Arbeitsbereich gefunden wird, der bessere Rahmenbedingungen anbietet (Interview B3, Z. 1410-1413). So bestehen erste Ideen, irgendwann den Beruf zu wechseln oder ein Studium aufzunehmen (Interview B1, Z. 21-25; Interview B3, Z. 1202-1203).

Nicht nur der Handlungsrahmen Pflegender innerhalb ihrer Berufsausübung, sondern auch die interprofessionellen Zusammenarbeit kommt in der Arbeit mit dem ICN-Ethikkodex eine Bedeutung zu und wird in seinen Verhaltensnormen explizit erwähnt. Ein zentrales Anliegen des ICN ist das Ausprägen einer „Kultur ethischen Verhaltens" (ICN & DBfK, 2014, S. 3). Hierfür ist der Diskurs mit anderen Akteuren des Gesundheitswesens erforderlich. Es geht dabei generell um eine respektvolle und gute Zusammenarbeit, um die gegenseitige Unterstützung in der Förderung ethischen Verhaltens, der Wahrung des Dialogs im Sinne der Qualitätsentwicklung sowie der gemeinsamen Absprache im Sinne einer klientengerechten Entscheidung nach ethischen Maßstäben (ebd., S. 2ff.)

Der interprofessionelle Austausch kann zwischen Kollegen aus der Pflege, mit Ärzten, Therapeuten oder anderen Akteuren des Gesundheitswesens, wie dem sozialen Dienst, stattfinden (u. a. Interview B 1, Z. 376; Interview B2, Z. 922, Z. 938-939; Interview B3 Z. 1483-1484).

Als intervenierende Bedingung für die Interaktion mit Kollegen oder anderen Akteuren aus dem Gesundheitswesen kann die Unsicherheit hinsichtlich möglicher Handlungsoptionen, zu fachlichen Fragen und das Bedürfnis nach Orientierung betrachtet werden:

> „Da habe ich zu dem Patienten gesagt: „Warten Sie mal, ich muss mal eine Kollegin holen. Wir müssen uns mal beraten, was wir da am besten machen." (Interview B2, Z. 933-936)

Insbesondere bei mangelnder Berufserfahrung besteht der Wunsch nach Absicherung hinsichtlich zu treffender Entscheidungen und das Bedürfnis nach fachlichem Austausch. Wenn der Austausch hingegen die Erfahrung mit sich bringt, dass nicht jeder Ansprechpartner Bereitschaft für den Dialog zeigt oder der

238

Fragende als Belastung empfunden wird, dann kann sich diese Bedingung hemmend auf die Interaktion zwischen Kollegen oder anderen Berufsgruppen auswirken:

> „… Weil ich jetzt auch erst frisch fertig bin, […] dann einfach eine der anderen Schwestern frage, die mit im Dienst ist. Ich bin ja jetzt nun mal noch die jüngste auf Station, demnach haben die meisten viel mehr Erfahrungen als ich, egal wen ich da frage. […] Und wenn ich mir dann nicht hundertprozentig sicher bin, frage ich lieber einmal mehr nach, auch wenn mich dann vielleicht irgendwer mal blöd anguckt und die Augen verdreht, bevor ich einmal zu wenig frage und dann passiert irgendwas." (Interview B3, Z. 1547-1562)

An diesem Beispiel wird deutlich, dass der Berufserfahrung ein hoher Stellenwert zugeschrieben wird, insbesondere durch weniger berufserfahrene Pflegende. Doch sagt die Berufserfahrung nichts über vorhandene Kompetenzen aus und birgt die Gefahr, dass Pflegehandlungen aus der Gewohnheit heraus durchgeführt werden und nicht auf Basis einer Abwägung nach aktuellem wissenschaftlichen Stand und unter Berücksichtigung ethischer Prinzipien.

> „Ich finde, gerade wenn man frisch mit der Ausbildung fertig ist, gibt man sich ja schon noch sehr viel Mühe, was so die Schwestern, die schon länger dabei sind, nicht machen. […] Aber das geht halt irgendwann verloren, wenn man lange in dem Beruf ist, finde ich." (Interview B3, Z. 1433-1448)

Betont wurde darüber hinaus, was an dieser Stelle nicht unerwähnt bleiben soll, dass es wenige Ausnahmen gibt unter den erfahrenen Pflegekräften, auf die das nicht zutrifft (Interview B3, Z. 1448.1453).

Das Ziel einer kollegialen Beratung oder eines interprofessionellen Austauschs – welches als ursächliche Bedingungen für die Auseinandersetzung betrachtet werden kann – besteht darin, die beste Lösung für Klienten zu finden, bei vorhandener Unklarheit darüber, welche die richtige Handlungsoption ist.

Die Ausprägung des Informationsgehalts eines Dialogs oder Diskurses ist hingegen –
in Abhängigkeit von dem Gesprächspartner, der Situation und der Fragestellung –
sehr unterschiedlich. Die Äußerungen beziehen sich i. d. R. auf Erfahrungen, Werte
und Meinungen der jeweiligen Gesprächspartner:

> „Es wird im Team lediglich dahingehend thematisiert, dass es heißt: „Dieser
> Patient braucht Unterstützung bei der Körperpflege". Dann sagt ein anderer
> Kollege: „Der braucht keine Unterstützung, der braucht Vollversorgung".
> Und der Nächste sagt: „Der läuft doch alleine ins Bad und duscht sich mit
> einer Hand selber". Aber ansonsten wird das nicht diskutiert, wie man so
> was jetzt am besten lösen könnte." (Interview B1, Z. 376-383)

Die verschiedenen fachlichen Einschätzungen hinsichtlich der Ressourcen der
Klienten können im Ergebnis dazu führen, dass sich fachliche Standards nur schwer
umsetzen lassen. Insbesondere, wenn ein Pflegender vor einer ethischen
Problemsituation steht, die erwartungsgemäß verschiedene Werte und darauf
basierende Perspektiven und Prinzipien implizieren, ist die bloße
Meinungsäußerung, ohne reflektierte Begründung, für die Pflegenden u. U. nicht
hilfreich im Zuge des Entscheidungsprozesses:

> „... natürlich gibt es auch oft Meinungsverschiedenheiten, was die Sache
> dann noch schwieriger macht, wenn jeder was anderes sagt. Das ist dann
> manchmal gar nicht so einfach, wenn jeder was anderes sagt, weil man dann
> meist danach noch verwirrter ist. Aber grundsätzlich kann man bei uns mit
> jedem reden, auch mit den Ärzten oder anderen Berufsgruppen ..."
> (Interview B3, Z. 1478-1484)

Es besteht die Gefahr, dass die Orientierungsschwierigkeiten sich bei den
Pflegenden noch verstärken, die eigene ethische Haltung und den Prozess des
Versuches einer Entscheidungsfindung hemmend beeinflussen und gar in eine
Resignation resultieren lassen:

> „Also ich finde generell, oft ist es so: Egal wie man es macht, macht man es
> falsch." (Interview B3, Z. 1508-1510)

Im Kontext zu dem Vergleich zwischen den beruflichen Erfahrungen im Krankenhaus und im Pflegeheim wurde betont, dass der kollegiale Austausch im Pflegeheim stärker ausgeprägt war, zum Teil bereits im Vorfeld – bevor es ein Problem gab – stattfand und die Angehörigen mit einbezogen wurden (Interview B1, 333-338). Dies wirkte sich positiv auf den generellen ethischen Umgang mit den Klienten aus:

„… wir waren emotional näher am Patienten oder am Bewohner." (Interview B1, 342-343)

Teambesprechungen, in denen zu jedem Klienten Aspekte aus verschiedenen Professionen (Pflege, Medizin, Case Management etc.) werden generell wertgeschätzt, aus der strukturellen Bedingung des Zeitmangels heraus jedoch heute in der Form nicht mehr durchgeführt (Interview B3, Z. 1567, Z. 1588-1597).

„Wir haben eigentlich auch einmal die Woche so eine Teambesprechung […] Obwohl […] oft die Zeit fehlt. Jetzt war mal nach Monaten wieder mal ein Dienstag, wo die wirklich stattgefunden hat und dann aber auch nur 15 Minuten oder so, weil es halt auch eine blöde Zeit ist, 14:00 Uhr. Da machen wir eigentlich unsere Übergabe und da ist auch halt sehr viel los noch auf Station. […] Es ist ja schön, dass sie es noch versuchen, aber meistens ist es halt leider nicht möglich. Obwohl ich finde, das wäre wirklich wichtig, das regelmäßig zu machen, dass sich halt alle Berufsgruppen mal zusammensetzen, weil oft scheitert alles nur an der Kommunikation." (Interview B3, Z. 1566-1585)

Die Gesprächsleitung der Teamsitzung ist medizindominiert und entspricht keiner adäquaten Moderation im Sinne einer „echten" Fallbesprechung:

„… jetzt, da wir nur noch so wenig Zeit haben, ist es so – also der Oberarzt leitet das dann meist –, dass der dann sagt: „So, dann fangen wir jetzt an, hat irgendwer Fragen?" Und wenn dann keiner eine Frage hat, dann ist das damit schon wieder beendet." (Interview B3, 1591-1596)

Da der Austausch auf diese Weise als nicht Gewinn versprechend empfunden wird, findet die Interaktion der Pflegenden zu fachlichen oder ethischen Themen i. d. R. zwischen Kollegen statt und begrenzt sich auf situative Absprachen zu nötigen Handlungsmaßnahmen:

> „Dass man miteinander darüber spricht, was wir ja auch ab und zu mal machen, aber eben wenig. (.) Von Kollege zu Kollege, wenn man sagt: „Der Patient ist nicht gut drauf", oder „Wir müssen mal eine Lösung finden", der ist total am Boden zerstört, hat Probleme Zuhause, oder (.) dass man sich einfach mal fünf Minuten ans Bett setzt, einfach die Hand hält. Dass man dann einfach mit den Kollegen spricht und sagt: „Ich geh da jetzt noch mal rein und spreche mit ihm." (Interview B2, Z. 1115-1123)

Das Hinzuziehen des Arztes wird in Anspruch genommen, wenn die Absprachen zwischen Pflegendenden nicht zu einem Ergebnis führen oder Maßnahmen Pflegender bei den Klienten nicht den gewünschten Erfolg erzielen (Interview B2, Z. 1123-1126). Die Kommunikation mit den Ärzten wird darüber hinaus als oft schwierig oder missglückt eingeschätzt, was damit begründet wird, dass viele Ärzte häufig kein Verständnis für Klienten und dessen Angehörigen aufbringen sowie genervt reagieren (Interview B2, Z. 1130-1136). Die Möglichkeit Ethikberater hinzuzuziehen für einen professionellen Austausch hinsichtlich ethischer Fragestellungen sehen die Pflegenden nicht als mögliche Option (Interview B1, Z. 332; Interview B2, Z. 963; Interview B3, 1612-1613). Gleichzeitig wird die Medizindominanz hinsichtlich der Entscheidungsfreiheit in der Pflegepraxis betont.

> „Nein, haben wir nicht. Also wüsste ich nicht, dass da irgendwo ein Ethikberater ist. (..) Das machen bei uns die Ärzte. [...] Ethische Entscheidungen sind immer von den Ärzten abhängig. Also wir dürfen da nichts entscheiden." (Interview B2, 963-975)

> „Auf Station, finde ich, haben wir keine Möglichkeit, weil wir da auch sehr von den Ärzten abhängig sind." (Interview B1, Z. 332-333)

In der Konsequenz ergibt sich eine asymmetrische Beziehung zwischen Pflegenden und Ärzten, mit der Entscheidungsdomäne bei den Ärzten und dem Ergebnis der empfundenen Machtlosigkeit gegenüber der Medizin:

> „… im Großen und Ganzen sind eigentlich die Ärzte [...] verantwortlich. Weil, wir sind ja nur die Ausführenden. [...] dagegen haben wir keine Chance." (Interview B2, Z. 1152-1155)

Als eine ursächliche Bedingung für die Medizindominanz wird die geringe Wertschätzung der pflegerischen Expertise benannt. Selbst wenn Ärzte offensichtlich gegen Prinzipien und Rechte des Klienten verstoßen, haben Pflegende aus ihrer Perspektive keinen Einfluss auf die Entscheidung und werden auch nicht in den Entscheidungsprozess involviert, woraus emotionale Belastungen resultieren. Das folgende Zitat stelle eine solche Situation dar:

> „… ich fühle mich schlecht dabei. Ich finde [...] du kannst mit den Ärzten auch nicht darüber reden, habe ich den Eindruck. (..) Sie sind schon, von dem was sie sagen, sehr überzeugt, so kommt es jedenfalls rüber. „Wir können den Patienten ja nicht verhungern lassen!" Wo ich denke, doch eigentlich schon. Gerade wenn die eine Patientenverfügung haben, nehmen wir den Patienten damit die Chance, selbst zu sagen: „Ich gehe jetzt!" Man lässt ihn ja künstlich irgendwo am Leben (.) und das in einer palliativen Situation." (Interview B1, Z. 238-247)

Pflege war lange Zeit kein richtiger Beruf, sondern eine Assistenztätigkeit für die Ärzte, daher waren auch lediglich einige medizinische Hintergrundinformationen zur Ausübung erforderlich, woraus bis heute als Spätfolge das tradiert weitergegebene Verständnis resultiert, Pflege sei eine ärztliche Hilfstätigkeit (Rabe, 2009, S. 42).

Im Vergleich zu Pflegeheimen wurde konstatiert, dass die Zusammenarbeit mit den Ärzten eher auf Augenhöhe verlief und insgesamt intensiver war. Dies lag insbesondere daran, dass die niedergelassenen Hausärzte, mit denen die Pflegende innerhalb ihrer Berufsausübung Erfahrungen machte, pflegerische Expertisen anerkannte, wertschätzten und diese auch im Rahmen ihrer ärztlichen Tätigkeiten berücksichtigten.

> „Da war die Zusammenarbeit besser und intensiver. (.) Ja und im Krankenhaus ist das alles nur Abfertigung [...] Die entscheiden und dann hast du da als Pflegekraft nicht wirklich was zu sagen, weil so nach dem Motto: „Du hast ja eh keine Ahnung." (Interview B1, 343-356)

Die Ergebnisse aus dieser Kategorie machen deutlich, dass die Professionalisierung der Pflege insbesondere in den Kliniken auf starke tradierte Widerstände stößt, was nötig macht, dass sie weiter gefördert wird. Professionalisierung verfolgt macht- und berufspolitische Ziele aufgrund des Wunsches, sich – als eigenständiger Beruf – von der Medizin abzugrenzen und dient der Weiterentwicklung sowie der Verselbstständigung der Pflege (Rabe, 2009, S. 47).

4.3 Kategorie: Ethische Orientierung in der Pflegepraxis

In der Kategorie „Ethische Orientierung in der Pflegepraxis" stehen die Fragen nach den Orientierungsmöglichkeiten Pflegender im Fokus. Befinden sich Pflegende in einer moralisch aufgeladenen Situation, in der sie eine ethische Entscheidung treffen müssen, stehen ihnen für den Entscheidungsprozess verschiedene ethische Werte, Normen, Prinzipien oder Leitlinien wie der „ICN-Ethikkodex für Pflegende" zur Verfügung. Dem erhobenen Datenmaterial konnte entnommen werden, woran sich Pflegende in solchen Fällen orientieren und welche Rolle der ICN-Ethikkodex dabei spielt. Aus den Antworten der befragten Pflegenden konnten die Phänomene „Handlungsmaxime" und „Stellenwert des ICN-Ethikkodex" entwickelt werden.

Die Entwicklung von Handlungsmaximen bei Pflegenden innerhalb ihrer Pflegepraxis wird im Datenmaterial deutlich, da die Pflegenden Prinzipien haben, die ihre Entscheidungsprozesse maßgeblich beeinflussen. Darüber hinaus führen die eigenen Prinzipien zu einer ethischen Beurteilung der Handlungen anderer Akteure im Gesundheitswesen. So werden beispielsweise Situationen wie die folgenden als ethisch nicht vertretbar oder unmoralisch bewertet: das geplante nächtliche

Waschen von Klienten aufgrund der Rahmenbedingungen wie dem Personal- und Zeitmangel (Interview B2, Z. 1386); die ärztliche Anordnung zum Kostaufbau bei einer Klientin, die im Sterben liegt und dessen Patientenverfügung solche Maßnahmen ausdrücklich untersagt (Interview B1, Z. 221-236); die allgemeine Vernachlässigung eines Klienten aufgrund von Zeitmangel (Interview B2, Z. 863-866).

> „Ich muss sagen, dann geht es mir schlecht. Also wenn ich für den Patienten keine Zeit mehr habe, dann versuche ich mir die Zeit irgendwo weg zu knapsen und bin dann für den Patienten da. Wichtig ist halt, (.) dass der Patient sich wohlfühlt. Das ist ganz ganz wichtig. (.) Der Patient steht an erster Stelle." (Interview B2, Z. 876-881)

Pflegende setzen täglich Prioritäten und müssen sich anhand verschiedener Kriterien Entscheiden. Aus dem Datenmaterial geht hervor, dass die wesentlichen Orientierungspunkte kontextuell die Bedürfnisse der Klienten und das Recht auf Autonomie, die Vorgaben der Pflegestandards, die Fürsorgepflicht, der Schutz der Klienten, die Notwendigkeit der jeweiligen Maßnahme oder tradierte christlich geprägte Prinzipien (wie nicht lügen) betreffen. Diese Prinzipien werden – zusätzlich zu Eigenschaften, die das Ethos betreffen – im Rahmen der Sozialisation innerhalb der Ausbildung verstärkt, sind aber bereits vorhanden aufgrund der Rollenidentifikation mit dem Beruf des Pflegers:

> „... nicht jeder ist für den Beruf geschaffen oder geeignet und ich sage mal, die Leute, die damit sowieso nichts anfangen können, ergreifen ja nicht diesen Beruf. Oder sie fangen an und merken, das ist nichts für sie, dann steigen sie wieder aus. Also ich finde, jeder, der in der Pflege arbeitet, hat das irgendwie auch in sich drin. Und innerhalb der Ausbildung wird das noch mal verdeutlicht aber ich arbeite und lebe das ja dann intuitiv." (Interview B1, Z. 507-514)

Der ICN-Ethikkodex für Pflegende stellt dabei keine angewandte Orientierungshilfe dar, da dieser nicht bekannt ist oder lediglich vage Erinnerungen ohne nähere

Kenntnis zu den Inhalten (Interview B1, Z. 454-455; Interview B2, Z. 1035; Interview B3, Z. 1648-1649). Aufgrund der Bezeichnung lässt sich im Allgemeinen der eine Vorstellung zu den Inhalten entwickeln und ein Zweck ableiten (u. a. Interview B1, Z. 465-467; Interview, B3, Z. 1662-1664), da Ethik spontan mit Werten und Normen in Verbindung gebracht werden und es hierzu eine alltagsweltliche Vorstellung gibt:

> „... ich denke allgemein mal, an was für Werte und Normen man sich in dem Beruf halten sollte. Die für den Beruf halt ziemlich allgemeingültig sind."
>
> (Interview, B3, Z. 1662-1664)

Zu den ursächlichen Bedingungen dafür, dass der ICN-Ethikkodex für Pflegende in der Pflegepraxis keine Anwendung findet, zählt grundsätzlich die mangelnde Präsenz. Diese äußert sich in der fehlenden Thematisierung des Ethikkodex im Pflegealltag (z. B. Interview B2, Z. 1056-1057). Es gibt keinen Aushang in den Arbeitsbereichen, der als „Erinnerungshilfe" (Interview B1, Z. 561) dient und ein regelmäßiges Durchlesen ermöglicht, ebenso wird er nicht durch die Leitungen thematisiert, es gibt keine Fortbildungen oder Coachings, die die Anwendungsmöglichkeiten erläutern und eine Etablierung des Ethikkodex fördern würden (u. a. Interview B1, Z. 480-482, Z. 561-565; Interview B2, Z. 1056, Z. 1062; Interview B3, Z. 1676, Z. 1688, 1703-1706).

> „Ich kann mir das schon vorstellen, wenn man das plakativ macht, vielleicht im Stationszimmer oder vorne am Eingang und man liest das tagtäglich, dass sich das verinnerlicht bzw. dass sich Pflegekräfte das doch öfter mal durch den Kopf gehen lassen: „Warum bin ich eigentlich hier?", „Was macht mich als Pflegekraft aus?", „Was macht die Zusammenarbeit mit den Patienten und Bewohnern aus?", „Wie sehe ich mich in dem Ganzen?" Kann ich mir schon vorstellen, wenn es auch gelebt wird. Wenn es auch vom Haus gelebt wird, also wenn sich die Leitung auch daran hält, dann ist es auch einfacher, das Personal davon zu überzeugen, dass das Personal auch danach arbeitet."
>
> (Interview B1, Z. 568-580)

Darüber hinaus wird der ICN-Ethikkodex als theoretisches Konstrukt betrachten, das aus Sicht der Pflegenden für die Praxis nicht greifbar scheint:

> „In der Ausbildung hatte man das vielleicht mal, aber das kannst du ja auch nicht anfassen. Wie gesagt, man arbeitet sicher danach, aber dass man darüber spricht ..." (Interview B1, Z. 487-490)

„Ethik wird von Pflegenden oft als etwas Theoretisches gesehen, dass weit ab von der Praxis liegt und dieser unrealisierbaren Normen setzt [...] Man glaubt, hier werde einem wohl begründet das Unmögliche abverlangt, an dem man innerhalb der realen Bedingungen des Gesundheitswesens scheitern müsse". (Rabe, 2009, S. 84)

Eine intervenierende Bedingung, die sich negativ auf eine mögliche Orientierung an dem ICN-Ethikkodex als Handlungsmaxime auswirkt, ist die Überzeugung der Pflegenden, dass diese per se moralisch handeln aufgrund ihrer Tätigkeit als Pflegende, die einen gewissen Habitus verlangt:

> „Natürlich (.) – Ethik und Moral – hat man bestimmte Vorstellungen, wie man jemanden pflegt oder jemanden versorgt. (.) Aber da wird nicht drüber gesprochen." (Interview B1, Z. 482-485)

> „Wahrscheinlich setzt man vieles davon unbewusst um, aber so die reine Theorie, das hab ich ja jetzt gerade nicht mal mehr so wirklich im Kopf und dann die älteren Schwestern wahrscheinlich erst recht nicht. Also ich denke mal schon, dass man vieles davon oft umsetzt, aber halt so unbewusst, ohne darüber nachzudenken." (Interview B3, Z. 1678-1683)

Diese unbewussten ethischen Handlungen beziehen sich auf eine alltagsweltliche und spontane ethische Bewertung, nach eigenen Vorlieben und Abneigungen, die eine gewisse Sensibilität für ethische Fragestellungen und Problemsituationen mitbringt (z. B. Interview B1, Z. 166-168; Interview B2, Z. 876; Interview B3, Z. 1352). Die (Pflege)Ethik als Profession verlangt hingegen nach einer ethisch reflektierten Haltung oder Position, um als ausreichend fundiert zu gelten.

Insbesondere das gewohnte Set der Pflegenden an Antworten und Begründungen für ihre Handlungen hemmt eine Etablierung des Ethikkodex und hinterlässt einen Eindruck des Desinteresses:

> „Also, wenn ich das jetzt auf Station ansprechen würde, ich glaube, da würden die meisten gleich die Augen verdrehen und würden sich gar nicht dafür interessieren, weil sie sich denken: „Das habe ich sonst auch nie berücksichtigt und kam sonst auch klar, dann brauche ich das jetzt auch nicht mehr." (Interview B3, 1721-1727)

Solange nicht verschiedene Werte kollidieren, besteht nicht das Bedürfnis nach Orientierung, dies geschieht erst, wenn das Gefühl entsteht, dass die Klarheit hinsichtlich der Richtigkeit einer Entscheidung nicht gegeben ist.

> „Manchmal ist man ja doch überfordert, weil man sich dann fragt: „Ist das überhaupt richtig, was ich jetzt hier mache?" Dann wäre es doch nicht schlecht, wenn man so eine Art Standard oder Leitfaden [...] hätte, wo man sich so ein bisschen orientieren kann. (.) Aber so etwas gibt es irgendwie nicht so wirklich ..." (Interview B3, Z. 1639-1645)

Zum einen gibt es in einigen Fällen den Wunsch nach Orientierung (u. a. Interview B2, Z. 1024), zum anderen die Annahme, dass es solche Orientierungshilfen für die Praxis nicht geben kann.

Die Pflegenden differenzieren im Rahmen ihrer Interaktion und Handlungsstrategie fachliche und ethische Fragen (Interview B1, Z. 565-568), was die Gefahr birgt, dass fachliche Fragen nicht als moralisch valente Fragen wahrgenommen werden:

> „Bei Standards, da hast du ja einen Fahrplan, da musst du dich dran halten und dann gibt es natürlich auch Situationen, die man aus dem Bauch heraus entscheidet." (Interview B1, Z. 565-568)

Die Entscheidungen der Pflegenden aus dem beschriebenen Bauch heraus basieren auf dem Prinzip der sogenannten „golden Regel": Behandele andere so, wie du selbst behandelt werden möchtest! Was du nicht willst, dass man dir tu', das füg auch keinem andern zu! (u. a. Interview B1, Z. 677-678; Interview B3, Z. 1287-1288):

> „Ich finde, man versetzt sicher immer in die Lage des Patienten. Man muss sich immer vorstellen, dass man jetzt an der Stelle des Patienten ist oder dass die eigene Mutti oder generell eigene Angehörige da jetzt gerade liegen und dann möchte man ja auch, dass die gut behandelt werden. [...] Und daran merkt man ja dann irgendwie, das ist nicht in Ordnung." (Interview B3, Z. 1287-1296)

> „Ich pflege so, wie ich gerne gepflegt werden wollen würde." (Interview B1, Z. 438.439)

Mit dieser Handlungsstrategie sind die Pflegenden prinzipiell zufrieden und sehr wahrscheinlich wird es in vielen Fällen keine Kollisionen mit den Werten und Prinzipien der Klienten geben. Schwierigkeiten werden erst in den individuellen Einzelfällen deutlich, wenn die Werte der Pflegenden nonkonform gehen mit denen der Betroffenen.

Häufig werden die Ärzte konsultiert, da diese als einzige Ansprechpartner wahrgenommen werden und die Hierarchien es zum Teil auch so vermitteln, wenn Pflegende der Orientierung bedürfen. Dass die Zusammenarbeit nicht zwangsläufig als erfolgreich empfunden wird, wurde in der vorangegangenen Kategorie entschlüsselt. Häufig verlangen die Ärzte, dass die Pflegenden selbst eine Entscheidung hinsichtlich der pflegerischen Maßnahmen treffen (Interview B2, Z. 1026).

Andere Orientierungshilfen wurden bislang von den Pflegenden nicht in Betracht gezogen und scheinen aus der Perspektive dieser als eher ungeeignet, wenn die angewandten Instrumente keinen klaren Weg vorgeben. Da der ICN-Ethikkodex kontroverse und sich widersprechende Meinungen nicht beseitigen kann, wird dieser für die Pflegepraxis als ungeeignet bewertet (Interview B1, 658--660). Auf Grundlage der Überzeugung, dass Pflegende auf Basis ihrer Berufserfahrung ethisch implizierte Handlungen adäquat begründen können, wird zum Teil eine sinnhafte Anwendung nur für Schüler als denkbar erachtet (Interview B1, Z. 648-651).

> „Ich glaube, wenn ich meine Entscheidung begründen kann, also richtig gut begründen kann, dann brauche ich kein Modell [...], weil es ja dabei um Empfindungen geht." (Interview B1, Z. 635-641)

Wenngleich die Pflegehandlungen moralisch richtig sein mögen, sind Empfindungen und Entscheidungen aus dem Bauch heraus nicht notwendigerweise für andere Akteure (Klienten, Angehörige, Ärzte, weitere Berufsgruppen usw.) logisch und lückenlos nachvollziehbar. Die Begründung einer Handlung erfordert ethische Kompetenzen hinsichtlich einer logisch-stringenten Argumentation, die den Anforderungen einer Profession genügen.

Eine Pflege, die ethische Entscheidungen auf Basis persönlicher und individueller Vorlieben und Abneigungen, nicht ethisch reflektierte Instrumente als Handlungsmaxime nutzt, wirkt in der Konsequenz willkürlich und nicht fundiert. Dies widerspricht dem Grundgedanken der Professionalisierung. „Berufsethische Kodizes geben die offiziellen Wertorientierungen wieder (nicht unbedingt die faktischen moralischen Orientierungen der einzelnen Berufsangehörigen). Sie gelten darüber hinaus als Professionalisierungsmerkmal und spiegeln daher auch den Entwicklungsstand einer Berufsgruppe" (Rabe, 2009, S. 32).

Der Pflegeberuf ist traditionell und institutionell ein Teamberuf, sodass viele Aspekte innerhalb der Teams besprochen aber auch von ihm abhängig gemacht werden:

> „Also ich würde mein Handeln schon eher reflektieren und überlegen: Arbeitest du auch danach? (.) Wenn das alle machen würden, (...) dann würde man schon anders arbeiten oder anders mit den Patienten umgehen. Vielleicht mehr Verständnis für ihre Situation haben ..." (Interview B1, Z. 692-696)

Das Gefühl als Individuum alleine nichts oder nicht viel erreichen zu können führt dazu, dass möglicherweise der Versuch gar nicht erst unternommen wird, etwas zu verändern. Dieser Aspekt wird ebenso in dem ICN-Ethikkodex für Pflegende betont, dass prinzipiell jede einzelne Pflegekraft nicht nur die Möglichkeit, sondern auch die Pflicht hat, eine Kultur ethischen Verhaltens zu fördern (ICN & DBfK, 2014, S. 3). Und schließlich war es auch die unzureichende Thematisierung, die als Grund für die mangelnde Präsenz angegeben wurde. Wird der ICN-Ethikkodex in der Pflegepraxis als unbedeutend betrachtet, ist dies zwangsläufig ein Schritt entgegen der Professionalisierung.

Darüber hinaus werden professionelle Aufgaben wie die Aufklärung der Klienten nicht etwa dem Prinzip „Recht auf Autonomie" zugeordnet, sondern als selbstverständlich betrachtet (Interview B1, Z. 320). Infolgedessen können solche Aufgaben auch nicht von anderen Akteuren (z. B. die Ärzte oder aus der Politik) als anspruchsvolle Aufgaben wahrgenommen werden, die zeitlicher und personeller Ressourcen bedürfen.

4.4 Kategorie: Ethische Bildung in der Pflege

Im Sinne des lebenslangen Lernens endet der Lernprozess nicht mit dem Ende der Ausbildung, sondern begleitet die Pflegenden ihr gesamtes Berufsleben hindurch. Darüber hinaus geht es in der Pflegeausbildung nicht nur um das Erlernen fachpraktischen Wissens, sondern um die Ausprägung einer komplexen Handlungs-kompetenz und ebenso der Persönlichkeitsentwicklung. Die Kategorie „Ethische Bildung in der Pflege" impliziert schließlich die Phänomene „Ethikunterricht in der Pflegeausbildung" und „Fortbildung in der Berufspraxis".

Unabhängig von der konkreten Umsetzung der Curricula hinsichtlich des Ethikunterrichts an den verschiedenen Pflegeschulen – dies sollte in der Studie nicht untersucht werden –, hat das Datenmaterial Aufschluss darüber gegeben, dass der Ethikunterricht bei allen Befragten augenscheinlich nicht nachhaltig war. Die Pflegenden hatten rückblickend nur geringe bis keine Erinnerung an den Ethikunterricht in ihrer Pflegeausbildung. Ob der ICN-Ethikkodex in der jeweiligen

Ausbildung thematisiert wurde, konnte in einem Fall nicht bestätigt, in einem Fall nur vermutet und in wieder einem anderen Fall zwar bestätigt werden, dass er kurz erwähnt wurde, aber keine genaueren Erinnerungen mehr daran existierten.

Die Fortbildungen in der Pflegepraxis können als Fortbildungsveranstaltungen in Form von Seminaren oder Schulungen stattfinden, schließen aber auch das durch die Eigeninitiative und das selbst initiierte Aneignen von Wissen mit ein. Teilweise wurde in den Daten die empfundene Notwendigkeit eines gewissen Zwangs zur Fortbildung deutlich, um das gesamte Pflegeteam extrinsisch zu motivieren. Berufsverbände dienten bei den Pflegenden nicht als Informationsquelle für ethische Themen.

Eine wesentliche ursächliche Bedingung dafür, dass Ethik einen vergleichsweise geringen Stellenwert in der Pflegeausbildung einnimmt – sowohl bei den Pflegeschülern als auch bei den Lehrkräften – stellt die Tatsache dar, dass Ethik in der Ausbildung der Befragten nicht prüfungsrelevant war.

> „Im Endeffekt läuft doch alles auf die Prüfung hinaus und man hat schon gemerkt, dass das, was nicht prüfungsrelevant war, hat man auch nicht so intensiv unterrichtet bekommen wie die Sachen, die halt wirklich wichtig für die Prüfung sind." (Interview B3, Z. 1825-1829)

> „… hat man halt auch nie irgendwelche Tests dazu geschrieben […] da man das auch nie lernen musste für irgendwelche Arbeiten, ist halt auch nicht viel hängen geblieben." (Interview B3, Z. 2059-2063)

Eine weitere Ursache stellen die ethischen Kompetenzen der Lehrkräfte in der Pflegeausbildung dar. Zwischen Ethik- und Religionsunterricht gibt es durchaus Parallelen im Sinne von „Du sollst…" oder „Du sollst nicht…", d. h. beide Bereiche sind normativ geprägt. Nicht zuletzt sind zahlreiche unserer heutigen gesellschaftlichen Werte auf das Christentum zurückzuführen. Dennoch kann beides nicht direkt in Verbindung gebracht werden, da es Unterschiede hinsichtlich der Ziele, der Fragestellungen, der Werkzeuge (z. B. Werkzeuge des Philosophierens und Argumentierens), der Weltanschauung, der Evaluation etc. zu verzeichnen gibt.

252

„Ich glaube das war eine Pfarrersfrau, die Ethik unterrichtet hat. Die hat uns nicht viel vermittelt. Die hat mehr so das Kirchliche vermittelt." (Interview B2, Z. 1074-1077)

Als intervenierende Bedingung beeinflusst die gegebene Qualität des Ethikunterrichts die Nachhaltigkeit negativ. Die Vermittlung wurde von den Pflegenden überwiegend und insgesamt als eine eher oberflächliche Abhandlung ethischer Themen (Interview B1, Z. 705) empfunden, die sich insbesondere auf grundlegende Definitionen und die großen medizinischen Themen wie Sterbehilfe oder Transplantationsmedizin beschränkte:

„... wir hatten nicht viel Ethik und auch nicht über drei Jahre, sondern nur so am Anfang zeitweise. [...] Manche Themen hat man schon sehr intensiv, stundenlang diskutiert [...] irgendwelche Diskussionen mit Transplantation [...] und am Anfang halt auch so allgemein: Was ist Ethik, was sind Werte, was sind Normen, einfache Definitionen (Interview B3, Z. 1731-1754)

Ebenso wirken sich didaktisch-methodische Bedingungen auf die ethischen Kompetenzen aus:

„... was jetzt irgendwelche Modelle angeht, was es da für Möglichkeiten gibt, dazu weiß ich wirklich nicht viel, muss ich sagen. (.) Weil es in der Schule auch nicht so ausführlich behandelt wurde [...] Man hat es sich halt nur mal ein bisschen in Form einer PowerPoint angehört ..." (Interview B3, Z. 2055-2061)

Das Anschauen und Anhören in Form einer PowerPoint-Präsentation erfüllt tendenziell den Charakter des Frontalunterrichts. Werden die Werkzeuge des Philosophierens nicht vermittelt und beherrscht, verläuft eine Diskussion häufig als bloßer Meinungsaustausch ohne ethisch reflektierte Analyse oder Argumentation der verschiedenen Positionen. Dass innerhalb des Pflegeunterrichts nicht mit ethischen Fallbeispielen gearbeitet wurde, die direkt aus der Pflegepraxis kommen, kann das Verständnis für die Dimensionen ethisch relevanter Themen sowie dessen Umgang langfristig negativ beeinflussen, wenn keine selbstständige Beschäftigung

253

mit den Themen erfolgt. Negativ wirkt sich zudem eine mangelnde Umsetzung des Lernfeldkonzeptes aus, welches seit 2002 für die Ausbildung in der Altenpflege (AltPflAPrV) und seit 2004 für die Ausbildung in der Gesundheits- und Krankenpflege (KrPflAPrV) verpflichtend ist, aber dennoch nicht zwangsläufig auch an den Pflegeschulen durchgeführt wird, was eine fachübergreifende Integration ethischer Aspekte innerhalb aller Themengebiete, die ethisch impliziert sind, zusätzlich erschwert. Versuche der Lehrkräfte anderer Fächer, ethische Aspekte innerhalb des Unterrichts einzubringen, wurden nicht als Unterrichtsgegenstand wahrgenommen:

> „Ethikunterricht, der war ja nur sehr kurz, aber einfach dann mal so im Laufe der Ausbildung, in anderen Fächern. Manchmal schweift man ja auch mal vom Thema ab, also vielleicht jetzt nicht unbedingt in Anatomie, [...] aber vielleicht in Fächern wie Psychologie. Da hat man schon ab und zu mal so was besprochen. Wir haben ja dann auch oft in der Schule mal so eigene Situationen geschildert." (Interview B3, Z. 1774-1782)

„Moralisches Empfinden und ethische Kenntnisse erhöhen die Wahrscheinlichkeit, ethische Probleme und Dilemmata wahrzunehmen" (Lay, 2012, S. 36).

Wird das Thematisieren ethischer Aspekt als abschweifen von dem eigentlichen Unterrichtsthema empfunden, dann findet keine bewusste und systematische Reflexion statt, die dem Unterrichtsgegenstand zugeordnet wird. Der Gehalt solcher Gespräche ist dann maßgeblich von dem Interesse oder von ethischen Vorkenntnissen der Pflegeschüler abhängig, ob dieser an dem Erfahrungsaustausch teilnimmt, in welcher Weise oder ob er eine Gelegenheit zur kognitiven Erholung darin sieht. Die Herangehensweise des Erfahrungsaustausches und das Vermitteln von normativen Aspekten wirken sich positiv auf die Sensibilisierung aus und geben allgemeingültige Werte Pflegender tradiert weiter:

> „... nicht direkt jetzt, dass wir gesagt haben, was man aus dem Thema Ethik hätte machen können, aber so indirekt, wurde uns schon gesagt, was man hätte besser machen können. [...] Also nicht direkt theoretisches Wissen

aber es wurden einem schon so Tipps gegeben wie: „Überleg mal, hättest du das nicht vielleicht anders lösen können?" Aber ohne genauer darauf einzugehen." (Interview B3, Z. 1801-1808)

Aus dem Datenmaterial geht hervor, dass die Pflegenden grundsätzlich zufrieden sind mit dem allgemeinen Fortbildungsangebot, sich aber hinsichtlich ethischer Themen zum Teil insgesamt ein größeres Angebot wünschen und zum Teil die thematische Breite als ausreichend erachten, sich hingegen einer höhere Frequenz diese bestehenden Angebote wünschen.

Hinsichtlich der Interaktion und Handlungsstrategie der Pflegenden, innerhalb ihrer Pflegeausbildung, kann dem Datenmaterial ein empfundenes Bedauern entnommen werden, dass der Ethikunterricht nicht intensiver stattfand, aber prinzipiell akzeptiert und angenommen wurde, was die Lehrer ihrer Pflegeschule ihnen anbot. Die eigenen ethischen Kompetenzen hinsichtlich einer systematischen Entscheidungsfindung und der Anwendung von Instrumenten, schätzten die Pflegenden dabei insgesamt als eher schlecht ein. Weder in der theoretischen noch in der praktischen Ausbildung fand eine ethisch reflektierte Auseinandersetzung mit ethischen Themen statt, die der Ethik als Disziplin entsprechen würden, sodass die Pflegenden in ihrem Berufsalltag intuitiv und auf Basis ihrer beruflichen Situation entscheiden. Bei Unsicherheit konsultieren die Pflegenden beispielsweise ihre Kollegen und profitieren von dem Meinungs- und Erfahrungsaustausch:

„Und der Umgang auf Station mit ethischen Fragen (.) entscheide ich aus dem Bauch heraus, entscheide ich intuitiv. (.) Oder ich setze mich dann auch mit meinen Kollegen auseinander, wie die das handhaben oder wie die das finden, weil manchmal hat man doch irgendwo moralische Bedenken, und dann würde ich mich mit meinen Kollegen absprechen, Rücksprache halten." (Interview B2, 785-791)

Die Handlungsstrategien der Pflegenden unterscheiden sich insofern, dass zum Teil auf Fachzeitschriften zurückgegriffen wird, um das eigene fachliche Wissen zu erhöhen, welche zwangsläufig moralisch aufgeladenen Themen enthalten. Teilweise beziehen die Pflegenden keine Fachzeitschriften und nutzen den kollegialen Austausch als Bezugsquelle für Informationen. Fortbildungen werden prinzipiell besucht, wobei – aufgrund des mangelnden Angebotes – noch keine Fortbildungen besucht wurden, die direkt an die Disziplin Ethik anknüpft und ethische Kompetenzen fördert.

„Die Ethik pflegerischen Handelns beginnt nicht erst mit den großen Problemen im Kontext von Leben und Sterben, sondern identifiziert im beruflichen Alltag die Aspekte, die von ethischer Bedeutung sind" (Dallmann & Schiff, 2017, S. 8). Ein Ethikunterricht in der Pflegeausbildung, der nicht praxisnah ist und hauptsächlich die großen medizinethischen Fragen thematisiert, führt in der Konsequenz dazu, das die Pflegenden ein Bewusstsein entwickeln, dass Ethik auch lediglich genau diese großen medizinethischen Themen betrifft und nicht etwa vermeintlich kleinere Fragen des Pflegealltages.

Wenn Aspekte der Ethik in der Berufsausbildung nicht prüfungsrelevant sind, wird die Disziplin in einer wichtig-unwichtig-Kategorisierung bei den Pflegeschülern folglich Letzterem zugeordnet, was für den ethischen Umgang während des gesamten Berufslebens entscheidend sein kann, da von der Sensibilität bezüglich ethischer Themen sowohl die Urteilsbildung als auch der Entscheidungsprozess abhängt. Intuitive und auf berufliche Sozialisation basierende Entscheidungen werden als hinreichend für die Pflegepraxis erachtet, sodass eine Etablierung des ICN-Ethikkodex möglicherweise gar nicht zustande kommt. Darüber hinaus werden berufsethische Werte von Generation zu Generation tradiert weitergegeben ohne nähere professionelle Betrachtung, wenn nicht zu irgendeinem Zeitpunkt ein Paradigmenwechsel innerhalb der Pflegeausbildung und der Pflegepraxis erfolgt.

Verfügen Pflegende nicht über ethische Kompetenzen, kann dies langfristige Folgen für die Klienten und die Pflegenden haben.

4.5 Zusammenfassung und Diskussion der Ergebnisse

Eingangs wurde die Frage gestellt, wie die Wirksamkeit des „ICN-Ethikkodex für Pflegende" in der Pflegepraxis aus der Perspektive professionell Pflegender beurteilt wird. Die Wirksamkeit impliziert notwendigerweise die Präsenz, d. h. die Bekanntheit des Ethikkodex, das Verständnis und die Verinnerlichung der Inhalte und Ziele sowie die bewusste Anwendung der darin beschriebenen ethischen Verhaltensnormen während der Pflegeausbildung und in allen Aspekten der gesamten Pflegepraxis.

Die Befragungen der Pflegenden haben ergeben, dass der Ethikkodex weder in der theoretischen und praktischen Pflegeausbildung, noch in der späteren Berufspraxis Pflegender nach dem Verständnis des ICN präsent ist. Da die Inhalte des Kodex nicht bekannt sind − lediglich die Existenz des Kodex war teilweise bekannt −, kann er folglich nicht verstanden, verinnerlicht oder angewandt werden. Dementsprechend nutzen Pflegende den Ethikkodex auch nicht als Orientierungshilfe, wenn sie eine Lösung für eine ethische Problemsituation finden müssen. Zusammenfassend lässt sich konstatieren, dass der ICN-Ethikkodex sein Ziel bei den Pflegenden in der Berufspraxis verfehlt hat und nicht in dem Sinne wirksam ist, wie es der Kodex postuliert.

Es galt daher herauszufinden, woran sich Pflegende im Rahmen der Lösung ethischer Problemsituationen stattdessen orientieren. Handlungsentscheidungen in der Pflegepraxis erfolgen i. d. R. situativ und intuitiv, klientenorientiert oder nach Handlungsmaximen wie der goldenen Regel (Was du nicht willst, dass man dir tu'...), die von eigenen individuellen Vorlieben und Abneigungen bestimmt sind. Pflegende arbeiten nach Vorgaben der Pflegestandards und setzen Prioritäten bezüglich der Notwendigkeit von durchzuführenden Maßnahmen, sie berücksichtigen tradierte und gesellschaftlich allgemein anerkannte Werte und fokussieren ethische Prinzipien wie die Führsorgepflicht, den Schutz der Klienten und insbesondere die Bedürfnisse und das Recht auf Autonomie der Hilfs- und Pflegebedürftigen sowie dessen Angehörigen.

Insbesondere durch die berufliche Sozialisation innerhalb der Pflegeausbildung und des späteren Berufslebens bildet sich unbewusst ein Berufsethos aus, das tradiert weitergegeben wird und eine für den Pflegeberuf wünschenswerte Grundhaltung impliziert. Darüber hinaus ist zudem eine gewisse Grundhaltung von Bedeutung, die per se entscheidend für die Wahl eines Pflegeberufs sowie für die erfolgreiche Identifikation mit der beruflichen Rolle ist. Zu den für den Pflegeberuf notwendigen Eigenschaften zählen beispielsweise die Empathie, das Mitgefühl oder das Verständnis für Klienten und dessen Angehörigen. Die Pflegenden üben ihre Tätigkeit prinzipiell gerne aus und fühlen sich in einem hohen Maß ihrer Fürsorge gegenüber den Klienten verpflichtet. Sie besitzen eine ausgeprägte Werthaltung gegenüber den Bedürfnissen von Klienten. Zwischen der Grundhaltung bzw. dem ausgebildeten Berufsethos der Pflegenden und den geforderten Verhaltensnormen des ICN-Ethikkodex sind Parallelen zu erkennen, wenngleich diese auch unbewusst auf Basis der Sozialisation oder des soziokulturellen Hintergrundes präsent sind. Da innerhalb des Ethikunterrichts – den die Pflegenden als nicht nachhaltig bewerteten – insbesondere die großen medizinethischen Themen fokussiert wurden, Diskussionen auf Basis eines Meinungsaustausches stattfanden und weder Fallbeispiele noch systematische Vorgehensweisen zur ethischen Beurteilung einer Situation angewandt wurden, konnten die Pflegenden ihre ethischen Kompetenzen innerhalb der Ausbildung nicht fundieren. Da Ethik zudem nicht prüfungsrelevant war, wirkte sich dies auf den Stellenwert dieser Disziplin und auf die Vorgehensweise im Rahmen des Entscheidungsprozesses aus. Nicht zuletzt aus diesen Gründen und der Feststellung, dass es keine Fortbildungen zu dem Kodex gibt, wird dieser von den Pflegenden als rein theoretisches Konstrukt betrachtet, das in der Pflegepraxis nicht anwendbar zu sein scheint.

Das Arbeiten nach ausbildungskonformen, fachpraktischen und sozialen Fähigkeiten wird von den Pflegenden geschätzt. Gleichzeitig identifizieren sie sich stark über die Aufgaben im Rahmen der Klientenversorgung. Die Nähe zum Klienten, Zeit für ihn aufbringen bzw. sich für die Versorgung und die Kommunikation nehmen zu können, ist ein wesentliches Kriterium für die Zufriedenheit mit der eigenen Arbeit der Pflegenden. Dass die Zeit für die Klienten aufgrund der Rahmenbedingungen, des Personalmangels und der zunehmenden Arbeitsbelastung häufig fehlt, belastet die Pflegenden physisch und psychisch, und verursacht Rollen- und Gewissenskonflikte. Einerseits besteht das Bedürfnis Pflegender den Klienten mit ihren Bedürfnissen gerecht zu werden, andererseits unterliegen sie rechtlichen Verpflichtungen, wissenschaftlichen und theoretischen Erkenntnissen oder hierarchischen Strukturen innerhalb ihrer Organisationen. Kollidieren ethische Prinzipien oder Interessen, besteht einerseits das Bedürfnis nach Orientierung, andererseits schränken Rahmenbedingungen und hierarchische Strukturen den ethischen Handlungsrahmen Pflegender in der Pflegepraxis ein.

Der kollegiale und interprofessionelle Austausch beschränkt sich auf die Äußerungen von Meinungen nach oben genannten Werten und Prinzipien, der häufig nicht der gemeinsamen Lösungsfindung dient. Entscheidungen werden nicht systematisiert getroffen und sind häufig von den Ärzten abhängig. Pflegende sehen sich in einer Situation der Machtlosigkeit gegenüber der Medizindominanz. Diese Aspekte, zu den Faktoren des Zeitmangels und der unzulänglichen Förderung von ethischen Kompetenzen im Rahmen des Ethikunterrichts, führen dazu, dass sich eine Kultur ethischen Verhaltens und eine Etablierung des ICN-Ethikkodex in der Praxis aus Sicht der Pflegenden nur schwer umsetzen lassen.

In dieser Studie konnte gezeigt werden, dass die Etablierung des ICN-Ethikkodex einen wichtigen Schritt im Rahmen der Professionalisierung darstellt. Wenngleich sich die Pflegenden ein Instrument für ethische Entscheidungsfindungen in der Pflegepraxis nicht vorstellen können, liegt dies nur daran, dass der Kodex für Pflegende bisher weder in der Theorie, noch in der Praxis eine Rolle spielte für die Urteilsbildung und Entscheidungsfindung. Zentrale Handlungsregeln der Pflegenden konnten aufgezeigt werden, ebenso wie die Erkenntnis, dass diese – im Fall einer Kollision ethischer Werte – nicht immer zuverlässig sind. Es konnte der Widerspruch deutlich gemacht werden, dass Pflegende sich einerseits mehr Unabhängigkeit innerhalb ihrer Berufstätigkeit wünschen, sich aber andererseits machtlos gegenüber tradierten Hierarchien zwischen Pflegenden und Ärzten fühlen. Zum einen wünschen sich Pflegende eine stärkere Anerkennung ihrer pflegerischen

Expertisen, zum anderen wenden sie sich auch mit ethischen und pflegerischen Fragen an die Ärzte, da diese als Entscheidungsträger wahrgenommen werden und andere Orientierungshilfen nicht präsent sind. Pflegende untergeben sich auch heute noch der Annahme, sie gehörten zu einem ärztlichen Assistenzberuf. So wünschenswert die moralischen Grundhaltungen sind, die Pflegenden müssen sich von der Überzeugung entfernen, dass dieser Beruf eine reine Berufung sei und sich hin zu einer Profession bewegen, die sich auf Augenhöhe neben der Medizin behaupten kann. Eine Orientierung an dem ICN-Ethikkodex und die Ausprägung ethischer Kompetenzen kann den Pflegenden die Chance geben, sich argumentativ Entscheidungen der Ärzte zu stellen und ihren eigenen Perspektiven Gehör zu verschaffen. Dieses Bewusstsein zu entwickeln sollte ein Anliegen jedes Pflegenden sein. Doch müssen hierfür entsprechende Bedingungen geschaffen werden, wie die Daten zeigen. Dazu gehört beispielsweise, dass der Kodex auch auf Ebene der Leitung angewandt und verbreitet wird, dass ein entsprechendes Fortbildungsangebot ethische Kompetenzen vermittelt und nicht lediglich die Pflegenden sensibilisiert sowie, dass die Pflegeschulen und Lehrende ethische Kompetenzen vermitteln und in jedem Lernfeld bewusst und systematisch anwenden. Da es bislang keine empirischen Daten zu dem ICN-Ethikkodex gibt, ist jede Einsicht grundsätzlich ein Erkenntnisgewinn und schließt eine Lücke in Bezug auf den Forschungsgegenstand.

Rückblickend auf den gesamten Forschungsprozess gilt es anzumerken, dass eine Forschungsarbeit mit drei Interviews nur wenig Aussagekraft besitzt und keine zuverlässigen allgemeinen Schlüsse zulässt. Die Annahme, dass die Forschungsmethode sich für das Thema und die Fragestellung eignen würde, hat sich im Laufe des Forschungsprozesses bestätigt, da diese auf den Forschungsgegenstand nach Einschätzung der Verfasserin gut anwendbar war. Wenngleich die Untersuchung aus forschungsökonomischen Gründen nicht bis zur theoretischen Sättigung fortgeführt werden und somit nicht zum Abschluss gebracht werden konnte. Bei näherer Betrachtung würde die Verfasserin sich – nach Erfahrungen mit der Interviewführung – eher für ein problemzentriertes Interview statt eines Leitfadeninterviews entscheiden. Dies ermöglicht eine bessere

Vergleichbarkeit zwischen den Interviews, bei der Vorgabe eines bestimmten Problems. Die jeweiligen Beispiele der drei Interviews waren sehr unterschiedlich und betrafen häufig die großen medizinethischen Themen. Zum Teil konnten die Gesprächspartner so spontan und unvorbereitet keine Beispiele aus der Pflegepraxis finden, sodass die Verfasserin Beispiele genannt hat. Diese Beispiele unterschieden sich jedoch und wurden von der Interviewerin ebenfalls spontan und unvorbereitet in der jeweiligen Situation gewählt, was die Antworten wohlmöglich beeinflusst hat. Bezüglich der Interviewführung ist zudem zu kritisieren, dass die Fragetechniken zuweilen Unzulänglichkeiten aufwiesen. An manchen Stellen hielt sich die Verfasserin zu sehr an den Standard, wieder an anderen Stellen wurden geschlossene oder doppelte Fragen gestellt. Die Forschungsfrage konnte zwar beantwortet werden, doch wurden Aspekt, welche die Orientierungsmöglichkeiten in ethischen Problemsituationen betreffen, sowie einzelne Inhalte des ICN-Ethikkodex in diesem Buch unzureichend geklärt. Es konnte in dieser Untersuchung nicht gezeigt werden, inwieweit die Lebenserfahrung der Pflegenden mit der Ausprägung ethischer Orientierungssicherheit korreliert. Darüber hinaus konnte ein Vergleich zwischen der Pflegenden, die in Krankenhäusern arbeiten, und Pflegenden, die in Einrichtungen der Altenpflege arbeiten, nur auf Basis vergangener Berufserfahrungen retrospektiv hergestellt werden, da alle drei Pflegenden zum Zeitpunkt der Befragung in Krankenhäusern tätig waren. Es ist zu kritisieren, dass den Pflegenden eine Einschätzung hinsichtlich der Anwendbarkeit des ICN-Ethikkodex abverlangt wurde, obwohl diese den Kodex nicht kannten. Wenn die Pflegenden schließlich eine Einschätzung zu dem Kodex gaben, bezog sich diese auf eine intuitive Vorstellung, die nicht zwangsläufig mit der Vorstellung einer anderen Befragten oder mit den tatsächlichen Inhalten und Zielen des ICN-Ethikkodex übereinstimmten.

4.6 Ausblick auf Forschungsdesiderate

Auf Basis der Ergebnisse und im Kontext zu den Rahmenbedingungen, dem Stand der Professionalisierung und dem Stellenwert der Disziplin Ethik, sind weitere Forschungsarbeiten nötig, um die Wirksamkeit des ICN-Ethikkodex in der Pflegepraxis empirisch zu untersuchen. Hinsichtlich dieser Forschungsarbeit sind weitere Interviews nötig, um eine theoretische Sättigung im Sinne der Grounded Theorie zu erreichen. Darüber hinaus sollten in die Befragung ebenso die leitenden Pflegekräfte einbezogen werden.

Die Verfasserin hält es für sinnhaft, wenn Schulungskonzepte entwickelt werden, die sich auf den Ethikkodex beziehen und ethische Kompetenzen bei Pflegenden ausbilden. In diesem Rahmen könnten Interviews vor und nach den Schulungen durchgeführt werden, um dessen Gehalt zu evaluieren, sowie die Effekte innerhalb der Pflegepraxis hinsichtlich einer größeren Handlungssicherheit zu überprüfen. Die Interviews könnten auch als Gruppeninterview und die Schulung als Coaching oder Supervision für die ganze Station bzw. den gesamten Wohnbereich durchgeführt werden.

Zudem gilt es zu untersuchen, welche Didaktik der Ethik die Pflegeausbildung braucht, um nachhaltige Lernprozesse zu fördern sowie, welche Kompetenzen die Lehrer benötigen für eine lernfeldintegrierte und themenübergreifende ethische Kultur, die bereits in der Ausbildung entwickelt wird.

Ethik ist nicht nur die Aufgabe der Theoretiker, sondern ebenso die Aufgabe der Praktiker. Es ist wünschenswert, wenn sich auf Grundlage des Ethikkodex anwendbare und von den Pflegenden als greifbar empfundene Instrumente für die Pflegepraxis entwickeln, z. B. in Form von Algorithmen.

Darüber hinaus könnten Best-Practice-Studien zu der Anwendung des ICN-Ethikkodex eine Nähe zu der Pflegepraxis schaffen und Impulse für die Umsetzung liefern, welche sich insgesamt positiv auf den Status ethischer Leitlinien auswirken kann.

Literaturverzeichnis

Abt-Zegelin, Angelika & Schnell, Martin W. (Hg.) (2006): Die Sprachen der Pflege. Interdisziplinäre Beiträge aus Pflegewissenschaft, Medizin, Linguistik und Philosophie. Fakultät für Medizin. Institut für Pflegewissenschaft. Hannover: Schlüter ("Wittener Schriften").

Arbeitsgruppe "Pflege und Ethik" der Akademie für Ethik in der Medizin e.V. (Hg.) (2010): Für alle Fälle. Arbeit mit Fallgeschichten in der Pflegeethik. Hannover: Schlütersche.

Arend, Arie van der & Gastmans, Chris (1996): Ethik für Pflegende. Bern: Verlag Hans Huber.

Arend, Arie J. G. van der (1998): Pflegeethik. Wiesbaden: Urban & Fischer.

Arndt, Marianne B. (2007): Ethik denken. Maßstäbe zum Handeln in der Pflege. Geleitwort von Verena Tschudin (1996). 2., unveränd. Aufl. Stuttgart: Thieme.

Behrens, Johann & Langer, Gero (2010): Evidence-based Nursing and Caring. Methoden und Ethik der Pflegepraxis und Versorgungsforschung. 3., überarbeitete und ergänzte Auflage. Bern: Hans Huber.

Birnbacher, Dieter (2015): Tun und Unterlassen. Aschaffenburg: Alibri Verlag.

Bobbert, Monika (2002): Patientenautonomie und Pflege. Begründung und Anwendung eines moralischen Rechts. Frankfurt/Main: Campus.

Bohnsack, Ralf; Marotzki, Winfried & Meuser, Michael (Hg.) (2003): Hauptbegriffe qualitativer Sozialforschung. 3., durchgesehene Auflage. Opladen: Leske + Budrich.

Borgwart, Judith & Kolpatzik, Kai (Hg.) (2010): Aus Fehlern lernen. Fehlermanagement in Gesundheitsberufen. Berlin, Heidelberg: Springer.

Corbin, Juliet (2003): Grounded Theory. In: Ralf Bohnsack und Marotzki, Winfried & Meuser, Michael (Hg.): Hauptbegriffe qualitativer Sozialforschung. 3., durchgesehene Auflage. Opladen: Leske + Budrich.

Dallmann, Hans-Ulrich & Schiff, Andrea (2017): Ich kenn' mich nicht mehr aus. Ethische Orientierung und berufliche Identität. In: PADUA Fachzeitschrift für Pädagogik, Patientenedukation und -bildung 12 (1), S. 7–12. DOI: 10.1024/1861-6186/a000353.

Dallmann, Hans-Ulrich & Schiff, Andrea (2016): Ethische Orientierung in der Pflege. Frankfurt am Main: Mabuse-Verlag.

Dittmar, Norbert (2009): Transkription. Ein Leitfaden mit Aufgaben für Studenten, Forscher und Laien (Qualitative Sozialforschung). 3. Aufl. Wiesbaden: VS Verlag.

Dresing, Thorsten & Pehl, Thorsten (Hg.) (2015): Praxisbuch Interview, Transkription & Analyse. Anleitungen und Regelsysteme für qualitativ Forschende. 6. Auflage. Marburg: Eigenverlag.

Eilts-Köchling, Katrin et al. (2000): Der Bekanntheitsgrad berufsethischer Grundregeln innerhalb der Berufsgruppe der Pflegenden. In: Pflege 13 (1), S. 42–46. DOI: 10.1024/1012-5302.13.1.42.

Equit, Claudia & Hohage, Christoph (Hg.) (2016): Handbuch Grounded Theory. Von der Methodologie zur Forschungspraxis. Weinheim und Basel: Beltz Juventa.

Ertl-Schmuck, Roswitha et al. (2015): Wissenschaftliches Arbeiten in Gesundheit und Pflege. Konstanz/München: UVK Verlagsgesellschaft.

Flick, Uwe et al. (Hg.) (1995): Handbuch qualitative Sozialforschung. Grundlagen, Konzepte, Methoden und Anwendungen. 2. Auflage. Weinheim: Beltz.

Fölsch, Doris (2017): Ethik in der Pflegepraxis. Anwendung moralischer Prinzipien im Pflegealltag. 3., überarbeitete Auflage. Wien: facultas.

Froschauer, Ulrike & Lueger, Manfred (2003): Das qualitative Interview. Zur Praxis interpretativer Analyse sozialer Systeme. Wien: facultas.

Generalversammlung der Vereinten Nationen (1948): Allgemeine Erklärung der Menschenrechte (Kurzfassung). Hg. v. Europäisches Trainings- und Forschungszentrum für Menschenrechte und Demokratie (ETC Graz). Online verfügbar unter http://www.etc-graz.at/typo3/fileadmin/user_upload/ETC-Hauptseite/Menschenrechte_lernen/POOL/Allge__Erklaerung_der_MR__Kurzfas sung__29_12.pdf, zuletzt geprüft am 06.01.2018.

Glaser, Barney G. & Strauss, Anselm L. (2010): Grounded Theory. Strategien qualitativer Forschung. 3., unveränderte Auflage. Bern: Verlag Hans Huber.

Großklaus-Seidel, Marion (2002): Ethik im Pflegealltag. Wie Pflegende ihr Handeln reflektieren und begründen können. Stuttgart: W. Kohlhammer.

Grundgesetz (GG) für die Bundesrepublik Deutschland in der im Bundesgesetzblatt Teil III, Gliederungsnummer 100-1, veröffentlichten bereinigten Fassung, das zuletzt durch Artikel 1 des Gesetzes vom 13. Juli 2017 (BGBl. I S. 2347) geändert worden ist. Online verfügbar unter https://www.gesetze-im-internet.de/gg/art_1.html, zuletzt geprüft am 05.11.2017.

Helfferich, Cornelia (2004): Die Qualität qualitativer Daten. Manual für die Durchführung qualitativer Interviews. Wiesbaden: VS Verlag für Sozialwissenschaften.

ILMES (2017): Internet-Lexikon der Methoden der empirischen Sozialforschung. Hg. v. Prof. Dr. Wolfgang Ludwig-Mayerhofer, Universität Siegen, Philosophische Fakultät – Soziologie. Online verfügbar unter http://wlm.userweb.mwn.de/Ilmes/, zuletzt aktualisiert am 02.08.2017, zuletzt geprüft am 12.12.2017.

International Council of Nurses (ICN) & Deutscher Berufsverband für Pflegeberufe (DBfK) (Hg.) (2014): ICN-Ethikkodex für Pflegende. Unter Mitarbeit von Österreichischer Gesundheits- und Krankenpflegeverband (ÖGKV), Schweizer

Berufsverband der Pflegefachfrauen und Pflegefachmänner (SBK). Berlin: Eigenverlag. Online verfügbar unter http://www.deutscher-pflegerat.de/Downloads/DPR%20Dokumente/ICN-Ethik-E04kl-web.pdf, zuletzt geprüft am 30.09.2017.

Kalitzkus, Vera (2003): Leben durch den Tod. Die zwei Seiten der Organtransplantation. Eine medizinethnologische Studie. Frankfurt/Main: Campus-Verl.

Kenngott, Eva-Maria (2011): Ethik im Unterricht. In: Ralf Stoecker und Neuhäuser, Christian & Raters, Marie-Luise (Hg.): Handbuch angewandte Ethik. Stuttgart: J. B. Metzler, S. 215–218.

Kirchner, Friedrich et al. (2013): Wörterbuch der philosophischen Begriffe. Hamburg: Felix Meiner (500).

Kleemann, Frank; Krähnke, Uwe & Matuschek, Ingo (2013): Interpretative Sozialforschung. Eine Einführung in die Praxis des Interpretierens. 2., korrigierte und aktualisierte Aufl. Wiesbaden: Springer VS.

Klieme, Eckhardt; Artelt, Cordula & Stanat, Petra (2002): Fächerübergreifende Kompetenzen: Konzepte und Indikatoren. In: Franz E. Weinert (Hg.): Leistungsmessungen in Schulen. 2., unveränderte Auflage. Weinheim und Basel: Beltz Verlag, S. 202–218.

Knoblauch, Hubert (2003): Transkription. In: Ralf Bohnsack und Marotzki, Winfried & Meuser, Michael (Hg.): Hauptbegriffe qualitativer Sozialforschung. 3., durchgesehene Auflage. Opladen: Leske + Budrich, S. 159–160.

König, Peter (2006): Pflegeklassifikation und ihre Bedeutung am Beispiel der NANDA-Pflegediagnosen und der ICNP Version 1. In: Abt-Zegelin, Angelika & Schnell, Martin W. (Hg.): Die Sprachen der Pflege. Interdisziplinäre Beiträge aus Pflegewissenschaft, Medizin, Linguistik und Philosophie. Hannover: Schlüter ("Wittener Schriften"), S. 56–66.

Kuckartz, Udo et al. (2008): Qualitative Evaluation. Der Einstieg in die Praxis. 2., aktualisierte Auflage. Wiesbaden: VS Verlag. Online verfügbar unter http://dx.doi.org/10.1007/978-3-531-91083-3.

Kultusministerkonferenz (KMK) (2017): Handreichung für die Erarbeitung von Rahmenlehrplänen der Kultusministerkonferenz für den berufsbezogenen Unterricht in der Berufsschule und ihre Abstimmung mit Ausbildungsordnungen des Bundes für anerkannte Ausbildungsberufe, vom 23.09.2011 (aktualisierte Auflage, Juli 2017). Online verfügbar unter http://www.kmk.org/fileadmin/Dateien/veroeffentlichungen_beschluesse/2011/ 2011_09_23_GEP-Handreichung.pdf, zuletzt geprüft am 16.01.2018.

Lamnek, Siegfried (2005): Qualitative Sozialforschung. Lehrbuch. 4., vollst. überarb. Aufl. Weinheim und Basel: Beltz.

Lay, Reinhard (2012): Ethik in der Pflege. Ein Lehrbuch für die Aus-, Fort- und Weiterbildung. 2., aktualisierte Auflage. Hannover: Schlütersche Verlagsgesellschaft.

LoBiondo-Wood, Geri & Haber, Judith (2005): Pflegeforschung. Methoden, Bewertung, Anwendung. 2. Aufl. München: Urban & Fischer.

London, Fran (2010): Informieren, Schulen, Beraten. Praxishandbuch zur pflegebezogenen Patientenedukation. Deutschsprachige Ausgabe herausgegeben von Angelika Abt-Zegelin und Mareike Tolsdorf. 2., durchges. und erg. Aufl. Bern: Hans Huber.

Lüdders, Lisa (2016): Fragebogen- und Leitfadenkonstruktion. Ein Handbuch für Studium und Berufspraxis. Bremen: Apollon University Press.

Lüders, Christian (2003): Gütekriterien. In: Ralf Bohnsack und Marotzki, Winfried & Meuser, Michael (Hg.): Hauptbegriffe qualitativer Sozialforschung. 3., durchgesehene Auflage. Opladen: Leske + Budrich, S. 80–82.

Lutz-Bachmann, Matthias (2013): Ethik. Stuttgart: Reclam.

Marotzki, Winfried (2003): Leitfadeninterview. In: Ralf Bohnsack und Marotzki,
Winfried & Meuser, Michael (Hg.): Hauptbegriffe qualitativer Sozialforschung. 3.,
durchgesehene Auflage. Opladen: Leske + Budrich, S. 114.

Mayer, Hanna (2011): Pflegeforschung anwenden. Elemente und Basiswissen für
Studium und Weiterbildung. Unter Mitarbeit von Martin Nagel-Cupal, Isabella
Hager und Veronika Kleibel. 3., aktualisierte und überarb. Aufl. Wien: facultas.

Mayring, Philipp (2002): Einführung in die qualititative Sozialforschung. Eine
Anleitung zu qualitativem Denken. 5. Aufl. Weinheim und Basel: Beltz.

Mayring, Philipp (2015): Qualitative Inhaltsanalyse. Grundlagen und Techniken. 12.,
überarb. Aufl. Weinheim und Basel: Beltz.

Meuser, Michael (2003): Rekonstruktive Sozialforschung. In: Ralf Bohnsack und
Marotzki, Winfried & Meuser, Michael (Hg.): Hauptbegriffe qualitativer
Sozialforschung. 3., durchgesehene Auflage. Opladen: Leske + Budrich, S. 140–
142.

Mruck, Katja & Breuer, Franz (2003): Subjektivität und Selbstreflexivität im
qualitativen Forschungsprozess – Die FQS-Schwerpunktausgaben [17 Absätze].
Forum Qualitative Sozialforschung / Forum: Qualitative Social Research, 4(2), Art.
17, http://nbn- resolving.de/urn:nbn:de:0114-fqs0302233.

Pfister, Jonas (2011): Philosophie. Ein Lehrbuch. Stuttgart: Reclam.

Pfister, Jonas (2013): Werkzeuge des Philosophierens. Stuttgart: Reclam.

Pieper, Annemarie (2000): Einführung in die Ethik. 4., überarbeitete und
aktualisierte Auflage. Tübingen und Basel: A. Francke Verlag.

Porst, Rolf (2014): Fragebogen. Ein Arbeitsbuch. 4., erweiterte Auflage. Wiesbaden:
Springer VS.

Rabe, Marianne (2009): Ethik in der Pflegeausbildung. Beiträge zur Theorie und
Didaktik. Bern: Hans Huber.

Rabe, Marianne (2010): Strukturierte Falldiskussion anhand eines Reflexionsmodells. In: Arbeitsgruppe "Pflege und Ethik" der Akademie für Ethik in der Medizin e.V. (Hg.): Für alle Fälle. Arbeit mit Fallgeschichten in der Pflegeethik. Hannover: Schlütersche, S. 131–144.

Rabe, Marianne; Borgwart, Judith (2010): Professionelles Berufsverständnis braucht Ethik. In: Borgwart, Judith & Kolpatzik, Kai (Hg.): Aus Fehlern lernen. Fehlermanagement in Gesundheitsberufen. Berlin, Heidelberg: Springer, S. 47–58.

Raters, Marie-Luise (2011): Moralische Dilemmata. In: Ralf Stoecker und Neuhäuser, Christian & Raters, Marie-Luise (Hg.): Handbuch angewandte Ethik. Stuttgart: J. B. Metzler, S. 99–103.

Reichertz, Jo (2015): Die Bedeutung der Subjektivität in der Forschung [52 Absätze]. Forum Qualitative Sozialforschung / Forum: Qualitative Social Research, 16(3), Art. 33, http://nbn-resolving.de/urn:nbn:de:0114-fqs1503339.

Reichertz, Jo & Wilz, Sylvia (2016): Welche Erkenntnitheorie liegt der GT zugrunde? In: Equit, Claudia & Hohage, Christoph (Hg.): Handbuch Grounded Theory. Von der Methodologie zur Forschungspraxis. Weinheim und Basel: Beltz Juventa, S. 48–66.

Sauer, Timo & May, Arnd T. (2011): Ethik in der Pflege für die Aus-, Fort- und Weiterbildung. Berlin: Cornelsen.

Schaefer, Hans (1986): Medizinische Ethik. 2. Aufl. Heidelberg: Verlag für Medizin Fischer.

Scherfer, Erwin & Bossmann, Tanja (2011): Forschung verstehen. Ein Grundkurs in evidenzbasierter Praxis. 2., überarbeitete und erweiterte Auflage. München: Pflaum.

Schewior-Popp, Susanne et. al. (2012): Thiemes Pflege. Das Lehrbuch für Pflegende in Ausbildung. 12., vollst. überarb. und erw. Aufl. Stuttgart: Thieme.

Schnell, Martin W. & Heinritz, Charlotte (2006): Forschungsethik. Ein Grundlagen- und Arbeitsbuch für die Gesundheits- und Pflegewissenschaft. Bern: Hans Huber.

Singer, Peter (2013): Praktische Ethik. Dritte Auflage. Stuttgart: Reclam.

Steinke, Ines (1999): Kriterien qualitativer Forschung. Ansätze zur Bewertung qualitativ-empirischer Sozialforschung. Weinheim/ München: Juventa.

Stoecker, Ralf (2011): Medizinische Ethik. In: Ralf Stoecker und Neuhäuser, Christian & Raters, Marie-Luise (Hg.): Handbuch angewandte Ethik. Stuttgart: J. B. Metzler, S. 176–181.

Stoecker, Ralf; Neuhäuser, Christian & Raters, Marie-Luise (Hg.) (2011): Handbuch angewandte Ethik. Stuttgart: J. B. Metzler.

Strauss, Anselm & Corbin, Juliet (1996): Grounded Theory. Grundlagen qualitativer Sozialforschung. Unveränd. Nachdr. der letzten Aufl. Weinheim: Beltz, Psychologie Verlags Union.

Taylor, Richard (2011): Der moralische Imperativ des Pflegens. Bern: Hans Huber.

Tiedemann, Markus (2015): Philosophiedidaktik und empirische Unterrichtsforschung. Markus Tiedemann über einen Unterrichtsversuch. In: Information Philosophie. Die Zeitschrift, die über Philosophie informiert (01/2015), zuletzt geprüft am 24.012.2017.

Tschudin, Verena (1996): Geleitwort. In: Marianne B. Arndt (2007): Ethik denken. Maßstäbe zum Handeln in der Pflege. Geleitwort von Verena Tschudin. 2., unveränd. Aufl. Stuttgart: Thieme, S. III-IV.

Vereinte Nationen (1948): Allgemeine Erklärung der Menschenrechte (AEMR). A/RES/217 A (III), vom 10.12.1948. Online verfügbar unter http://www.un.org/depts/german/menschenrechte/aemr.pdf, zuletzt geprüft am 05.11.2017.

Voshage, Peter (2015): Ein Überblick über Verbände für Pflegedienste und Pflegeheime. Online verfügbar unter https://www.pflegemarkt.com/2015/06/24/ein-ueberblick-ueber-verbaende-fuer-pflegedienste-und-pflegeheime/, zuletzt aktualisiert am 24.06.2015, zuletzt geprüft am 12.01.2018.

Watzlawick, Paul; Beavin, Janet H. & Jackson, Don D. (2011): Menschliche Kommunikation. Formen, Störungen, Paradoxien. 12. unveränd. Auflage. Bern: Hans Huber.

Weinert, Franz E. (Hg.) (2002): Leistungsmessungen in Schulen. 2., unveränderte Auflage. Weinheim und Basel: Beltz Verlag.

Weinert, Franz E. (2002): Warum muss die pädagogische Wirksamkeit von Schulen wissenschaftlich überprüft werden? In: Franz E. Weinert (Hg.): Leistungsmessungen in Schulen. 2., unveränderte Auflage. Weinheim und Basel: Beltz Verlag, S. 26–31.

Wied, Susanne et al. (2007): Pschyrembel Pflege. [Pflegetechniken, Pflegehilfsmittel, Pflegewissenschaft, Pflegemanagement, Psychologie, Recht]. 2., überarb. und erw. Aufl. Berlin: de Gruyter.

Wiedemann, Peter (1995): Gegenstandsnahe Theoriebildung. In: Uwe et al. Flick (Hg.): Handbuch qualitative Sozialforschung. Grundlagen, Konzepte, Methoden und Anwendungen. 2. Auflage. Weinheim: Beltz, S. 440–445.

Wiesing, Urban et al. (Hg.) (2012): Ethik in der Medizin. Ein Studienbuch. 4., erw. und vollst. durchges. Aufl. Stuttgart: Reclam.

ZEIT ONLINE, AFP, kg (2017): Mordserie: Niels H. soll insgesamt 106 Patienten getötet haben. Online verfügbar unter http://www.zeit.de/gesellschaft/zeitgeschehen/2017-11/mordserie-krankenpfleger-niels-h-opfer, zuletzt aktualisiert am 09.11.2017, zuletzt geprüft am 12.01.2018.

Anhang

Anhang A: Überblick über die Artikel der Grundrechte des Grundgesetzes

I. Die Grundrechte

Art. 1   Menschenwürde – Menschenrechte – Rechtsverbindlichkeit der Grundrechte

Art. 2   Persönliche Freiheitsrechte

Art. 3   Gleichheit vor dem Gesetz

Art. 4   Glaubens- und Gewissensfreiheit

Art. 5   Freiheit der Meinung, Kunst und Wissenschaft

Art. 6   Ehe – Familie – Kinder

Art. 7   Schulwesen

Art. 8   Versammlungsfreiheit

Art. 9   Vereinigungs- und Koalitionsfreiheit

Art. 10   Brief-, Post- und Fernmeldegeheimnis

Art. 11   Freizügigkeit

Art. 12   Berufsfreiheit

Art. 12 a   Militärische und zivile Dienstpflichten

Art. 13   Unverletzlichkeit der Wohnung

Art. 14   Eigentum – Erbrecht – Enteignung

Art. 15   Vergesellschaftung

Art. 16   Staatsangehörigkeit – Auslieferung

Art. 16 a   Asylrecht

Art. 17   Petitionsrecht

Art. 17 a   Einschränkung der Grundrechte in besonderen Fällen

Art. 18   Grundrechtsverwirkung

Art. 19   Einschränkung von Grundrechten – Rechtsweg

Quelle: Grundgesetz (GG) für die Bundesrepublik Deutschland in der im Bundesgesetzblatt Teil III, Gliederungsnummer 100-1, veröffentlichten bereinigten Fassung, das zuletzt durch Artikel 1 des Gesetzes vom 13. Juli 2017 (BGBl. I S. 2347) geändert worden ist.

Anhang B: Allgemeine Erklärung der Menschenrechte (Kurzfassung)

Artikel 1   Alle Menschen sind frei und gleich an Würde und Rechten geboren.

Artikel 2   Jeder hat Anspruch auf Rechte und Freiheiten ohne irgendeinen Unterschied.

Artikel 3   Jeder hat das Recht auf Leben, Freiheit und Sicherheit der Person.

Artikel 4   Niemand darf in Sklaverei gehalten werden.

Artikel 5   Niemand darf der Folter unterworfen werden.

Artikel 6   Jeder hat das Recht, überall als rechtsfähig anerkannt zu werden.

Artikel 7   Alle Menschen sind vor dem Gesetz gleich.

Artikel 8   Jeder hat Anspruch auf einen wirksamen Rechtsbehelf.

Artikel 9   Niemand darf willkürlich festgenommen oder des Landes verwiesen werden.

Artikel 10   Jeder hat das Recht auf ein gerechtes Verfahren vor einem unparteiischen Gericht.

Artikel 11   Jeder hat das Recht, als unschuldig zu gelten, solange seine Schuld gemäß dem Gesetz nicht nachgewiesen ist.

Artikel 12   Niemand darf willkürlichen Eingriffen in sein Privatleben ausgesetzt werden.

Artikel 13   Jeder hat das Recht sich innerhalb eines Staates frei zu bewegen.

Artikel 14   Jeder hat das Recht auf Asyl.

Artikel 15   Jeder hat das Recht auf eine Staatsangehörigkeit.

Artikel 16   Frauen und Männer haben bei der Eheschließung, während der Ehe und bei deren Auflösung gleiche Rechte.

Artikel 17   Niemand darf willkürlich seines Eigentums beraubt werden.

Artikel 18   Jeder hat das Recht auf Gedanken-, Gewissens- und Religionsfreiheit.

Artikel 19   Jeder hat das Recht auf Meinungsfreiheit.

Artikel 20	Alle Menschen haben das Recht, sich friedlich zu versammeln.
Artikel 21	Der Wille des Volkes bildet die Grundlage für die Autorität der öffentlichen Gewalt.
Artikel 22	Jeder hat als Mitglied der Gesellschaft das Recht auf soziale Sicherheit.
Artikel 23	Jeder hat das Recht auf Arbeit.
Artikel 24	Jeder hat das Recht auf vernünftige Begrenzung der Arbeitszeit.
Artikel 25	Jeder hat das Recht auf einen Lebensstandard, der Gesundheit und Wohl gewährleistet.
Artikel 26	Jeder hat das Recht auf Bildung.
Artikel 27	Jeder hat das Recht, am kulturellen Leben der Gemeinschaft frei teilzunehmen.
Artikel 28	Jeder hat Anspruch auf eine soziale und internationale Ordnung.
Artikel 29	Jeder hat Pflichten gegenüber der Gemeinschaft.
Artikel 30	Keine Bestimmung der Grundrechte darf dahin ausgelegt werden, dass sie begründet eine Tätigkeit auszuüben, welche die Beseitigung dieser zum Ziel hat.

Quelle: Vereinte Nationen (1948): Allgemeine Erklärung der Menschenrechte (AEMR). A/RES/217 A (III), vom 10.12.1948

Anhang C: Interviewleitfaden

Otto-von-Guericke-Universität Magdeburg

Fakultät für Humanwissenschaften

Institut für Berufs- und Betriebspädagogik (IBBP)

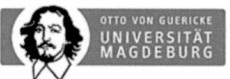

INTERVIEWLEITFADEN

Vorbemerkungen zum Interview

- Transparenz. Institutioneller Kontext (Master-Thesis) und Ziel des Interviews ☐

- Ablauf der Befragung: Fragen offen und leitfadengestützt, voraussichtliche

  Dauer, Möglichkeit des Abbruchs, Nachbefragung (Persönliche Angaben) ☐

- Datenverarbeitung: Anonymität des Befragten, Vertraulichkeit

  der Tonaufzeichnung (keine Weitergabe an Dritte, Transkription) ☐

- Hinweis auf Schweigepflicht (keine Angaben zu Klienten und Angehörigen) ☐

- Freiwilligkeit: mündliches Einverständnis zur Befragung und Aufzeichnung ☐

> **Beginn der Aufzeichnung <**

Thematische Einleitung:

Vorab möchte ich mich recht herzlich dafür bedanken, dass Sie sich die Zeit für dieses Interview nehmen. Ich habe Sie als Teilnehmer/in ausgesucht, weil Sie zu der Zielgruppe der professionell Pflegenden gehören und weil Sie auch in diesem Beruf arbeiten. Als Pflegekraft tragen Sie täglich eine große Verantwortung und müssen vielen Ansprüchen gerecht werden. Die Ethik in der Pflege ist dabei nur einer von vielen Bereichen. Aber zu diesem möchte ich Sie gerne befragen. Sie sollten wissen, dass ich <u>nicht</u> Sie teste, sondern die Rahmenbedingungen in der Pflege untersuche. Die Fragen können also <u>nicht</u> falsch beantwortet werden. Sie können mir heute dabei helfen herauszufinden, wie man den Pflegenden die Arbeit erleichtern kann, wenn es darum geht die Ethik der Theorie in die Praxis umzusetzen. Alles was Sie mir erzählen kann wichtig und hilfreich sein. Erzählen Sie also ganz ausführlich und offen, was Ihnen einfällt, auch wenn es Ihnen unwichtig erscheint.

Seite 1/5

276

Leitfragen	Aufrechterhaltungs- und mögl. Nachfragen	Hintergrund
Einstiegsfrage		
1. Zunächst interessiert mich, warum Sie einen Beruf in der Pflege gewählt haben. Können Sie mir erzählen, was die entscheidenden Gründe für Ihre Berufswahl waren?	Würden Sie diesen Beruf heute wieder wählen? Warum?	› Motivation, › berufliches Selbstverständnis, › berufliche Identität
Grundhaltung zur Ethik		
2. Was würden Sie sagen, ist Ihre Vorstellung von guter Pflege?	Was ist Ihre Vorstellung von einer guten Pflegekraft? Wie gut können Pflegende diesem Anspruch in der Pflegepraxis gerecht werden? Begründen Sie!	› ethische Grundhaltung, Werte und Normen › Motivation zur Berufsausübung › Rahmenbedingungen in der Pflegepraxis
Identifikation ethischer Problemsituationen		
3. Was denken Sie, macht eine Situation zu einer ethischen Problemsituation?	Können Sie mir von einem Fallbeispiel aus Ihrer Berufspraxis berichten?	› Sensibilität für ethische Problemsituationen
4. Was würden Sie sagen, wie häufig kommen in Ihrem Pflegealltag Situationen vor, die Sie als ethisches Problem empfinden?	Wie fühlen Sie sich in solchen Situationen?	› Bedarf an ethischer Orientierung
Ethische Orientierung		
5. Wenn Sie an Situationen denken, in denen Sie sich fragen: „Was soll ich tun?", „Was ist die richtige Entscheidung?". Woran orientieren Sie sich, um eine Lösung für das jeweilige ethische Problem zu finden?	Welche Möglichkeiten haben Sie, mit anderen Personen (z.B. Kollegen, Ethikberatern) über ethische Fragen zu diskutieren und ggf. gemeinsam Lösungen für ethische Problemsituationen zu finden?	› Ethische Orientierung und Lösung ethischer Problemsituationen, › Kommunikation und Informationsaustausch › Standards ethischer Verhaltensweisen

		Würden Sie sich in solchen Situationen eine bestimmte Form der Unterstützung oder Orientierungshilfe wünschen?	

Bekanntheitsgrad und Anwendung des ICN-Ethikkodex in der Pflegepraxis

		Was ist Ihnen darüber bekannt?	
6.	Haben Sie schon etwas von dem ICN-Ethikkodex gehört?	Sind Ihnen andere Ethik-Kodizes bekannt? Welche sind das?	› Bekanntheit des Kodex (einschl. Inhalte, Zweck etc.)
7.	Der ICN-Ethikkodex versteht sich als Leitfaden, der den Pflegenden helfen soll, bestimmte Verhaltensnormen in die Praxis umzusetzen, sozusagen als Standard für ethische Verhaltensweisen. Wenn bekannt: Inwieweit konnten Sie den ICN-Ethikkodex in der Pflegepraxis erfolgreich anwenden? Wenn unbekannt: Welche Gründe machen Sie dafür verantwortlich, dass der ICN-Ethikkodex in Ihrem Berufsalltag noch keine Anwendung fand?	Wovon ist Ihrer Meinung nach abhängig, ob sich der ICN-Ethikkodex in der Pflege als praktischer und anwendbarer Leitfaden durchsetzt?	› Praktische Erfahrungen in der Anwendung des ICN-Ethikkodex › Beeinflussende Faktoren

Informationsquellen

8.	Wie würden Sie den Ethikunterricht in Ihrer Ausbildung rückblickend beurteilen, hinsichtlich der Kompetenz, Lösungen für ethische Problemsituationen zu finden?	Wurde die Lösung ethischer Probleme an Fallbeispielen geübt? Thematisieren Sie ethische Fälle mit Ihren eigenen Schülern in der Berufspraxis?	› Ethikunterricht und Praxisbegleitung

9.	Was würden Sie sagen, informieren Fortbildungsangebote, Fachzeitschriften, Medien und Berufsverbände ausreichend über ethische Themen?	Welche Fortbildungen mit ethischem Schwerpunkt haben Sie bereits besucht?	› Fortbildungsangebote › Zugang zu Informationen aus Fachkreisen und Beurteilung des Informationsgehalts
		Haben Sie regelmäßig Zugang zu Fachzeitschriften oder anderer Fachliteratur?	
		Sind Sie Mitglied in einem Berufsverband?	
10.	Welche Informationen würden Sie sich von wem wünschen?		› Lücken der Versorgung mit Informationen

Abschluss:

- Nochmals bedanken für das Interview.
- Sind Sie an den Ergebnissen dieser Befragung interessiert?

> **Ende der Aufzeichnung <**

Persönliche Angaben zum Befragten

Alter des Befragten: _____

Funktion/Tätigkeit des Befragten: GuK ☐   GuKK ☐   AP ☐

Berufsjahre (ohne Ausbildung): _____

Jahr des Berufsabschlusses: _____

Derzeitige Arbeitsstelle: KH ☐ Einrichtungen der AP ☐ Amb. Pflege ☐

Datum/ Nummer des Interviews: _____

@mail: _____

Seite 4/5

279

Anmerkungen des Interviewers zur Befragung (z.B. Stimmung, Störungen, Setting):

_____

_____

_____

_____

_____

_____

_____

_____

_____

_____

_____

_____

_____

_____

_____

_____

_____

_____

_____

_____

_____

Seite 5/5

Einwilligungserklärung zur Erhebung und Verarbeitung personenbezogener Interviewdaten

Interviewer: Stefanie Zinke

                Röteberg 4

                39171 Sülzetal

Einrichtung: Otto-von-Guericke-Universität Magdeburg

                Zschokkestraße 32

                39104 Magdeburg

Interviewpartner: _____

                                 _____, _____
                                                Ort, Datum

Projektinformation

Leitfadeninterview im Rahmen einer Masterarbeit

„Die Wirksamkeit des „ICN-Ethikkodex für Pflegende"
in der Pflegepraxis aus der Perspektive professionell Pflegender
Eine qualitativ-empirische Untersuchung"

Sehr geehrte Damen und Herren,

bei dem Projekt handelt es sich um eine von der Studentin, Stefanie Zinke, erstellte Masterarbeit im Studiengang „Lehramt an Berufsbildenden Schulen (M.Ed.)".

Es soll das Ziel verfolgt werden herauszufinden, inwieweit der „ICN-Ethikkodex für Pflegende" in der Pflegepraxis bekannt ist und Anwendung findet. Um dieses Ziel zu erreichen, sollen professionell Pflegende zu Ihren Erfahrungen befragt werden.

Stand des Dokumentes: 02.12.2017   Seite 1 von 3

Mit professionell Pflegenden sind Personen gemeint, die eine der folgenden dreijährigen Pflegeberufe abgeschlossen und die Berechtigung zur Berufsausübung haben: Altenpflege, Gesundheits- und Krankenpflege sowie Gesundheits- und Kinderkrankenpflege. Alle Interviewpartner sind zum Zeitpunkt der Befragung volljährig. Sie nehmen freiwillig und in Ihrer Freizeit an der Befragung teil.

Da die Interviews – in Abhängigkeit von den Erfahrungen des Interviewpartners – sehr unterschiedlich und umfangreich ausfallen können, werden die Gespräche auf Tonband aufgezeichnet. Die Aufzeichnung ermöglicht, dass der Interviewer seine ungeteilte Aufmerksamkeit auf die Antworten des Gesprächspartners richten kann und nicht etwa durch das Anfertigen von Notizen abgelenkt ist. Die Aufzeichnung wird vertraulich behandelt und nicht an Dritte weiter gegeben. Auf Wunsch wird dem Gesprächspartner eine Kopie der Aufnahme überlassen. Zur Auswertung und weiteren Verwendung des Datenmaterials wird ausschließlich die Transkribierte Form verwendet.

Für die Veröffentlichung, d.h. die schriftliche Fixierung, der Forschungsergebnisse sowie der Präsentation werden die persönlichen Daten des Interviewpartners pseudonymisiert, so dass die Teilnahme hieran für ihn folgenlos bleibt. Alle Angaben und Zitate werden so maskiert, dass keine Rückschlüsse auf die Identität des Interviewpartners, der KollegInnen, (ehemaliger) Arbeitgeber oder anderen Personen und Institutionen möglich sind.

Die Interviewerin versichert dem Interviewpartner einen gewissenhaften Umgang mit dem Datenmaterial.

Einwilligungserklärung zur Erhebung und Verarbeitung
personenbezogener Interviewdaten:

Leitfadeninterview im Rahmen einer Masterarbeit

„Die Wirksamkeit des „ICN-Ethikkodex für Pflegende"
in der Pflegepraxis aus der Perspektive professionell Pflegender
Eine qualitativ-empirische Untersuchung"

Name des Studienteilnehmers in Druckbuchstaben:

_____

Ich erkläre mich bereit, am Projekt teilzunehmen.

- Ich bin von Frau *Stefanie Zinke* ausführlich und verständlich über das Forschungsprojekt
  sowie die sich für mich daraus ergebenden Anforderungen aufgeklärt worden. Ich habe
  darüber hinaus den Text der Projektinformation und dieser Einwilligungserklärung gelesen
  und verstanden. Aufgetretene Fragen wurden mir vom Interviewer verständlich und
  ausreichend beantwortet.
- Ich hatte ausreichend Zeit, Fragen zu stellen und mich zu entscheiden.

Datenschutz

Ich bin mit der Aufzeichnung meiner Aussagen im Rahmen des stattfindenden Interviews und
der Weitergabe von pseudonymisierten Daten für wissenschaftliche Zwecke, z.B. für
Veröffentlichungen, einverstanden.

Eine Kopie dieser Projektinformation und Einwilligungs- und Datenschutzerklärung habe ich
erhalten. Das Original verbleibt beim Interviewer.

_____   _____
(Datum und Unterschrift des Interviewten)   (Datum und Unterschrift des Interviewers)

Stand des Dokumentes: 02.12.2017   Seite 3 von 3

283

Anhang E: Transkriptionskonventionen

(.)	Pause ca. 1 Sekunde
(..)	Pause ca. 2 Sekunden
(...)	Pause ca. 3 Sekunden
(4″)	Pause in Sekunden mit Doppelprime-Zeichen (bei > 3 Sek.)
Äh, öh etc.	Verzögerungssignal
[20 Sek. Auslassung]	Verzögerungsäußerung, irrelevante Konversationen, die nicht transkribiert wurden
„...“	Zitat (Da habe ich gesagt: „...“)
[[...]]	Sprecherüberlappungen (jeweils am Ende und am Anfang der überlappten Sequenz)
Pat/	Wortabbruch
=	schneller Anschluss
((lacht))	Kommentar des Transkribienten, Situationsbeschreibung
(...?)	unsichere Transkription, vermuteter Wortlaut (mit ?)
(kursiv)	anonymisierte bzw. geänderte Begriffe (Namen, Einrichtungen und Arbeitgeber, sensible Daten, etc.)